2021年

国家医疗服务与质量安全报告
——超声医学分册

National Report on the Services,
Quality and Safety in Medical Care System:
Manual of Ultrasound Medicine

国家超声医学质量控制中心　编

U0208178

人民卫生出版社
·北　京·

图书在版编目（CIP）数据

2021年国家医疗服务与质量安全报告. 超声医学分册 / 国家超声医学质量控制中心编. —北京：人民卫生出版社，2022.11

ISBN 978-7-117-33873-8

Ⅰ. ①2… Ⅱ. ①国… Ⅲ. ①医疗卫生服务－质量管理－安全管理－研究报告－中国－2021②超声波诊断－研究报告－中国－2021 Ⅳ. ①R197.1②R445.1

中国版本图书馆 CIP 数据核字（2022）第 200174 号

| 人卫智网 | www.ipmph.com | 医学教育、学术、考试、健康，购书智慧智能综合服务平台 |
| 人卫官网 | www.pmph.com | 人卫官方资讯发布平台 |

2021 年国家医疗服务与质量安全报告
——超声医学分册

2021Nian Guojia Yiliao Fuwu yu Zhiliang Anquan Baogao
——Chaosheng Yixue Fence

编　　写：国家超声医学质量控制中心
出版发行：人民卫生出版社（中继线 010-59780011）
地　　址：北京市朝阳区潘家园南里 19 号
邮　　编：100021
E - mail：pmph @ pmph.com
购书热线：010-59787592　010-59787584　010-65264830
印　　刷：三河市宏达印刷有限公司（胜利）
经　　销：新华书店
开　　本：889×1194　1/16　　印张：21
字　　数：665 千字
版　　次：2022 年 11 月第 1 版
印　　次：2023 年 1 月第 1 次印刷
标准书号：ISBN 978-7-117-33873-8
定　　价：99.00 元

打击盗版举报电话：**010-59787491**　E-mail：WQ @ pmph.com
质量问题联系电话：010-59787234　E-mail：zhiliang @ pmph.com
数字融合服务电话：4001118166　E-mail：zengzhi @ pmph.com

编写工作组名单

顾　问　郭燕红　马旭东　高嗣法

主　编　姜玉新　李建初　王红燕

编　委（按姓氏笔画排序）

王　辉	吉林大学中日联谊医院	张玉英	青海省人民医院
王文平	复旦大学附属中山医院	陈　武	山西医科大学第一医院
王红燕	北京协和医院	周　平	中南大学湘雅三医院
王金锐	北京大学第三医院	周　青	武汉大学人民医院
尹立雪	四川省人民医院	周　琦	西安交通大学第二附属医院
邓学东	苏州市立医院	南瑞霞	海南医学院第一附属医院
叶　军	赣南医学院第一附属医院	姜　凡	安徽医科大学第二附属医院
叶玉泉	河北省人民医院	姜玉新	北京协和医院
田家玮	哈尔滨医科大学附属第二医院	袁建军	河南省人民医院
冉海涛	重庆医科大学附属第二医院	聂　芳	兰州大学第二医院
尼玛玉珍	西藏自治区人民医院	郭盛兰	广西医科大学第一附属医院
朱　梅	昆明医科大学第一附属医院	黄品同	浙江大学医学院附属第二医院
任卫东	中国医科大学附属盛京医院	焦　彤	天津市人民医院
米成嵘	宁夏医科大学总医院	谢晓燕	中山大学附属第一医院
李建初	北京协和医院	薛红元	河北省人民医院
谷　颖	贵州医科大学附属医院	薛恩生	福建医科大学附属协和医院
张　梅	山东大学齐鲁医院	穆玉明	新疆医科大学第一附属医院

编写组工作人员（按姓氏笔画排序）

马　莉	北京协和医院	张红梅	四川省人民医院
马文琦	西安交通大学第二附属医院	张群霞	重庆医科大学附属第二医院
王　欣	天津市第三中心医院分院	陈　舜	福建医科大学附属协和医院
王义成	河北北方学院附属第一医院	陈洪艳	昆明医科大学第一附属医院
王丽丽	安徽医科大学第二附属医院	范培丽	复旦大学附属中山医院
邓　燕	广西医科大学第一附属医院	赵　彤	吉林大学中日联谊医院
田　霞	新疆医科大学第一附属医院	徐永远	浙江大学医学院附属第二医院
庄博文	中山大学附属第一医院	殷林亮	苏州市立医院
刘利平	山西医科大学第一医院	高璐滢	北京协和医院
刘晓明	贵州医科大学附属医院	陶国伟	山东大学齐鲁医院
关　莹	海南医学院第一附属医院	陶蒽茜	北京协和医院
杜智慧	内蒙古鄂尔多斯市中心医院	黄　瑛	中国医科大学附属盛京医院
李　闯	河南省人民医院	曹　省	武汉大学人民医院
肖际东	中南大学湘雅三医院	常瑞姣	宁夏医科大学总医院
谷　杨	北京协和医院	章春泉	南昌大学第二附属医院
应春花	青海省人民医院	董甜甜	兰州大学第二医院
冷晓萍	哈尔滨医科大学附属第二医院	德　央	西藏自治区人民医院

编写组工作人员（按姓氏笔画排序）

前　言

　　《中华人民共和国国民经济和社会发展第十四个五年规划和 2035 年远景目标纲要》中指出，把保障人民健康放在优先发展的战略位置，……深入实施健康中国行动，为人民提供全方位全生命期健康服务。医疗质量与安全是医院发展的生命线，加强医疗质量与安全管理并持续改进是医疗机构永恒的核心主题，构建优质高效的医疗质量管理与控制体系，是保障人民健康的重要措施。

　　随着经济社会发展，人民群众对高质量医疗服务的需求日益增长，经济便捷、安全有效的超声诊断技术得以迅速普及，为提高医疗质量、保障人民群众健康发挥了不可替代的作用。2017 年，国家卫生健康委员会医政医管局委托北京协和医院成立国家超声医学质量控制中心，其宗旨是以加强质量管理，提高超声诊断同质化、规范化为核心，不断完善组织架构，建立覆盖全国的质控网络，开展培训及质量监测，制定质控指标并分析数据等，规范超声从业人员及仪器设备，减少超声诊疗水平的地区差异，促进超声专业高质量发展。

　　自 2018 年起，国家超声医学质量控制中心每年组织编写《国家医疗服务与质量安全报告——超声医学分册》（以下简称《报告》）。《报告》实现了全国层面的超声医学科医疗质量现状的系统分析，自发行起得到业内广泛认可，对科学化、精细化推进超声质量管理工作发挥了指向标作用。随着目标管理模式的提出，《报告》持续监测、反映我国医疗质量安全情况，明确了当前医疗质量安全领域亟须改进的薄弱环节，为目标的提出奠定了科学基础，对制定针对性的改进目标、引导医疗质量安全管理工作方向具有重要参考意义。

　　2021 年《报告》在往年基础上，广泛征集了全国超声领域专家建议，对已有超声质量控制指标进行了进一步优化，同时新加入反映单病种情况的如乳腺病变超声报告［乳腺影像报告和数据系统（BI-RADS）］分类率、胎儿重大致死性畸形在超声筛查中的检出率等指标，以及反映超声介入相关主要并发症发生率的指标。而且展示了 2017—2020 年度的数据对比分析，反映了超声质量指标几年来的动态变化情况，更全面、准确、具体地反映超声质量情况，兼具科学性、权威性，是了解我国超声医学专业发展情况的重要参考。

　　在此，衷心感谢国家卫生健康委员会医政医管局的领导在报告编写过程中对国家政策进行解读和指导，并对数据上报和收集提供指导和帮助；感谢国家超声医学质量控制中心专家对质控指标的制定和分析贡献的专业化意见；感谢全国各省超声医学质量控制中心专家在报告撰写过程中所倾注的心血。由于时间和资料有限，书中如存在疏漏之处，恳请广大读者予以谅解，并提出宝贵意见与建议。

国家超声医学质量控制中心

姜玉新　李建初　王红燕

2021 年 12 月

目　录

第一章

超声医学专业质量控制指标含义

指标1. 超声医师日均承担工作量

定义：单位时间内，每名超声医师每日平均承担的工作量。

计算公式：

$$超声医师日均承担工作量 = \frac{超声科总工作量}{超声医师数 \times 工作日数}$$

意义：反映医院超声医师的工作负荷水平，是医疗机构超声医学专业（超声医学科）医疗质量的重要结构性指标之一。

说明：1. 超声科总工作量是指超声科医师发出的超声报告单总数量。

2. 超声医师是指取得医师执业证书，在医疗机构专职从事超声诊疗工作且每年工作天数不少于150天的医师。

3. 工作天数按250天计算。

指标2. 超声仪器质检率

定义：单位时间内，完成计量和成像质量质检的超声仪器数，占同期本机构在用超声仪器总数的比例。

计算公式：

$$超声仪器质检率 = \frac{完成计量和成像质量质检的超声仪器数}{同期本机构在用超声仪器总数} \times 100\%$$

意义：反映超声仪器质量安全的重要指标。

说明：计量和成像质量质检是指每年由国家认定的计量检测机构对超声仪器进行计量和成像质量质检。

指标3. 住院超声检查48小时内完成率

定义：单位时间内，在临床开具住院超声检查申请48小时内完成检查的超声报告数，占临床开具住院超声检查申请单并完成检查总数的比例。

计算公式：

$$住院超声检查48小时内完成率 = \frac{在临床开具住院超声检查申请48小时内完成检查的超声报告数}{临床开具住院超声检查申请单并完成检查总数} \times 100\%$$

意义：反映出具住院超声报告的及时性。

指标4. 超声危急值通报率

定义：单位时间内，按规定完成向临床通报的超声危急值例数，占同期需要通报的超声危急值总例数的比例。

计算公式：

$$超声危急值通报率 = \frac{按规定完成向临床通报的超声危急值例数}{同期需要通报的超声危急值总例数} \times 100\%$$

意义： 反映危急值通报情况，是超声检查过程中的重要质量指标。

说明： 超声检查危急值是指超声检查影像提示以下超声诊断：①疑似肝脏、脾、肾等内脏器官破裂出血；②疑似异位妊娠破裂并腹腔内出血；③急性胆囊炎考虑胆囊化脓并急性穿孔；④晚期妊娠出现羊水过少并胎儿心率过快（>160 次 /min）或过慢（<110 次 /min）；⑤子宫破裂；⑥胎盘早剥、前置胎盘并活动性出血；⑦首次发现心功能减退（左室射血分数<35%）；⑧心包积液合并心脏压塞；⑨主动脉夹层；⑩主动脉瘤破裂；⑪心脏破裂；⑫心脏游离血栓；⑬急性上下肢动脉栓塞；⑭瓣膜置换术后卡瓣。

指标 5. 超声报告书写合格率

定义： 单位时间内，超声检查报告书写合格的数量占同期超声检查报告总数的比例。

计算公式：

$$超声报告书写合格率 = \frac{超声检查报告书写合格的数量}{同期超声检查报告总数} \times 100\%$$

意义： 反映超声检查报告书写质量。

说明： 具有下列情况之一者视为不合格报告：

1. 报告单无具有资质医师签名的。

2. 未包含申请单开具项目检查的。

3. 报告单中的描述与结论不一致的。

4. 报告单存在明显错误的，例如：所查脏器手术切除但报告为正常（如胆囊切除、肾脏切除等）；报告描述检查器官、部位、病变的方位（左右、上下、前后）、单位、数据错误；未删除与超声报告有歧义的模板文字；报告单患者姓名、性别、住院号（就诊号）与实际不符或缺失。

指标 6. 乳腺病变超声报告 BI-RADS（乳腺影像报告和数据系统）分类率

定义： 单位时间内，进行 BI-RADS 分类的乳腺病变超声报告数，占同期乳腺病变超声报告的总数的比例。

计算公式：

$$乳腺病变超声报告 BI\text{-}RADS 分类率 = \frac{（进行 BI\text{-}RADS 分类的乳腺病变超声报告数）}{同期乳腺病变超声报告的总数} \times 100\%$$

意义： 反映乳腺超声报告规范性。

说明： 参照 2013 版美国放射学会超声乳腺影像报告和数据系统 [ACR BI-RADS® Ultrasound 2013（Breast Imaging Reporting and Data System，BI-RADS®）]。

指标 7. 超声报告阳性率

定义： 单位时间内，超声报告中有异常发现的例数占超声报告总数的比例。

计算公式：

$$超声报告阳性率 = \frac{超声报告中有异常发现的例数}{超声报告数} \times 100\%$$

$$门急诊超声报告阳性率 = \frac{门急诊超声报告中有异常发现的例数}{门急诊超声报告数} \times 100\%$$

$$住院超声报告阳性率 = \frac{住院超声报告中有异常发现的例数}{住院超声报告数} \times 100\%$$

意义： 反映超声检查应用的质量和合理性。

说明： 1. 指标按照报告份数统计，如果一份报告中含有多个检查部位，有一项阳性或多项阳性结果，按 1 例阳性报告统计。

2. 该指标不包括健康体检相关超声报告。

指标 8. 胎儿超声筛查中重大致死性畸形的检出率

定义：单位时间内，在超声筛查中检出胎儿重大致死性畸形的孕妇人数，占同期超声产检的孕妇总人数的比例。

计算公式：

$$胎儿超声筛查中重大致死性畸形的检出率 = \frac{在超声筛查中检出胎儿重大致死性畸形的孕妇人数}{同期超声产检的孕妇总人数} \times 100\%$$

意义：反映胎儿重大致死性出生缺陷在超声筛查中的检出情况。

说明：1. 胎儿重大致死性畸形包括无脑儿、严重脑膨出、严重的开放性脊柱裂、严重的胸腹壁缺损内脏外翻、单腔心、致死性软骨发育不全。

2. 该指标的统计按人数计算，同一医疗机构，同期内一名孕妇行多次超声检查，按 1 人次计算。

3. 本指标仅适用于提供产检服务的医疗机构。

指标 9. 超声诊断符合率

定义：单位时间内，超声诊断与病理或临床诊断符合的例数，占同期超声诊断有对应病理或临床诊断的总例数的比例。

计算公式：

$$超声诊断符合率 = \frac{超声诊断与病理或临床诊断符合例数}{同期超声诊断有对应病理或临床诊断的总例数} \times 100\%$$

意义：反映超声诊断质量。

说明：1. 只统计超声诊断有对应病理诊断或临床最终诊断的例数。

2. 以手术诊断或术后病理诊断、临床检验指标、动态随访结局、其他影像学检查佐证和病例讨论等确定，进行综合分析后作为诊断标准。

指标 10. 乳腺癌超声诊断准确性

定义：单位时间内，乳腺超声诊断为乳腺癌的真阳性例数和未诊断为乳腺癌的真阴性例数，占同期乳腺超声诊断并经病理证实的总例数的比例。

计算公式：

$$乳腺癌超声诊断准确性 = \frac{乳腺超声诊断为乳腺癌的真阳性例数和未诊断为乳腺癌真阴性例数}{同期乳腺超声诊断并经病理证实的总例数} \times 100\%$$

意义：反映乳腺超声诊断质量。

说明：1. 采用 BI-RADS 分类，真阳性及真阴性参照 ACR BI-RADS® Ultrasound 2013

活检结果	阳性（1 年内组织学诊断为乳腺癌）	阴性（活检良性或 1 年内未发现恶性）
阳性（BI-RADS 4 类、5 类）	真阳性	假阳性
阴性（BI-RADS 1 类、2 类、3 类）	假阴性	真阴性

2. 纳入同期进行乳腺超声检查并通过穿刺或切除活检获得明确病理诊断结果的病例；排除超声无法定性或未定性的病例；排除无病理诊断或病理诊断不明确的病例。

3. 以最终病理诊断为参考标准。

指标 11. 超声介入相关主要并发症发生率

定义：单位时间内，超声介入相关主要并发症发生的例数，占同期超声介入总例数的比例。

计算公式：

$$超声介入相关主要并发症发生率 = \frac{超声介入相关主要并发症发生的例数}{同期超声介入总例数} \times 100\%$$

$$超声介入相关出血发生率 = \frac{出血发生的例数}{同期超声介入总例数} \times 100\%$$

$$超声介入相关感染发生率 = \frac{感染发生的例数}{同期超声介入总例数} \times 100\%$$

$$超声介入相关邻近脏器损伤发生率 = \frac{邻近脏器损伤发生的例数}{同期超声介入总例数} \times 100\%$$

$$超声介入相关神经损伤发生率 = \frac{神经损伤发生的例数}{同期超声介入总例数} \times 100\%$$

$$超声介入相关针道种植发生率 = \frac{针道种植发生的例数}{同期超声介入总例数} \times 100\%$$

意义：反映医疗机构开展超声介入安全性指标，加强医师对潜在并发症认识及提供有效的防治措施。

说明：1. 纳入统计的超声介入包括穿刺活检、抽吸、引流、插管、注药治疗、消融等超声引导下的穿刺与治疗。

2. 主要并发症包括：出血、感染、邻近脏器损伤、神经损伤、针道种植等。

第二章

全国超声医学医疗质量管理与控制数据分析

一、医疗服务与质量安全情况分析

（一）数据上报概况

全国共有 6 962 家设有超声医学专业的医疗机构参与数据上报，全国各省（直辖市、自治区）均参与数据上报。其中公立医院包括三级综合医院 1 524 家（21.89%），二级综合医院 3 032 家（43.55%），三级专科医院 319 家（4.58%），二级专科医院 801 家（11.51%）；民营医院 1 286 家（18.47%）。各省详细数据见表 2-0-1。

表 2-0-1　2020 年全国超声医学专业医疗质量控制指标抽样医疗机构分布情况

单位：家

省份	二级专科	二级综合	三级专科	三级综合	民营	合计
安徽省	5	76	7	48	56	192
北京市	11	27	6	41	26	111
福建省	13	61	7	42	17	140
甘肃省	4	61	3	28	2	98
广东省	57	199	31	125	85	497
广西壮族自治区	39	101	15	51	19	225
贵州省	40	109	7	41	84	281
海南省	5	19	2	10	6	42
河北省	78	244	7	59	116	504
河南省	67	214	16	58	111	466
黑龙江省	11	35	9	45	13	113
湖北省	25	67	11	72	12	187
湖南省	64	156	16	67	90	393
吉林省	12	66	6	30	34	148
江苏省	9	81	18	68	88	264
江西省	31	109	10	44	51	245
辽宁省	6	86	9	81	49	231
内蒙古自治区	18	101	7	35	14	175
宁夏回族自治区	4	17	1	9	3	34
青海省	0	32	3	12	3	50
山东省	50	191	23	102	77	443
山西省	30	164	13	38	27	272
陕西省	22	119	8	43	23	215
上海市	5	34	5	29	19	92

续表

省份	二级专科	二级综合	三级专科	三级综合	民营	合计
四川省	55	131	25	128	67	406
天津市	7	31	10	27	15	90
西藏自治区	3	28	1	13	3	48
新疆维吾尔自治区	10	113	6	29	6	164
新疆生产建设兵团	0	7	0	11	0	18
云南省	69	178	15	37	88	387
浙江省	26	113	18	75	23	255
重庆市	25	62	4	26	59	176
全国	801	3 032	319	1 524	1 286	6 962

（二）超声医师人员配置情况

1. 超声医患比

超声医患比指的是每万人次超声检查患者平均拥有的超声医师数。2020 年，全国的平均超声医患比为 1.43∶10 000（即每万人次超声检查患者对应 1.43 名超声医师）。其中超声医患比排名较高的省份包括吉林、西藏、山西、内蒙古、河北、湖南；而排名较低的省份则包括上海、浙江、江苏、云南等，多为经济相对发达地区（图 2-0-1）。超声医患比最高的为吉林省，为 2.00∶10 000，最低的上海市仅为 0.97∶10 000，说明经济较发达地区面对诊疗压力相对较大，可能与其人口相对密集，或与医疗资源集中，就诊患者较多有关，造成超声医患分布相对不均衡。

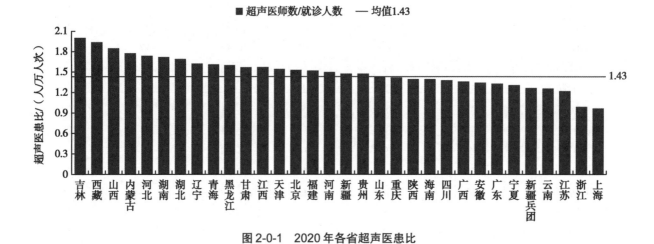

图 2-0-1 2020 年各省超声医患比

2017—2020 年期间全国超声医患比变化不大，其中 2018 年最低，为 1.15∶10 000，2020 年最高，为 1.43∶10 000（图 2-0-2），可能与疫情影响造成就诊人数相对较少有关。

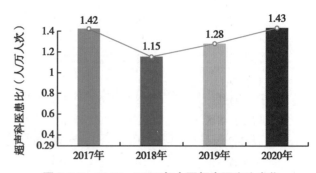

图 2-0-2 2017—2020 年全国超声医患比变化

2. 各类医疗机构超声科医师学历分布情况

2020 年，全国各类医疗机构中的超声医师主要学历为学士及学士以下学历，分别占比 54.83%、27.86%，而博士学历最少，仅为 2.22%，硕士学历为 15.09%。其中，博士、硕士的高学历人才主要集中于三级医院，较二级及民营医院明显增多（图 2-0-3），说明三级医院吸纳较多高端人才，有利于其学科发展、技术进步，而基层及民营医院则缺乏高学历人才。

3. 各类医疗机构超声科医师职称分布情况

2020 年，全国各类型医疗机构超声科医师职称主要为住院医师及主治医师，分别为 35.81%、41.06%，最少的主任医师比例为 5.73%，副主任医师为 17.39%。对比不同级别医疗机构，三级专科、三级综合医院的高级职称比例相较二级、民营医院明显高（图 2-0-4），说明高年资超声医师资源较丰富，具备较强的专业实力，也与三级医院在学科发展及科研实力中相对优势有关，因而医师可较快达成职称晋升的标准。

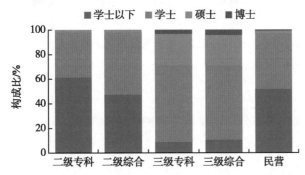

图 2-0-3　2020 年全国不同类型医疗机构超声医学科医师学历构成情况

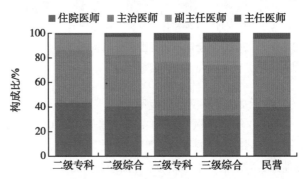

图 2-0-4　2020 年全国不同类型医疗机构超声医学科医师职称构成情况

4. 各类医疗机构超声科医师年龄分布情况

2020 年，全国各类型医疗机构中，>25～35 岁医师占比最大，为 41.20%，>35～45 岁医师次之，为 36.40%，而 25 岁以下医师占比最少，仅为 2.12%。在不同类型的医疗机构中，青年医师均为科室的主要人群，说明超声医师队伍相对年轻，人才的年龄梯度分布较为合理（图 2-0-5）。

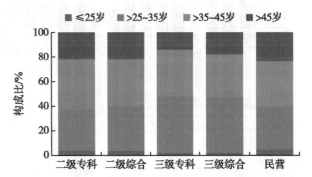

图 2-0-5　2020 年全国不同类型医疗机构超声医学科医师年龄构成情况

（三）超声质控指标抽样调查结果

指标 1. 超声医师日均承担工作量

2020 年全国超声医师的每日人均工作量为 27.59 人次，排名较高的省份包括上海、浙江、江苏、新疆兵团、云南、宁夏等地区，可能与这些地区就诊患者较多或医疗资源相对不足有关。三级综合、三级专科医院日均工作量较高，说明三级医院的诊疗压力较大（图 2-0-6、图 2-0-7）。2017—2019 年的每日人均工作量逐年上升，说明临床对超声检查的需求不断增加，而 2020 年较前明显下降，可能与新型冠状病毒肺炎疫情造成的影响相关（图 2-0-8）

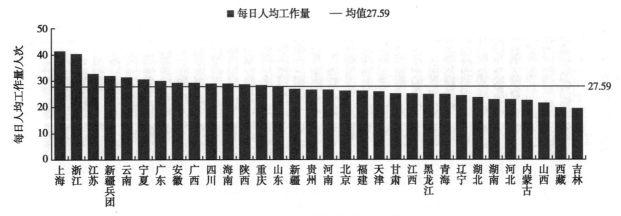

图 2-0-6　2020 年各省超声医师每日人均工作量

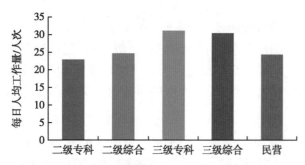

图 2-0-7 2020 年全国不同类型医疗机构超声医师每日人均工作量

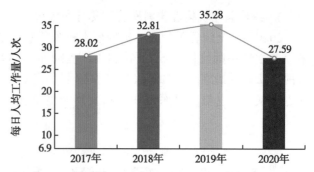

图 2-0-8 2017—2020 年全国超声医师每日人均工作量变化

指标 2. 超声仪器质检率

2020 年全国医疗机构超声仪器质检率均值为 95.86%，大部分地区仪器质检率均达 90% 以上，说明全国大部分地区普遍重视超声仪器质量检查工作，注意质量保障及诊疗安全，但少数地区质检率偏低，需要加强仪器质检工作，以保障仪器质量（图 2-0-9）。

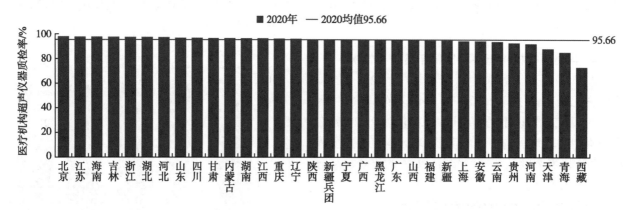

图 2-0-9 2020 年各省超声仪器质检率

指标 3. 住院超声检查 48 小时完成率

2020 年各省住院超声检查申请 48 小时内完成率均值为 96.84%，其中江苏省最高，为 99.93%，山西省最低，为 79.38%，大部分地区可达 90% 以上，说明住院超声的完成较为迅速，大多可及时满足住院患者的检查需求，为患者的及时诊疗提供了保障，缩短了就医时间，减少医疗资源浪费。但部分地区完成率偏低，可能与检查需求量大或医师及仪器数量相对不足有关，需要增加人员及设备，优化检查预约流程，满足检查的及时性（图 2-0-10）。

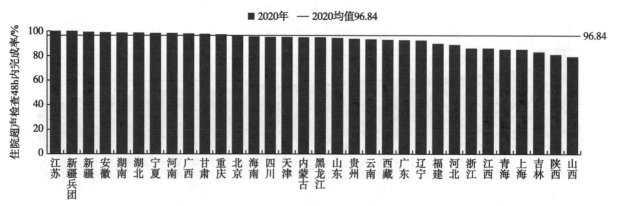

图 2-0-10 2020 年各省住院超声检查 48 小时内完成率

指标4. 超声危急值通报率

2020年，各省医疗机构超声危急值通报率均值为95.78%。其中福建省最高，为99.74%，西藏最低，为56.38%。大部分地区的危急值通报率均较高，说明医疗机构建立了较为完备的上报流程，可及时向临床科室提供诊断信息，更好地为患者提供安全、有效、及时的诊疗服务，帮助临床医师更快速且有效地进行诊断并及时处置。但部分地区危急值通报率较低，提示需加强危急值相关培训，规范并落实上报流程（图2-0-11）。对比不同类型医疗机构，均具备较高的超声危急值通报率，没有明显差异（图2-0-12）。

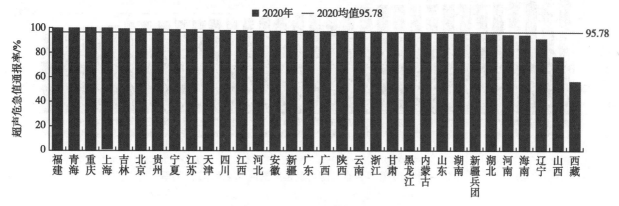

图 2-0-11 2020 年各省超声危急值通报率

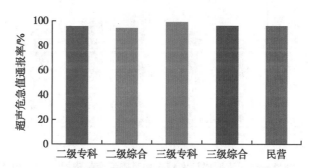

图 2-0-12 2020 年全国不同类型医疗机构超声危急值通报率

指标5. 超声报告书写合格率

2020年全国医疗机构超声报告书写合格率为97.11%，最高为辽宁省，为99.49%，最低为宁夏回族自治区，88.12%，大部分地区超声报告书写合格率均较高，有较高的报告质量，医疗机构应定期进行报告书写规范培训，做好超声报告质控工作（图2-0-13）。

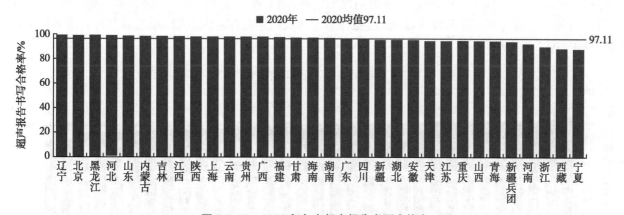

图 2-0-13 2020 年各省超声报告书写合格率

指标6. 乳腺病变超声报告 BI-RADS（乳腺影像报告和数据系统）分类率

2020年全国医疗机构乳腺病变超声报告 BI-RADS 分类率均值为81.21%，浙江、重庆、宁夏、海南、西藏等地区较高,浙江省最高,为 95.65%,将近一半的地区 BI-RADS 分类率不足 80%(图 2-0-14)。各类医疗机构中,三级专科医院的乳腺病变超声报告 BI-RADS 分类率最高,为 90.41%,而二级专科医院最低,为 71.55%,反映三级专科医院普遍应用 BI-RADS 分类,对于乳腺疾病的诊断流程较规范(图 2-0-15)。而全国仍有许多地区需推广乳腺病变超声报告 BI-RADS 分类,加强相关专业技术培训,为临床提供更为规范的诊疗依据。

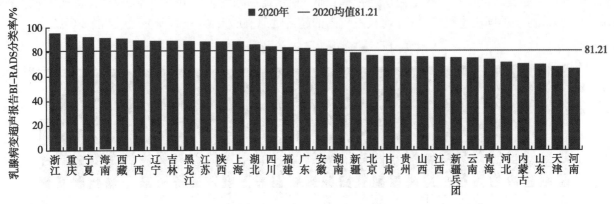

图 2-0-14 2020 年各省乳腺病变超声报告 BI-RADS 分类率

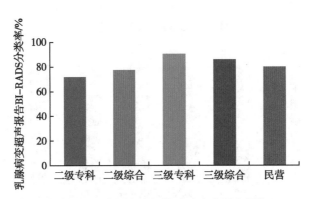

图 2-0-15 2020 年全国不同类型医疗机构乳腺病变超声报告 BI-RADS 分类率

指标 7. 超声报告阳性率

1. 门急诊超声报告阳性率

超声报告阳性率反映疾病检出情况,体现了超声检查的价值,2020 年全国各省门急诊超声报告阳性率均值为 70.96%,多数地区差异不大,说明超声检查在临床应用中较为合理且必要(图 2-0-16)。在各类医疗机构中,三级综合医院门急诊超声报告阳性率最高,与其医疗水平较高,接诊较多疑难患者,轻症患者较少相关。二级专科医院阳性率较低,可能与其患者疾病谱较综合医院窄,或门诊与体检患者区分不明确有关(图 2-0-17)。

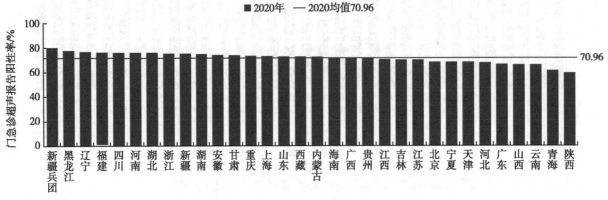

图 2-0-16 2020 年各省门急诊超声报告阳性率

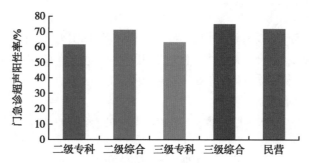

图 2-0-17　2020 年全国不同类型医疗机构门急诊超声阳性率

2. 住院超声报告阳性率

2020 年全国住院超声报告阳性率约为 76.70%，多数地区差异不大，西藏自治区最高，为 87.98%，陕西省最低，为 63.99%。在各类医疗机构中，三级综合医院住院超声报告阳性率最高，为 80.76%。

指标 8. 胎儿重大致死性畸形在超声筛查中的检出率

2020 年全国胎儿重大致死性畸形在超声筛查中的检出率约为 0.05%，其中天津市最高为 0.15%，海南省最低，约为 0.03%（图 2-0-18）。6 种胎儿重大致死性畸形检出率比例见图 2-0-19，其中以无脑儿最高，致死性软骨发育不全检出率最低。

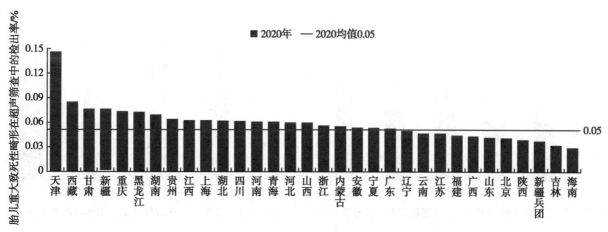

图 2-0-18　2020 年各省胎儿重大致死性畸形在超声筛查中的检出率

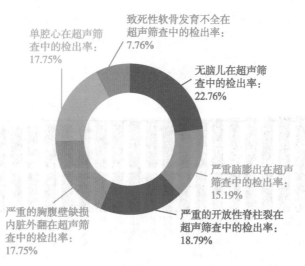

图 2-0-19　2020 年全国胎儿重大致死性畸形在超声筛查中的检出率比例

指标9. 超声诊断符合率

2020年全国医疗机构超声诊断符合率均值为83.56%。各地市医疗机构超声诊断符合率见图2-0-20，大部分地市医疗机构超声诊断符合率均在均值以上，其中，福建省最高，为90.14%。说明大部分地区的医疗机构均具备较高的超声诊断质量，可为临床提供较大的诊疗价值。不同类型医疗机构超声诊断符合率见图2-0-21，三级专科、三级综合医院最高。

2017—2020年，超声诊断符合率变化不大，2020年较2017年提高近1%（图2-0-22）。

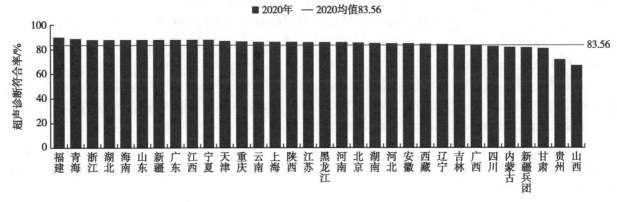

图2-0-20　2020年各省超声诊断符合率

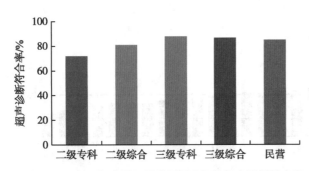

图2-0-21　2020年全国不同类型医疗机构超声诊断符合率

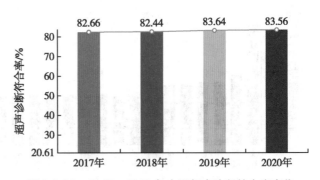

图2-0-22　2017—2020年全国超声诊断符合率变化

指标10. 乳腺癌超声诊断准确性

2020年全国医疗机构乳腺癌超声诊断准确性均值为74.46%，见图2-0-23。其中，天津市超声诊断准确率最高，为80.51%，各地市统计结果差异较大，可能与仪器精度、扫查的规范性、医师的知识技术水平等均相关，需进一步加强乳腺超声检查规范化培训，不断提高乳腺癌超声诊断的准确性。

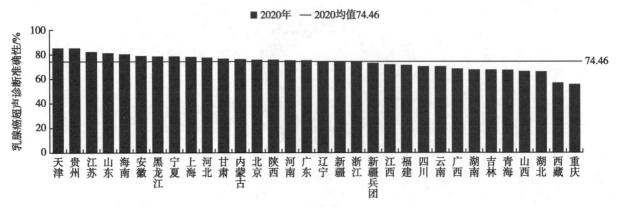

图2-0-23　2020年各省乳腺癌超声诊断准确性

指标 11. 超声介入相关主要并发症发生率

2020 年全国医疗机构超声介入相关主要并发症发生率均值为 0.30%，其中宁夏回族自治区最高，为 1.05%，上海市最低，为 0.04%。超声介入相关主要并发症中，介入出血发生率最高，为 80.48%（图 2-0-24、图 2-0-25）。各省医疗机构超声介入相关主要并发症发生率差异较大，可能与各地超声介入治疗的开展情况及医疗技术水平的差异均相关。

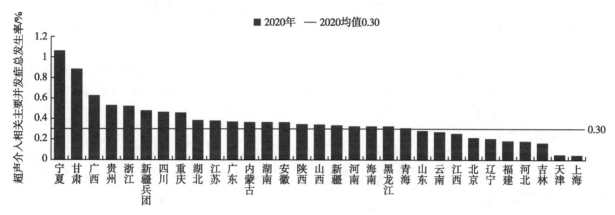

图 2-0-24　2020 年各省超声介入并发症总发生率

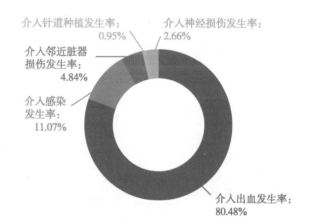

图 2-0-25　2020 年全国超声介入各类并发症构成比例

二、问题分析及改进措施

（一）存在的主要问题及原因分析

1. 超声医学科临床需求高，超声医师工作量较大

随着超声技术的不断发展，超声检查的临床应用范围不断扩大，可为临床提供较高的诊疗价值，并且超声检查相对便捷经济，因而超声检查的需求量不断上升，报告显示超声医师的每日人均工作量既往逐年上升。尽管 2020 年受疫情影响，部分医疗工作受到影响，但超声工作量依然处于较高水平，超声科医师需承担较大的工作量。并且，相较二级医院及民营医院，三级医院的工作量较大，说明三级医院面对较高的诊疗压力，分级诊疗工作仍需进一步推进，合理化分配医疗资源。

2. 超声医学科人才短缺

我国超声检查与报告书写均由超声医师完成，与部分国家的技师采图、医师读图及完成报告不同，对操作手法及理论知识的掌握均要求较高。因而工作负荷较重，人力资源相对不足。其次，目前我国超声医师的学历普遍较低，博士及硕士学历者占比少，且主要集中于三级医院，二级及民营医院严重缺乏高学历人才。超声学科的发展可能受到影响，二级及民营医院的挑战更为严峻。这可能与超声医学为相对新兴学科，早期对入职医师学历不作过多要求有关，也与部分地区对超声科重视不足有关，导致学科发展受限。

3. 超声诊断质量有待进一步提高

超声检查的阳性率和诊断符合率反映了超声检查的临床应用价值。目前,超声检查的阳性率和诊断符合率,以及乳腺超声诊断符合率仍有待进一步提升。

(二)改进措施

1. 进一步完善超声医学专业质控体系建设

加强超声质量控制体系建设,组建更加完善的全国超声质控网络,进一步优化和细化质控指标,并通过多种形式鼓励和规范质控工作,建立规范化检查流程及标准化报告,提高质控工作的精度。

2. 开展单病种超声质控项目,实现精细化超声质控管理

中心加强对于超声检查独具优势的单病种质量控制,开展乳腺、妇科、盆底等全国多中心单病种质量改进项目,推行规范化检查流程,标准化存图及结构化报告,进行图像及报告的审核反馈,有效推进检查规范化,提高超声诊断水平。

3. 加强质控宣传,强化继续教育

国家超声医学质控中心拟通过加强质控宣传,开展质控及检查规范化培训,强化超声医师的继续教育,进行超声规范化培训,全面提高超声医师的理论水平和实践能力,促进不同类型医院超声学科的不断发展,诊疗水平的不断提高。

第三章

各省超声医学医疗质量管理与控制数据分析

第一节 ▶ 北 京 市

一、医疗服务与质量安全情况分析

（一）数据上报概况

2020 年，北京市共有 111 家设有超声医学专业的医疗机构参与数据上报，其中，公立医院 85 家，包括三级综合医院 41 家（36.94%），二级综合医院 27 家（24.32%），三级专科医院 6 家（5.41%），二级专科医院 11 家（9.91%）；民营医院 26 家（23.42%）。各地级市及各类别医院分布情况见表 3-1-1。

表 3-1-1　2020 年北京市超声专业医疗质量控制指标抽样医疗机构分布情况

单位：家

区	二级专科	二级综合	三级专科	三级综合	民营	合计
昌平区	1	2	0	5	3	11
朝阳区	1	2	2	9	11	25
大兴区	1	1	0	2	3	7
东城区	1	1	0	3	0	5
房山区	1	2	0	1	1	5
丰台区	1	3	0	3	1	8
海淀区	0	7	1	4	2	14
怀柔区	1	0	0	1	0	2
门头沟区	1	2	0	1	0	4
密云区	0	1	0	0	0	1
平谷区	0	0	0	1	1	2
石景山区	0	1	0	2	0	3
顺义区	1	1	0	2	0	4
通州区	0	0	1	1	2	4
西城区	1	2	2	6	2	13
延庆区	1	2	0	0	0	3
全市	11	27	6	41	26	111

(二)超声医师人员配置情况

1. 超声医患比

超声检查对医师的依赖性大,检查质量直接与检查者的操作及诊疗水平有关,因此,人力资源的分布情况对超声检查及报告的质量尤为重要。根据超声科医患比的数据显示,2020年北京市平均每万人次患者拥有1.52名超声医师,可直观地了解到海淀区、延庆区、东城区、西城区、朝阳区、平谷区的超声医患比均可达到均值以上,其余区的该指标在均值以下(图3-1-1)。2017—2019年北京市超声医患比分别为平均每万人次患者拥有1.03、1.19、1.22名超声医师;与2019年比,2020年从平均每万人次患者拥有1.03名超声医师降低提高至1.52。反映出超声医师的数量在北京市处于短缺状态,可能受新冠肺炎疫情的影响,2020年我市超声医师的数量相对充足(图3-1-2)。

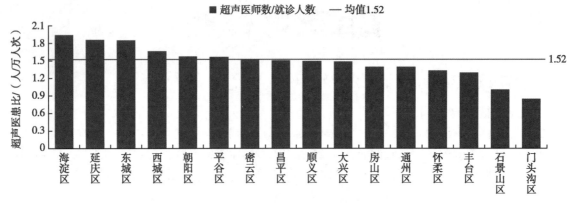

图 3-1-1　2020 年北京市超声医患比

2. 各类医疗机构超声科医师学历分布情况

北京市超声科医师的构成以学士学位医师为主。在北京市的各类医院中,北京市三级医院超声科医师的构成以获硕士及以上学位医师为主,二级及民营医院超声科医师的构成以获学士学位医师为主,北京市三级医院超声科获硕士及以上学位医师明显多于二级及民营医院,反映出在北京市各类型各医院的超声医师学历参差不齐、差异较大(图3-1-3)。

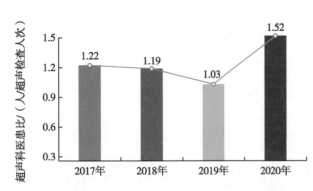

图 3-1-2　2017—2020 年北京市超声医患比变化

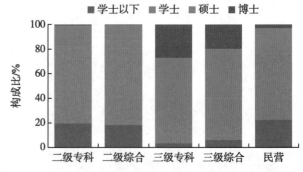

图 3-1-3　2020 年北京市各类医疗机构超声科医师学历分布情况

3. 各类医疗机构超声科医师职称分布情况

北京市超声科医师的构成以主治医师、住院医师为主。北京市的各类医院中,三级及二级医院的超声科医师职称分布较为均衡,三级、二级医院拥有的住院医师比例明显高于民营医院,提示人才储备充足(图3-1-4)。

4. 各类医疗机构超声科医师年龄分布情况

民营医院 >45 岁医师的比例明显高于二级及三级医院医师,公立医院的超声医师年龄相对较年轻,提示公立医院需承担更多的医师培养及教育任务(图3-1-5)。

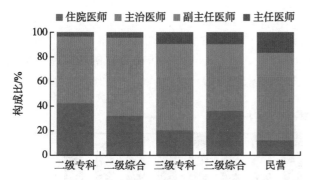

图 3-1-4　2020 年北京市各类医疗机构超声科医师职称分布情况

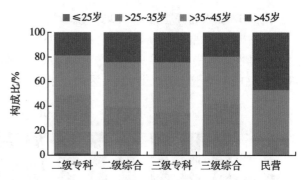

图 3-1-5　2020 年北京市各类医疗机构超声科医师年龄分布情况

（三）超声质控指标抽样调查结果

指标 1. 超声医师日均承担工作量

2020 年北京市超声医师人均每日工作量为 26.13 人次。其中门头沟区、石景山区、丰台区、怀柔区、通州区、房山区、大兴区、顺义区的人均日超声工作量位于均值以上，其余区的该指标位于均值以下（图 3-1-6）。三级、二级医院的人均日超声工作量明显高于民营医院，提示其超声医师工作负荷明显高于民营医院（图 3-1-7）。2017—2019 年北京市超声医师人均每日工作量为 34.20 人次、36.45 人次、39.92 人次。可能受新冠肺炎疫情的影响 2020 年我市超声医师的数量相对充足（图 3-1-8）。

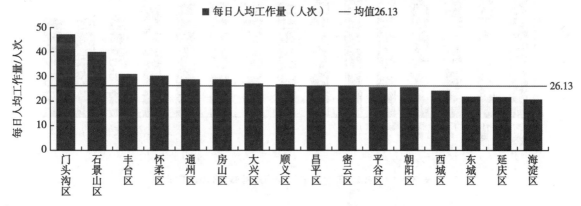

图 3-1-6　2020 年北京市各区超声医师日均承担工作量

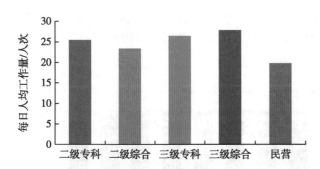

图 3-1-7　2020 年北京市各类医疗机构超声医师日均承担工作量

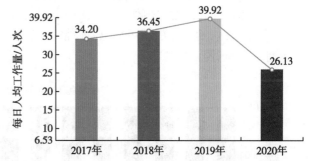

图 3-1-8　2017—2020 年北京市超声医师日均承担工作量变化

指标 2. 超声仪器质检率

2020 年北京市完成计量和成像质量质检的超声仪器数，占同期本机构在用超声仪器总数的比例为 98.31%，范围 87.5%～100%。其中门头沟区、通州区、大兴区、平谷区的超声仪器质检率位于均值以下，其余区的该指标位于均值以上。反映北京市超声仪器质检率处于较高水平（图 3-1-9）。

指标 3. 住院超声检查 48 小时完成率

在临床开具住院超声检查申请 48 小时内完成检查的超声报告数为 96.56%，体现了住院超声基本可做到即时性。其中大兴区、怀柔区、门头沟区、朝阳区、通州区、顺义区、昌平区、海淀区的住院超声检查 48 小时完成率位于均值以上，其余区的该指标位于均值以下（图 3-1-10）。

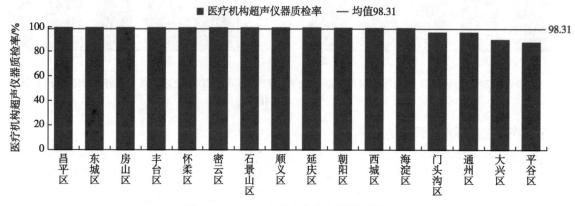

图 3-1-9 2020 年北京市超声仪器质检率

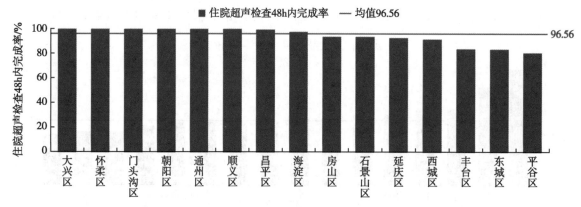

图 3-1-10 2020 年北京市住院超声检查 48 小时完成率

指标 4. 超声危急值通报率

超声危急值通报率反映了超声对临床危重疾病的检出与及时上报的情况。2020 年北京市按规定完成向临床通报的超声危急值例数，占同期需要通报的超声危急值总例数的比例为 98.65%。其中平谷区、顺义区、丰台区、房山区的超声危急值通报率位于平均值以下（图 3-1-11）。各类型医院的超声危急值通报率无明显差异（图 3-1-12）。

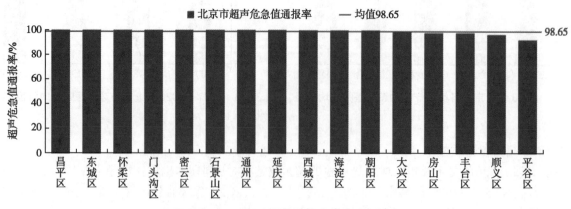

图 3-1-11 2020 年北京市超声危急值通报率

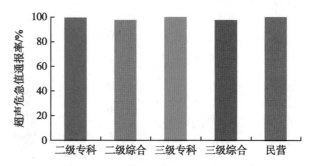

图 3-1-12 2020 年北京市各类医疗机构超声危急值通报率

指标 5. 超声报告书写合格率

2020 年,北京市超声检查报告书写合格的数量占同期超声检查报告总数的平均比例为 99.40%,分布范围为 93.30%～100%,其中密云区、朝阳区、延庆区、丰台区的超声报告书写合格率位于平均值以上,反映 2020 年北京市超声检查报告书写质量处于较高水平(图 3-1-13)。

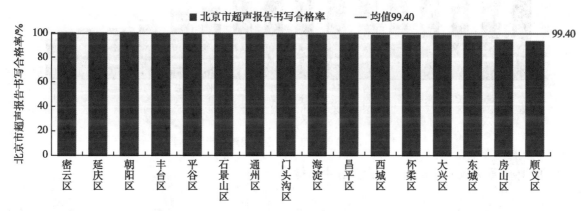

图 3-1-13 2020 年北京市超声报告书写合格率

指标 6. 乳腺病变超声报告 BI-RADS(乳腺影像报告和数据系统)分类率

2020 年,进行 BI-RADS 分类的乳腺病变超声报告数,占同期乳腺病变超声报告的总数的平均比例为 76.88%,分布范围为 54.95%～100%,其中通州区、朝阳区、西城区、大兴区、昌平区的乳腺病变超声报告 BI-RADS 分类率位于平均值以下,反映 2020 年北京市各区超声报告规范性差异大(图 3-1-14)。三级、二级医院的乳腺病变超声报告 BI-RADS 分类率明显好于民营医院,提示公立医院的超声报告规范性更好(图 3-1-15)。

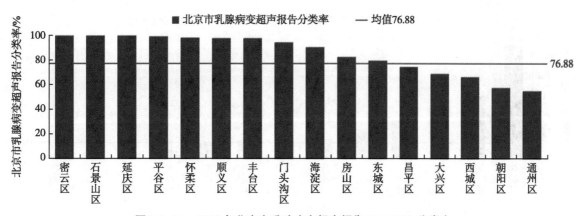

图 3-1-14 2020 年北京市乳腺病变超声报告 BI-RADS 分类率

指标 7. 超声报告阳性率

北京门急诊超声阳性率均值为 68.25%，该指标体现了超声检查的价值。其中房山区、朝阳区、延庆区、门头沟区、密云区、平谷区、怀柔区的门急诊超声诊断阳性率在均值以下，其余区的该指标在均值以上（图 3-1-16）。在各类型医疗机构中，除专科医院外，总体阳性率无显著差异。专科医院阳性率最低，可能是由于专科医院承担了较多正常产检或妇科筛查的缘故。综合医院的超声阳性率高（图 3-1-17）。

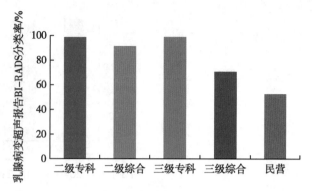

图 3-1-15　2020 年北京市各类医疗机构乳腺病变超声报告 BI-RADS 分类率

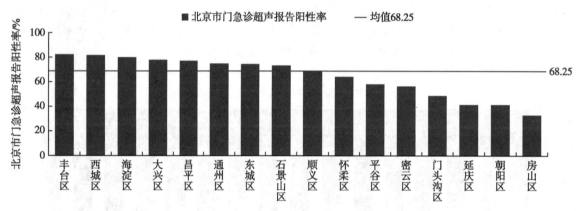

图 3-1-16　2020 年北京市门急诊超声报告阳性率

指标 8. 胎儿重大致死性畸形在超声筛查中的检出率

2020 年，北京市在超声筛查中检出胎儿重大致死性畸形的孕妇人数，占同期超声产检的孕妇总人数的比例为 0.04%，该指标反映胎儿重大致死性出生缺陷在超声筛查中的检出情况。其中怀柔区、通州区、西城区、昌平区、丰台区、顺义区、东城区、门头沟区的胎儿重大致死性畸形检出率可达到均值以上，其余区的该指标在均值以下（图 3-1-18、图 3-1-19）。在各类型医疗机构中，三级专科医院胎儿重大致死性畸形检出率最高，可能是由于三级专科医院承担了较多产检转 / 会诊的原因（图 3-1-20）。

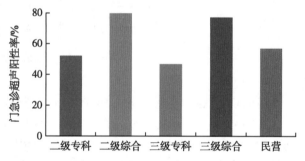

图 3-1-17　2020 年北京市各类医疗机构门急诊超声报告阳性率

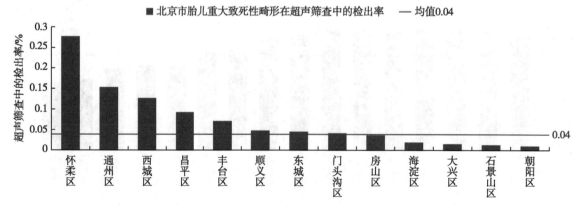

图 3-1-18　2020 年北京市胎儿重大致死性畸形在超声筛查中的检出率

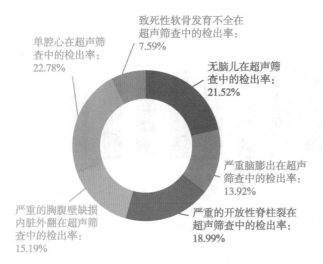

图 3-1-19　2020 年北京市胎儿重大致死性畸形在超声筛查中的检出率比例

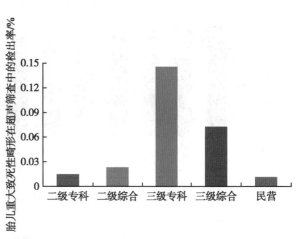

图 3-1-20　2020 年北京市各类医疗机构胎儿重大致死性畸形在超声筛查中的检出率

指标 9. 超声诊断符合率

北京超声诊断符合率均值为 85.67%，分布范围为 72.84%～93.14%，该指标基本上能反映一定时期内超声科室诊断水平，提示北京市超声诊断水平有一定差异。2017 年、2018 年、2019 年北京超声诊断符合率分别为 85.26%、80.31%、81.52%，与 2017—2019 年相比，2020 年北京超声诊断符合率提高（图 3-1-21）。门头沟区、石景山区、海淀区、朝阳区、西城区的超声诊断符合率可达到均值以上（图 3-1-22）。

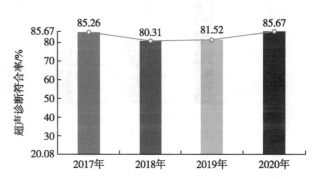

图 3-1-21　2017—2020 年北京市超声诊断符合率变化

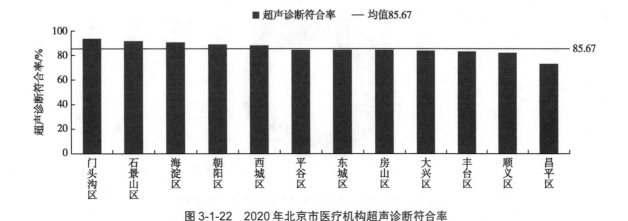

图 3-1-22　2020 年北京市医疗机构超声诊断符合率

指标 10. 乳腺癌超声诊断准确性

北京乳腺癌超声诊断准确性均值为 75.66%，分布范围为 53.19%～89%，该指标基本上能反映一定时期内乳腺超声诊断质量，提示北京市乳腺超声诊断水平有一定差异。通州区、房山区、延庆区、东城区、顺义区、大兴区、昌平区、西城区的超声诊断符合率可达到均值以上（图 3-1-23）。

指标 11. 超声介入相关主要并发症发生率

北京超声介入相关主要并发症发生率均值为 0.21%，分布范围为 0.08%～0.64%，该指标基本上能反映一定时期内医疗机构开展超声介入安全性指标。超声介入相关主要并发症为出血，其次为邻近脏器损伤、神经损伤、感染等（图 3-1-24、图 3-1-25）。

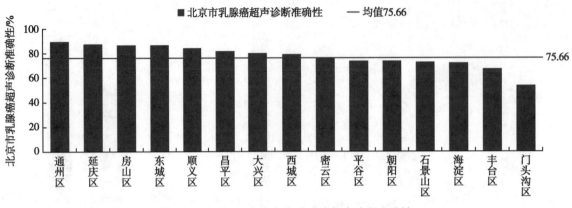

图 3-1-23　2020 年北京市乳腺癌超声诊断准确性

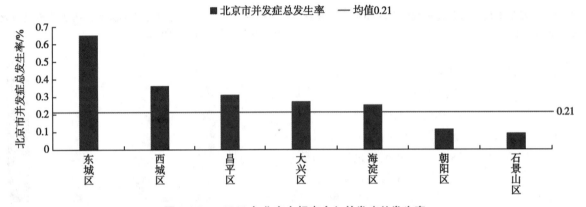

图 3-1-24　2020 年北京市超声介入并发症总发生率

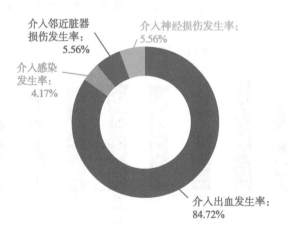

图 3-1-25　2020 年北京市超声介入各类并发症构成比例

二、问题分析及改进措施

（一）存在的主要问题及原因分析

1. 超声医学科人才队伍短缺

超声从业人员短缺是影响超声质量的最大瓶颈，与欧美及日本等国家相比，目前超声医师数量严重不足。一次完整的高质量超声检查包括病史询问、部位扫查、报告书写，耗时较长，一些复杂的检查如产科排畸筛查更是需要 30 分钟以上的时间。人员不足导致过高的工作负荷，过大的工作量易导致诊断差错。针对这样的现状，北京市超声质量控制与改进中心拟通过制动标准化、科学化的工作流程，保证超声检查的质量。

2. 不同等级医院的差异程度大

不同等级的医院超声科在人员配置、工作量、服务能力等方面，仍存在较大的差异。民营、二级公立医院的大部分质量指标显著落后于三级医院。如何优化配置超声服务资源，使优质的超声专家资源向基层下沉，是值得深入思考的问题。

3. 超声质控体系尚需进一步完善

良好的超声质控是准确超声诊断的基础，缺乏质控必然影响超声报告的质量。目前，超声检查的阳性率及准确率等有待提高，北京市超声质量控制与改进中心拟通过加强各级各类医疗机构对质控工作的重视程度及规范化的培训，提高超声医师的诊断水平。

（二）改进措施

1. 制定统一超声质控规范，完善质控体系

将已经颁布的超声质量控制指标落实到质控体系中，并进一步优化和细化质控指标。推广《超声质量规范化检查手册》，加强超声质量控制体系的建设。并通过多种形式鼓励和规范质控工作。

2. 加强人才队伍建设，提高基层超声质量

加强三级医院对二级及民营医院的超声学科业务指导，建立良好的转 / 会诊及远程会诊机制，切实提高二级医院的超声诊疗水平。

第二节 天 津 市

一、医疗服务与质量安全情况分析

（一）数据上报概况

2020 年，天津市共有 90 家设有超声医学专业的医疗机构参与数据上报。其中，公立医院 75 家，包括三级综合医院 27 家（30%），二级综合医院 31 家（34.44%），三级专科医院 10 家（11.11%），二级专科医院 7 家（7.78%）；民营医院 15 家（16.67%）。各区及各类别医院分布情况见表 3-2-1。

表 3-2-1 天津市超声专业医疗质量控制指标抽样医疗机构分布情况

单位：家

天津市	二级专科	三级专科	二级综合	三级综合	民营	合计
宝坻区	1	0	1	1	0	3
北辰区	0	1	0	3	1	5
滨海新区	1	1	9	2	2	12
东丽区	0	1	2	1	0	4
和平区	1	2	2	1	2	8
河北区	0	0	2	3	1	6
河东区	0	1	2	1	2	6
河西区	2	1	1	3	1	8
红桥区	0	0	2	2	0	4
蓟州区	0	0	1	1	0	2
津南区	0	2	2	1	0	5
静海区	0	0	1	1	2	4
南开区	2	1	4	2	3	12
宁河区	0	0	1	1	0	2
武清区	0	0	1	2	1	4
西青区	0	0	0	2	0	2
全市	7	10	31	27	15	90

（二）超声医师人员配置情况

1. 超声医患比

超声医患比指的是每万人次就诊患者平均拥有的超声医师数。此次统计显示，我市 90 家医疗机构超声科医患比平均值为 1.53 人 / 万人次，较 2019 年的 1.23 人 / 万人次有了一定提高，且近 3 年这个数值一直处于上升趋势，说明我市超声医师短缺的情况有所缓解。西青区、宁河区、蓟州区、宝坻区、滨海新区该数值明显低于均值，反映了这些区域超声医师工作量较大，超声医师缺少。武清区、和平区、河北区、北辰区、津南区等地区的超声医患比高于均值。此指标反映出我市各区医患比分布仍不均衡，工作强度差异较大，一些地区超声医师处于短缺状态（图 3-2-1、图 3-2-2）。

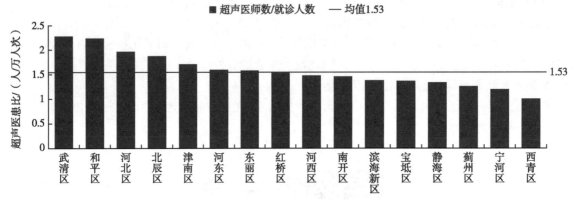

图 3-2-1　2020 年天津市超声医患比

2. 各类医疗机构超声科医师学历分布情况

在 2020 年超声科医师学历总占比分布情况表中显示，天津市超声医师中拥有博士学历者极少，仅占 1.91%，但相比 2019 年的 1.12% 已有了较大的提升。学士学历者仍然是各医院中最多的，达到了 50% 以上。该构成表体现出天津市各医院的超声医师整体学历水平仍较低，尤其是极其缺乏拥有博士学位的高学历人才，为数不多的博士主要集中在三级专科医院，其次是三级综合医院（图 3-2-3、图 3-2-4）。

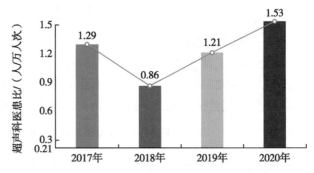

图 3-2-2　2017—2020 年天津市超声医患比变化

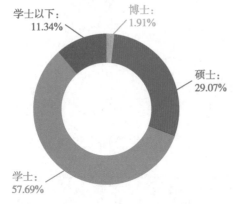

图 3-2-3　2020 年天津市超声科医师学历总占比分布情况

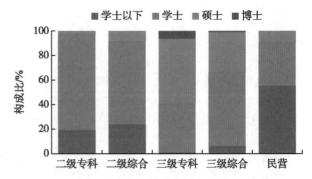

图 3-2-4　2020 年天津市各类医疗机构超声科医师学历分布情况

3. 各类医疗机构超声科医师职称分布情况

通过天津市各类医疗机构超声科医师职称分布情况表显示，我市超声医师以中级和初级职称为主，占比在 80% 左右，中高级职称占比较低。在各类医疗机构中，民营医院中高级职称占比是最高的，这应该是一些高职称专家退休后选择在民营医院继续工作的结果（图 3-2-5）。

4. 各类医疗机构超声科医师年龄分布情况

2020 年天津市各类医疗机构超声科医师年龄分布情况图显示，在公立医院中，45 岁以下的中青年医师占 75% 以上，尤其是三级专科医院 35 岁以下的青年医师超过了 50%，中青年医师成为公立医院超声专业发展的中坚力量。近几年，超声医学对人才的需求越来越大，越来越多的年轻医师选择超声这个职业，青年医师学历高、精力充沛、求知欲强，他们的加入对超声医学的发展会起到良好的促进作用。而民营医院相对压力小、工作轻松，许多退休医师选择在此继续工作（图 3-2-6）。

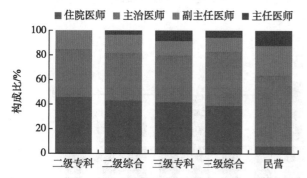

图 3-2-5 2020 年天津市各类医疗机构超声科医师职称分布情况

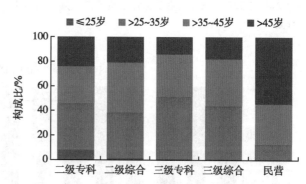

图 3-2-6 2020 年天津市各类医疗机构超声科医师年龄分布情况

（三）超声质控指标抽样调查结果

指标 1. 超声医师日均承担工作量

超声医师日均承担工作量反映了超声医师的工作负荷，也在一定程度上体现出超声医师工作的精细程度。2020 年，我市超声医师人均每日工作量为 25.91 人次，较 2019 年的 33.73 人次有了明显下降，这与新冠肺炎疫情暴发，就医量下降不无关系。西青区、宁河区、蓟州区超声医师日均承担工作量明显高于均值，反映了这些区域超声医师工作量相对较大，超声医师短缺，武清区、和平区、河北区、北辰区等该数值低于均值。综合分析不同类型医疗机构，日均承担工作量差距较大，其中三级综合医院超声医师每日工作量最大，二级专科医院及民营医院工作相对轻松（图 3-2-7~图 3-2-9）。

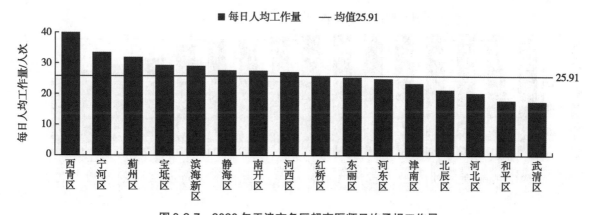

图 3-2-7 2020 年天津市各区超声医师日均承担工作量

指标 2. 超声仪器质检率

超声仪器质检率是反映超声仪器质量安全的重要指标，也是保证超声检查质量的重要条件。通过天津市超声仪器质检率统计显示，宝坻、和平等 8 个区质检率达到了 100%，说明这些区域对于仪器质检工作的重视，而津南、南开、蓟州区质检率低于 80%，今后要加强对这些区域的督导检查工作（图 3-2-10）。

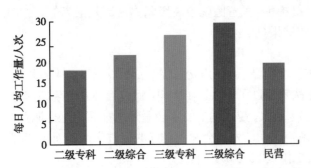

图 3-2-8　2020 年天津市各类医疗机构超声医师日均承担工作量

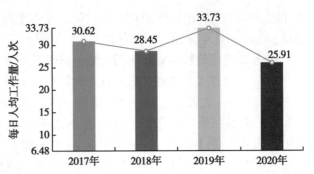

图 3-2-9　2017—2020 年天津市超声医师日均承担工作量变化

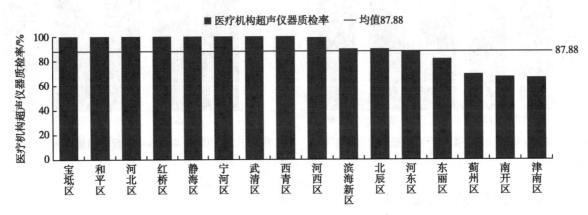

图 3-2-10　2020 年天津市超声仪器质检率

指标 3. 住院超声检查 48 小时完成率

住院超声检查 48 小时完成率反映了完成超声检查的及时性。调查结果显示,我市医疗机构住院超声检查 48 小时完成率为 95.26%,绝大多数的医疗机构可在 48 小时内完成超声检查工作,宝坻、河北等 6 个区该数值达到 100%,值得肯定,而红桥、东丽、滨海新区、河西等区明显低于均值,需要改进(图 3-2-11)。

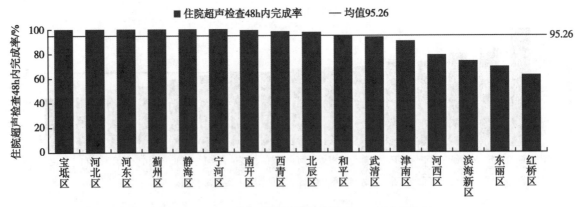

图 3-2-11　2020 年天津市住院超声检查 48 小时完成率

指标 4. 超声危急值通报率

危急值通报率是超声检查过程中的重要质量指标,临床医师及时得到检查信息,迅速给予患者有效的干预措施,可以挽救患者生命。2020 年我市超声危急值通报率达到 97.89%,大部分区域达到 100%,这与市质控中心近一年来加强这方面的督导检查有关。在不同区域中,西青区、东丽区明显低于全市平均水平，在不同类型医疗机构中，二级综合医院通报率最低，需要进一步整改（图3-2-12、图3-2-13）。

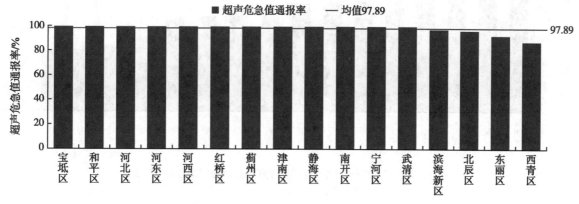

图 3-2-12　2020 年天津市超声危急值通报率

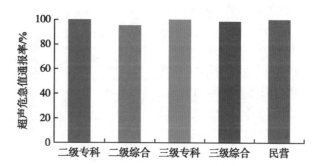

图 3-2-13　2020 年天津市各类医疗机构超声危急值通报率

指标 5. 超声报告书写合格率

超声报告书写合格率反映超声检查报告书写质量。2020 年，天津市超声报告书写合格率为 95.71%，其中静海区、宁河区数值最高，接近 100%，而河东区、武清区、红桥区明显低于均值，需要进一步整改（图 3-2-14）。

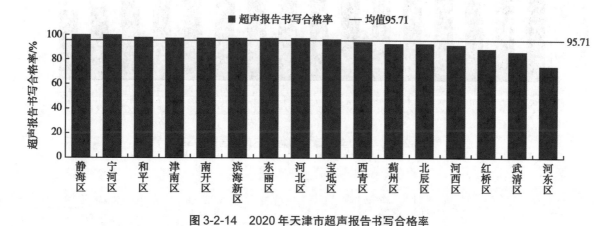

图 3-2-14　2020 年天津市超声报告书写合格率

指标 6. 乳腺病变超声报告 BI-RADS（乳腺影像报告和数据系统）分类率

乳腺病变超声报告 BI-RADS 分类率反映了乳腺超声报告的规范性。2020 年，我市 BI-RADS 分类率仅为 67.78%，明显低于全国 81.21% 的平均值。在我市不同区域中，蓟州区、静海区、宁河区、河东区及河北区表现较好，而津南区、滨海新区、北辰区及宝坻区低于平均值。在不同类型医疗机构中，专科医院表现尚可，二级综合医院分类率最低（图 3-2-15、图 3-2-16）。

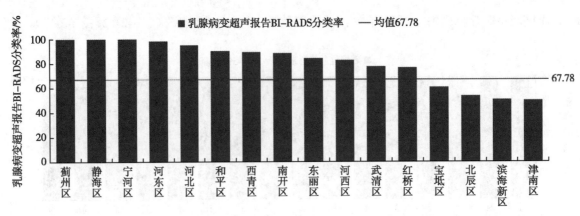

图 3-2-15　2020 年天津市乳腺病变超声报告 BI-RADS 分类率

指标 7. 超声报告阳性率

超声报告阳性率反映疾病检出情况，反映了超声检查应用的质量和合理性。统计显示，2020 年我市门急诊超声报告阳性率为 67.89%，住院超声报告阳性率为 72.54%。河北区、蓟州区两者的阳性率均较高，而河东区、武清区两者的阳性率均较低。在不同类型医疗机构中，专科医院门急诊的阳性率较高，而综合医院住院患者的阳性率较高（图 3-2-17～图 3-2-20）。

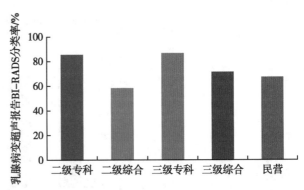

图 3-2-16　2020 年天津市各类医疗机构乳腺病变超声报告 BI-RADS 分类率

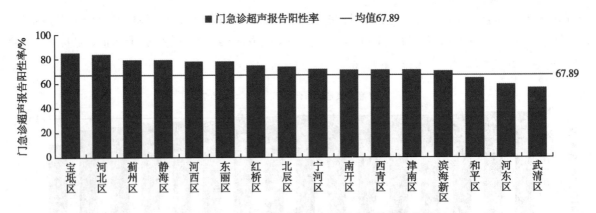

图 3-2-17　2020 年天津市门急诊超声报告阳性率

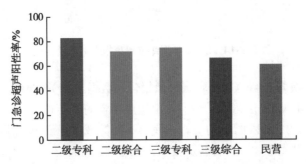

图 3-2-18　2020 年天津市各类医疗机构门急诊超声报告阳性率

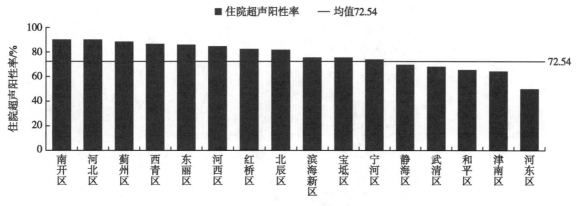

图 3-2-19　2020 年天津市住院超声报告阳性率

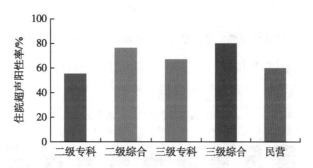

图 3-2-20　2020 年天津市各类医疗机构住院超声报告阳性率

指标 8. 胎儿重大致死性畸形在超声筛查中的检出率

该指标反映了胎儿重大致死性出生缺陷在超声筛查中的检出情况。统计显示，2020 年，我市胎儿重大致死性畸形在超声筛查中的检出率为 0.15%，其中南开区最高，接近均值的 2 倍，可能是因为我市胎儿超声系统性筛查会诊中心——天津市中心妇产科医院坐落在该区域。分析我市胎儿重大致死性畸形在超声筛查中的检出率比例显示，严重的开放性脊柱裂和单腔心的检出率是最高的，检出率分别为 28.69% 和 24.70%（图 3-2-21、图 3-2-22）。

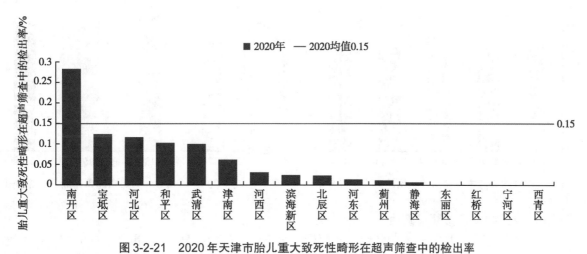

图 3-2-21　2020 年天津市胎儿重大致死性畸形在超声筛查中的检出率

指标 9. 超声诊断符合率

超声诊断符合率是反映超声诊断质量最重要的指标，可反映超声诊断水平，对临床有较大的诊疗价值。依据本次统计得到的结果显示，各区医疗机构的超声诊断符合率平均值约为 86.96%，较 2019 年的 80.56% 有了明显提升，接近 2018 年的 88.25%。不同区域中，津南区的诊断符合率明显低于其他区域，下

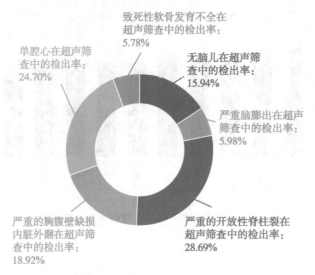

图 3-2-22　2020 年天津市胎儿重大致死性畸形在超声筛查中的检出率比例

一步将就该情况做针对性的指导和帮助。综合分析不同类型医疗机构之间的超声诊断符合率显示，三级专科医院超声诊断符合率最高，其他类型医院未见明显差异（图 3-2-23～图 3-2-25）。

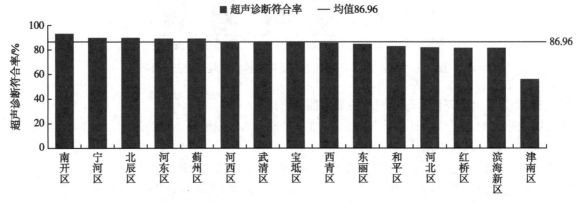

图 3-2-23　2020 年天津市医疗机构超声诊断符合率

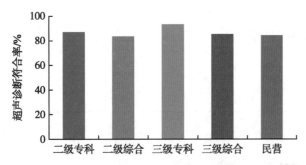

图 3-2-24　2020 年天津市各类医疗机构超声诊断符合率

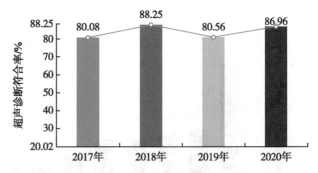

图 3-2-25　2017—2020 年天津市超声诊断符合率变化

指标 10. 乳腺癌超声诊断准确性

乳腺癌超声诊断准确性反映乳腺超声诊断质量。根据现有的数据显示，我市乳腺癌的超声诊断准确性为 85.51%，河东区、宁河区及西青区高于平均水平，北辰区、东丽区诊断准确性较低（图 3-2-26）。

指标 11. 超声介入相关主要并发症发生率

超声介入相关主要并发症发生率是反映医疗机构开展超声介入的安全性指标。2020 年，我市超声介入相关主要并发症发生率均值为 0.05%，但是不同区域差异明显，西青区、红桥区并发症发生率明显高于其他地区，南开区并发症发生率最低，说明我市超声介入诊疗水平参差不齐，有待进一步提高。在并发症中,介入出血发生率是最高的,占 89.13%。质控中心将在今后的督导检查中关注此问题,在调研的基础上组织规范化操作培训,减少介入相关并发症发生率(图 3-2-27、图 3-2-28)。

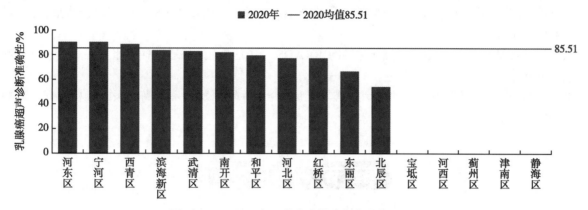

图 3-2-26 2020 年天津市乳腺癌超声诊断准确性

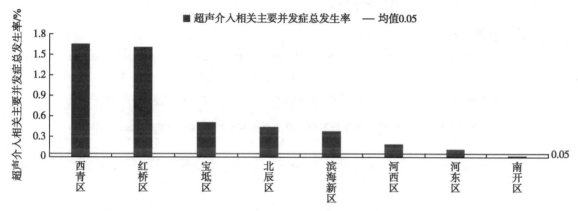

图 3-2-27 2020 年天津市超声介入并发症总发生率

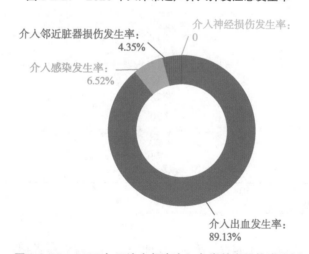

图 3-2-28 2020 年天津市超声介入各类并发症构成比例

二、问题分析及改进措施

(一)存在的主要问题及原因分析

1. 我市超声科缺乏高学历人才,超声医师中年轻医师占比较高,诊疗经验相对不足。

2. 超声仪器质检率明显低于全国平均水平,说明对该项工作重视不够。

3. 乳腺病变超声报告 BI-RADS 分类率较低。

4. 部分区域超声介入并发症发生率较高,存在医疗安全隐患。

（二）改进措施

1. 积极组织相关培训和讲座，提高青年医师超声基础理论和诊疗水平。

2. 重视超声仪器的质检工作，在实地督导检查中重点关注，提示医疗机构重视仪器质量安全，以保证超声检查的质量。

3. 积极组织培训推广乳腺病变超声报告 BI-RADS 分类的应用，并通过抽查报告等形式提高乳腺超声报告的规范性。

4. 开展超声介入操作规范化的培训工作，对超声介入并发症发生率较高的医疗机构进行针对性帮扶，以减低医疗安全隐患。

第三节 河 北 省

一、医疗服务与质量安全情况分析

（一）数据上报概况

2020 年，河北省共有 504 家设有超声医学专业的医疗机构参与数据上报。其中，公立医院 388 家，包括三级综合医院 59 家（11.7%），二级综合医院 244 家（48.4%），三级专科医院 7 家（1.4%），二级专科医院 78 家（15.5%）；民营医院 116 家（23.0%）。各地级市及各类别医院分布情况见表 3-3-1。

表 3-3-1 2020 年河北省超声专业医疗质量控制指标抽样医疗机构分布情况

单位：家

地市	二级专科	三级专科	二级综合	三级综合	民营	合计
保定市	18	1	31	7	41	98
沧州市	5	0	22	5	15	47
承德市	3	0	15	3	4	25
邯郸市	12	1	30	5	5	53
衡水市	7	0	14	4	3	28
廊坊市	8	0	13	3	17	41
秦皇岛市	4	1	15	2	3	25
石家庄市	10	3	28	10	8	59
唐山市	6	1	30	11	14	62
邢台市	4	0	29	5	3	41
张家口市	1	0	17	4	3	25
全省	78	7	244	59	116	504

（二）超声医师人员配置情况

1. 超声医患比

全省医院超声医患比平均值为 1.74 人 / 万人次，即每万人次就诊患者拥有的平均超声医师数为 1.74。其中衡水市比值最高，为 2.01 人 / 万人次，唐山市比值最低，为 1.45 人 / 万人次；衡水市、廊坊市、保定市、邯郸市、张家口市、承德市、沧州市、邢台市比值都在均值之上，11 个市中有 3 个市比值低于全省平均水平，分别为石家庄市、秦皇岛市、唐山市，超声医师人力资源更为紧缺（图 3-3-1）。

从 2017 年至今，全省医院超声医师数 / 每万人次就诊患者 2018 年达最低，随后逐步增长，2020 年仅与 2017 年持平，因此还需继续增加超声医师队伍数量，缓解患者的就诊压力及超声医师的工作压力，逐渐向更优化的方向发展（图 3-3-2）。

2. 各类医疗机构超声科医师学历分布情况

二级及民营医院以学士及以下为主，学士以下占比均超过 50%，硕士、博士占比很低，均在 2% 以内，

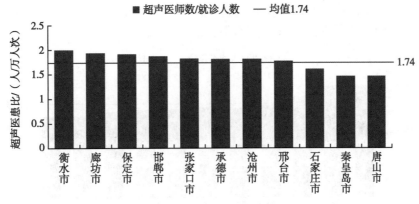

图 3-3-1 2020 年河北省超声医患比

学历普遍较低；三级医院以学士以上为主，学士占比超过 50%，硕士及博士占比约 20%~30%，也应进一步优化人才队伍建设，提高高学历人才占比（图 3-3-3）。

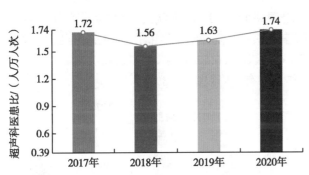

图 3-3-2 2017—2020 年河北省超声医患比变化

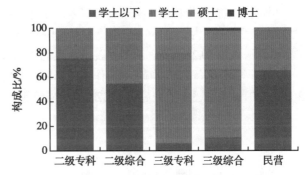

图 3-3-3 2020 年河北省各类医疗机构超声科医师学历分布情况

3. 各类医疗机构超声科医师职称分布情况

二级医院及民营医院以主治医师及住院医师为主，三级医院以主治医师为主，副主任医师及主任医师占据少数，应进一步优化职称配比，提高医师专业技术水平（图 3-3-4）。

4. 各类医疗机构超声科医师年龄分布情况

从年龄构成比来看，各级别医院仍以中青年居多，≤45 岁医师均在 75% 以上，三级专科最高，达 88.45%（图 3-3-5）。

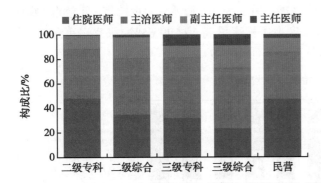

图 3-3-4 2020 年河北省各类医疗机构超声科医师职称分布情况

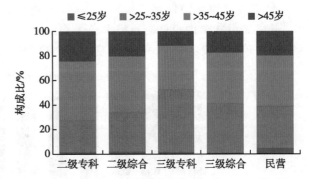

图 3-3-5 2020 年河北省各类医疗机构超声科医师年龄分布情况

（三）超声质控指标抽样调查结果

指标 1. 超声医师日均承担工作量

全省每日人均超声工作量平均值为 22.73 人次，其中秦皇岛市每日人均超声工作量最高，为 27.23 人次;廊坊市每日人均超声工作量最低,为 19.59 人次。除秦皇岛市外,唐山市、石家庄市、邢台市都在均值之上。11 个市中有 7 个市工作量低于全省平均水平(图 3-3-6)。

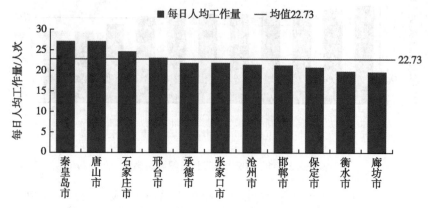

图 3-3-6　2020 年河北省各地市超声医师日均承担工作量

不同类型医疗机构超声医学科每日人均工作量:三级专科医院每日人均工作量最高,为 28.05 人次;其次为三级综合医院,为 25.31 人次;二级专科医院每日人均工作量最低,为 18.76 人次;二级综合医院为 21.89 人次;民营医院为 19.22 人次。三级医院每日人均工作量高于其他级别医院,承担着相对多的工作量(图 3-3-7)。

全省近四年每日人均超声工作量平均值分别为 23.46 人次、26.52 人次、27.76 人次、22.73 人次,2017—2019 年呈逐年上升趋势,2020 年受疫情影响,工作量稍有下降(图 3-3-8)。

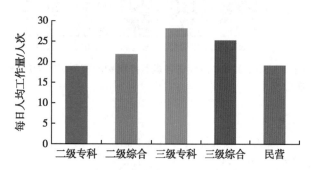

图 3-3-7　2020 年河北省各类医疗机构超声医师日均承担工作量

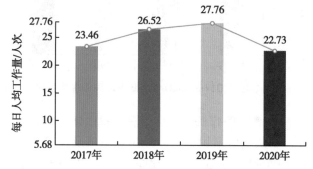

图 3-3-8　2017—2020 年河北省超声医师日均承担工作量变化

指标 2. 超声仪器质检率

全省各地市超声仪器质检率均较高,平均值为 97.47%,石家庄市、衡水市、承德市、邢台市、廊坊市、秦皇岛市六个地市仪器质检率在平均值以上,石家庄市质检率最高,为 99.65%;张家口市最低,为 94.55%;较高的仪器质检率有助于提高超声检查的诊断符合率(图 3-3-9)。

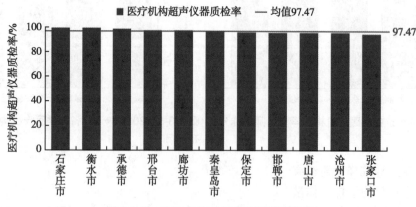

图 3-3-9　2020 年河北省超声仪器质检率

指标 3. 住院超声检查 48 小时完成率

全省各地市住院超声检查 48 小时完成率平均值为 88.92%，其中八个地市 48 小时完成率均在 97% 以上，只有邢台市、保定市、张家口市三个地市 48 小时完成率在平均值以下，尤其是张家口市，仅为 16.33%（图 3-3-10）。

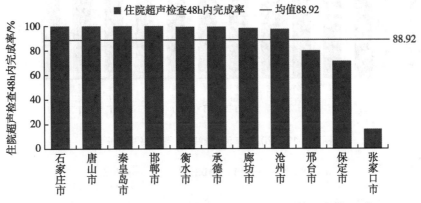

图 3-3-10　2020 年河北省住院超声检查 48 小时完成率

指标 4. 超声危急值通报率

全省各地市超声危急值通报率均较高，平均值为 97.17%，其中张家口市通报率最高，为 100%，承德市通报率最低，为 93.14%。包括张家口市共七个地市在平均值以上，衡水市、秦皇岛市、石家庄市、承德市危急值通报率低于全省平均水平（图 3-3-11）。

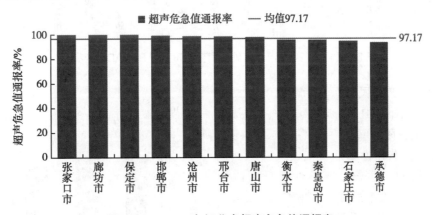

图 3-3-11　2020 年河北省超声危急值通报率

三级专科医院超声危急值通报率最高，为 100%；二级专科医院超声危急值通报率最低，为 92.06%；二级综合医院为 97.92%，三级综合医院为 97.73%，民营医院为 96.37%（图 3-3-12）。

指标 5. 超声报告书写合格率

全省各医疗机构超声报告书写合格率均较高，平均值为 99.11%，其中秦皇岛市最高，为 99.96%；张家口市最低，为 96.55%。除秦皇岛市外其他地市都在均值之下（图 3-3-13）。

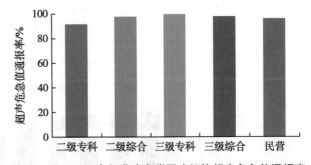

图 3-3-12　2020 年河北省各类医疗机构超声危急值通报率

指标 6. 乳腺病变超声报告 BI-RADS(乳腺影像报告和数据系统)分类率

全省各医疗机构乳腺病变超声报告 BI-RADS（乳腺影像报告和数据系统）分类率平均值为 71.55%，其中邢台市最高，为 90.28%；衡水市最低，为 44.85%。除邢台市外，承德市、沧州市、石家庄市、廊坊市、保定市、邯郸市、唐山市也都在均值之上。11 个市中有 3 个市低于全省平均水平（图 3-3-14）。

三级综合医院乳腺病变超声报告 BI-RADS 分类率最高，为 84.37%；三级专科医院最低，为 55.91%；

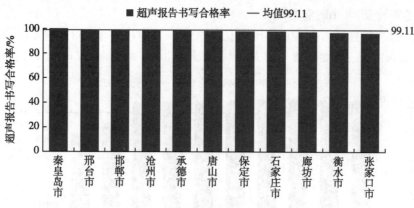

图 3-3-13　2020 年河北省超声报告书写合格率

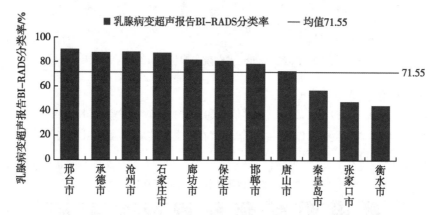

图 3-3-14　2020 年河北省乳腺病变超声报告 BI-RADS 分类率

二级综合医院为 75.63%，民营医院为 74.19%，二级专科医院为 64.53%（图 3-3-15）。

指标 7. 超声报告阳性率

1. 门急诊超声报告阳性率

全省各医疗机构门急诊超声阳性率平均值为 67.53%，其中唐山市阳性率最高，为 76.47%；张家口市阳性率最低，为 34.78%。除唐山市外，沧州市、保定市、石家庄市、廊坊市、邢台市、承德市的阳性率也都在均值之上。11 个市中有 4 个地市阳性率低于全省平均水平（图 3-3-16）。

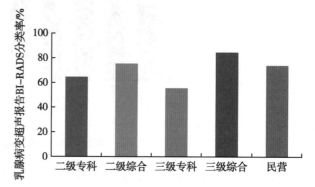

图 3-3-15　2020 年河北省各类医疗机构乳腺病变超声报告 BI-RADS 分类率

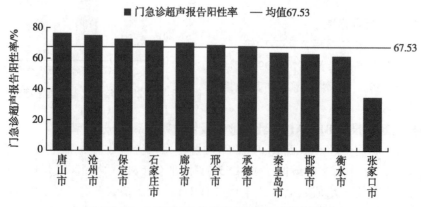

图 3-3-16　2020 年河北省门急诊超声报告阳性率

三级综合医院超声阳性率最高,为77.41%;三级专科医院阳性率最低,为32.19%;二级专科医院阳性率为53.49%,二级综合医院阳性率为68.92%,民营医院阳性率为54.35%(图3-3-17)。

2. 住院超声报告阳性率

全省各医疗机构住院超声阳性率平均值为82.04%,其中保定市阳性率最高,为88.74%;承德市阳性率最低,为71.69%。除保定市外,沧州市、张家口市、秦皇岛市、唐山市、石家庄市的阳性率也都在均值之上。11个市中有5个市阳性率低于全省平均水平(图3-3-18)。

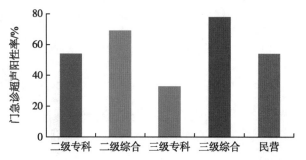

图3-3-17 2020年河北省各类医疗机构门急诊超声报告阳性率

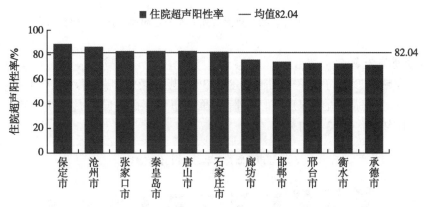

图3-3-18 2020年河北省医疗机构住院超声报告阳性率

指标8. 胎儿重大致死性畸形在超声筛查中的检出率

全省各医疗机构胎儿重大致死性畸形在超声筛查中的检出率平均值为0.06%,其中廊坊市检出率最高,为0.10%;秦皇岛市检出率最低,为0.02%。除廊坊市外,邢台市、张家口市、石家庄市、衡水市的检出率也都在均值之上。11个市中有6个市阳性率低于全省平均水平(图3-3-19)。

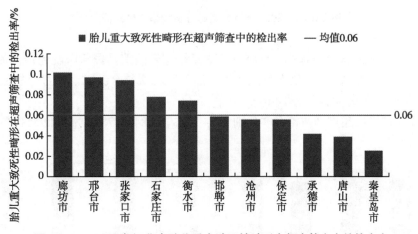

图3-3-19 2020年河北省胎儿重大致死性畸形在超声筛查中的检出率

2020年全省各医疗机构重大致死性畸形在超声筛查中的检出率比例中,无脑儿检出率最高,为22.27%,其次为严重的开放性脊柱裂,为22.16%,单腔心,为18.71%,严重的脑膨出,为15.50%,严重的胸腹壁缺损内脏外翻,为13.78%,致死性软骨发育不全检出率最低,为7.58%(图3-3-20)。

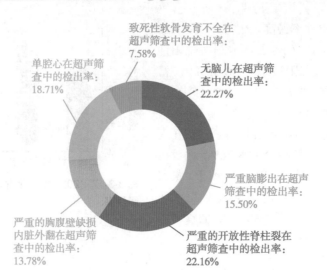

图 3-3-20　2020 年河北省胎儿重大致死性畸形在超声筛查中的检出率比例

指标 9. 超声诊断符合率

全省各医疗机构超声诊断符合率平均值为 84.93%，其中衡水市最高，为 91.13%；保定市最低，为 81.98%。除衡水市外，秦皇岛市、石家庄市、邯郸市、承德市也都在均值之上。11 个市中有 6 个市超声诊断符合率低于全省平均水平（图 3-3-21）。

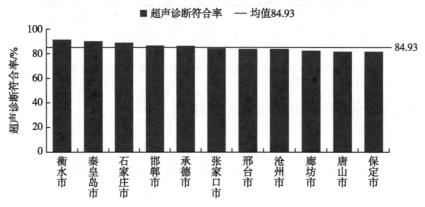

图 3-3-21　2020 年河北省医疗机构超声诊断符合率

三级专科医院超声诊断符合率最高，为 88.43%；三级综合医院及民营医院超声诊断符合率最低，为 83.99%，二级综合医院为 85.08%；二级专科医院为 86.79%，三级综合医院诊断符合率低可能与三级医院超声报告阳性率高、诊断难度大有关（图 3-3-22）。

近四年全省各医疗机构超声诊断符合率分别为 84.32%、84.84%、78.06%、84.93%（图 3-3-23）。

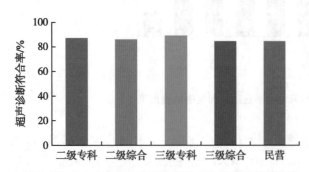

图 3-3-22　2020 年河北省各类医疗机构超声诊断符合率

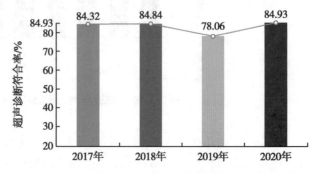

图 3-3-23　2017—2020 年河北省超声诊断符合率变化

指标 10. 乳腺癌超声诊断准确性

全省各医疗机构乳腺癌超声诊断准确性平均值为 77.66%，其中衡水市最高，为 88.12%；唐山市最低，为 67.14%。除衡水市外，石家庄市、沧州市、张家口市、保定市、邢台市也都在均值之上。11 个市中有 5 个市乳腺癌超声诊断准确性低于全省平均水平（图 3-3-24）。

指标 11. 超声介入相关主要并发症发生率

全省各医疗机构超声介入并发症总发生率平均值为 0.18%，其中承德市最高，为 0.78%；此外张家口市、邢台市、邯郸市、廊坊市、保定市、秦皇岛市、沧州市也都在均值之上。唐山市、衡水市、石家庄市超声介入相关主要并发症发生率低于全省平均水平，石家庄市最低，为 0.03%（图 3-3-25）。

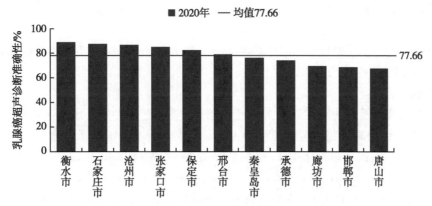

图 3-3-24　2020 年河北省乳腺癌超声诊断准确性

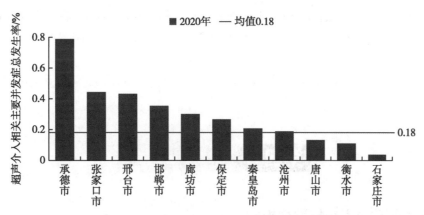

图 3-3-25　2020 年河北省超声介入并发症总发生率

2020 年全省各类型介入相关主要并发症总发生率占比中，介入出血发生率最高，达 89.13%，其次为介入感染发生率，为 5.43%，介入临近脏器损伤发生率为 3.26%，介入神经损伤发生率最低，仅为 2.17%（图 3-3-26）。

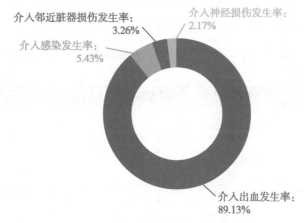

图 3-3-26　2020 年河北省超声介入各类并发症构成比例

二、问题分析及改进措施

（一）存在的主要问题及原因分析

1. 全省超声医患比较低，每 1 万人次就诊患者对应 1.74 名超声医师，即平均每名医师一年要做超声检查 5 747 人次，工作量较为艰巨，可能是超声检查候诊时间较长的原因。此外，各级医疗机构超声医师高学历人才占比均较低。

2. 张家口市住院超声检查 48 小时完成率较低，而其医患比及人均工作量在省内处于中等水平，究其原因，可能是住院超声检查预约时间较长，降低了住院超声检查 48 小时完成率。

3. 全省乳腺病变超声报告 BI-RADS 分类率较低，尤其是其他类型医疗机构较三级综合医院分类率更低。

4. 三级医院超声日均工作量以及报告阳性率高于二级及民营医院，说明三级医院承担较多超声检查工作量，并承担较多疑难重症接诊工作。

（二）改进措施

1. 通过研究生培养以及超声科住院医师规范化培训，吸引更多优秀人才加入到超声医师的行列，从而提高医患比的同时，也提高了超声医师高学历占比。不仅从根本上缓解了患者就诊压力以及超声医师的工作压力，同时高学历占比和规范化操作，必然会提高超声诊断符合率，使超声诊断工作进入良性循环。

2. 住院患者相对于门诊患者有着病情重、住院周期短等特点，应该有更高的超声检查 48 小时完成率。下一步要充分发挥质控中心作用，帮助一些完成率低的单位查找原因，缩短预约时间，提高超声检查 48 小时完成率。

3. 推广乳腺结构化模板，并通过线上、线下培训相结合的方式，对各级、各类型医院超声医师进行培训，使其充分了解 BI-RADS 分类的方法，并认识到分类的优势，从而提高 BI-RADS 分类率，达到最终为患者、为临床服务的目的。

4. 通过培训和走访帮扶等各种形式，加强各级、各类型医院专业技术水平，提高超声诊断能力，达到分级诊疗的目的。

第四节 山 西 省

一、医疗服务与质量安全情况分析

（一）数据上报概况

2020 年，山西省共有 272 家设有超声医学专业的医疗机构参与数据上报。其中，公立医院 245 家，包括三级综合医院 38 家（13.97%），二级综合医院 164 家（60.29%），三级专科医院 13 家（4.78%），二级专科医院 30 家（11.03%）；民营医院 27 家（9.93%）。各地级市及各类别医院分布情况见表 3-4-1。

表 3-4-1　2020 年山西省超声专业医疗质量控制指标抽样医疗机构分布情况

单位：家

地市	二级专科	二级综合	三级专科	三级综合	民营	合计
长治市	7	18	1	6	0	32
大同市	0	7	2	3	4	16
晋城市	5	10	1	3	1	20
晋中市	8	14	1	4	3	30
临汾市	0	21	1	3	6	31
吕梁市	3	15	0	2	1	21

续表

地市	二级专科	二级综合	三级专科	三级综合	民营	合计
朔州市	0	7	0	1	3	11
太原市	2	32	5	7	5	51
忻州市	2	17	1	1	1	22
阳泉市	3	8	0	3	1	15
运城市	0	15	1	5	2	23
全省	30	164	13	38	27	272

（二）超声医师人员配置情况

1. 超声医患比

超声医患比是指每万人次超声就诊患者拥有的超声医师数。2020年山西省平均每万人次患者拥有1.85名超声医师，从图3-4-1可以看出，长治市、朔州市、大同市、太原市、阳泉市的超声医患比在均值以下。太原市等经济发达地市或人口较多地市低于全省平均水平，太原市平均每万人次患者对应1.58名，阳泉市最低为1.44名。2017—2019年山西省平均每万人次患者拥有超声医师分别为1.66、1.76、1.70名（图3-4-2）。与前三年比较，虽受疫情影响，2020年就诊患者减少，本省超声医患比略有增加，但超声医师数量在我省范围内依然处于相对短缺状态。

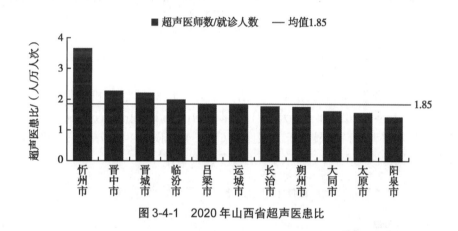

图 3-4-1 2020年山西省超声医患比

2. 各类医疗机构超声科医师学历分布情况

三级医院硕士及以上的高学历人才明显多于二级医院，民营医院没有硕士学位及以上者，二级医院硕士学历者小于2%（二级专科1.28%，二级综合1.57%），而三级专科医院及三级综合医院硕士学位分别为43.35%、26.57%，而博士学历者只存在于三级医院，体现了高端人才主要集中于三级医院（图3-4-3）。

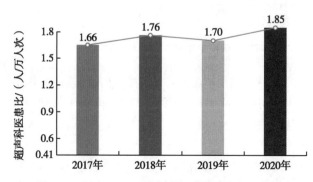

图 3-4-2 2017—2020年山西省超声医患比变化

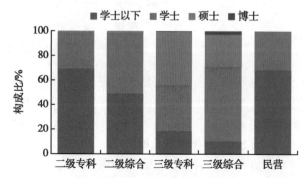

图 3-4-3 2020年山西省各类医疗机构超声科医师学历分布情况

3. 各类医疗机构超声科医师职称分布情况

在各类医疗机构中均以住院医师和主治医师为主，副主任医师较主任医师多，二级及民营医院住院医师较三级医院比例高，三级医院各种职称比例较为接近，人才梯队更为合理。

4. 各类医疗机构超声科医师年龄分布情况

山西省二级专科医院以大于 45 岁占比最大为 46.15%；民营医院以 >25～35 岁占比最大为 44.58%；二级综合医院 >35～45 岁占比最大 40.47%、其次为大于 45 岁者为 33.80%；三级医院超声医师年龄分布以 >35～45 岁占比最大（专科 39.74%、综合 42%），其次为 >25～35 岁者，再次为大于 45 岁者，三级医院年龄分布更加合理，注重加强超声医学人才梯队建设及人力资源开发与利用（图 3-4-5）。

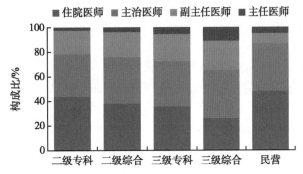

图 3-4-4 2020 年山西省各类医疗机构超声科医师职称分布情况

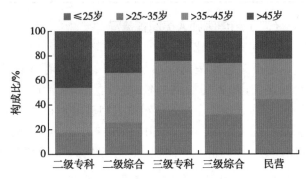

图 3-4-5 2020 年山西省各类医疗机构超声科医师年龄分布情况

（三）超声质控指标抽样调查结果

指标 1. 超声医师日均承担工作量

超声医师日均承担工作量反映医院超声医师的工作负荷水平，是医疗机构超声医学专业医疗质量的重要结构性指标之一。山西省 2020 年日均承担工作量平均值为 21.50 人次，阳泉市、太原市、大同市等地区工作量大，三级医院和民营医院明显高于二级医院（图 3-4-6、图 3-4-7），表明三级医院超声医师工作负荷明显高于二级医院，民营医院负荷高可能因承担较多体检工作。

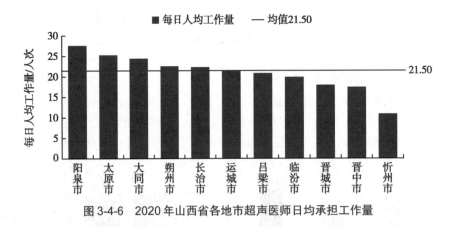

图 3-4-6 2020 年山西省各地市超声医师日均承担工作量

2020 年山西省平均每日人均超声工作量 21.50 人次，2017—2019 年山西省平均每日人均超声工作量为 24.15、22.91、24.15 人次，与前三年相比，由于疫情影响，2020 年我省超声医师日均承担工作量有所降低（图 3-4-8）。

指标 2. 超声仪器质检率

2020 年山西省超声仪器质检率平均为 94.98%，各地市医疗机构的质检率差别不大，忻州市和吕梁市相对较低，分别为 83.69%、83.13%（图 3-4-9），仪器的质检安全是超声医师工作的前提，应进一步完善超声仪器质检，尽可能达到质检率为 100%。

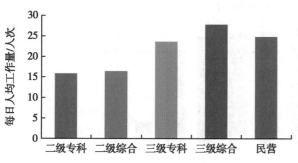

图 3-4-7　2020 年山西省各类医疗机构超声医师日均承担工作量

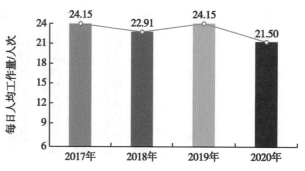

图 3-4-8　2017—2020 年山西省超声医师日均承担工作量变化

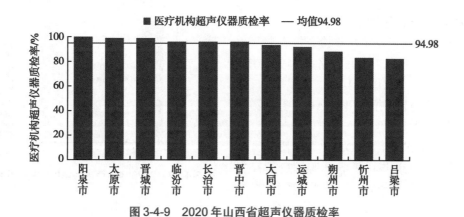

图 3-4-9　2020 年山西省超声仪器质检率

指标 3. 住院超声检查 48 小时完成率

住院超声检查 48 小时完成率反映出住院超声报告的及时性。2020 年山西省住院超声检查 48 小时完成率为 79.38%，太原市和忻州市最低，分别为 56.27%、29.28%，其余地区均在 95% 以上（图 3-4-10）。可能由于这两个地区人口密集，患者量大，超声医师和 / 或仪器相对不足。

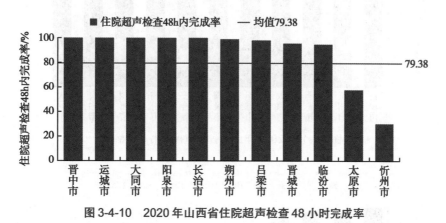

图 3-4-10　2020 年山西省住院超声检查 48 小时完成率

指标 4. 超声危急值通报率

超声危急值通报率反映危急值通报情况，是超声检查过程中的重要质量指标。2020 年山西省超声危急值通报率平均为 76.41%，临汾市最低仅为 20.16%，其他地区较一致，基本达到 95% 以上（图 3-4-11），临汾市超声危急值通报率较低，很可能由于个别机构对危急值通报率理解存在偏差，导致数据误差过大。在各类医疗机构中二级综合医院的超声危急值通报率最低为 65.50%（图 3-4-12），危急值做到及时上报能使患者第一时间得到相关科室的干预，提高抢救及治疗成功率，也能降低不良结局，避免医疗纠纷，因此不同级别医院超声医师应熟悉超声危急值及其报告流程，做到危急值百分之百上报。

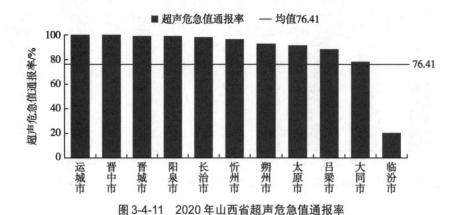

图 3-4-11　2020 年山西省超声危急值通报率

指标 5. 超声报告书写合格率

超声报告书写合格率反映超声检查报告书写质量。2020 年山西省超声报告书写合格率为 94.90%，各地区医疗机构差异不大（图 3-4-13）。

指标 6. 乳腺病变超声报告 BI-RADS（乳腺影像报告和数据系统）分类率

乳腺病变超声报告 BI-RADS 分类率反映乳腺超声报告规范性。2020 年山西省乳腺病变超声报告 BI-RADS 分类率为 75.85%，忻州市、晋中市、晋

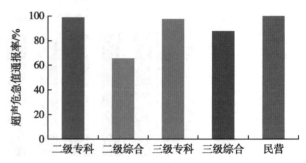

图 3-4-12　2020 年山西省各类医疗机构超声危急值通报率

城市较低，分别为 61.72%、54.81%、44.86%（图 3-4-14），各级医疗机构中二级专科医院最低仅为 43.26%（图 3-4-15），因此乳腺病变超声报告 BI-RADS 分类亟待大力推广和普及。

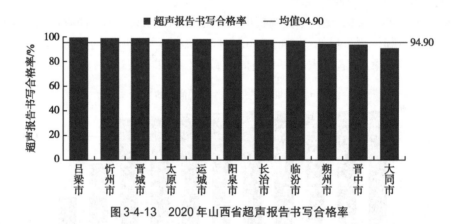

图 3-4-13　2020 年山西省超声报告书写合格率

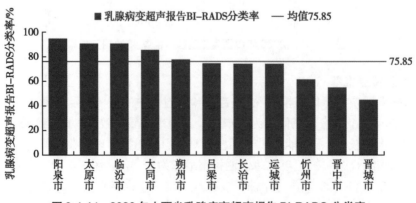

图 3-4-14　2020 年山西省乳腺病变超声报告 BI-RADS 分类率

指标7. 超声报告阳性率

阳性率反映出超声检查对疾病的检出率，反映超声检查应用的质量和合理性。

1. 门急诊超声报告阳性率

2020年山西省不同地市门急诊超声报告阳性率平均66.01%，吕梁市、朔州市、大同市、长治市阳性率较低（图3-4-16）。在不同类型的医疗机构中，三级综合医院的阳性率最高，为76.07%，民营医院的阳性率最低，为46.61%（图3-4-17），可能与其承担较多常规体检项目有关。

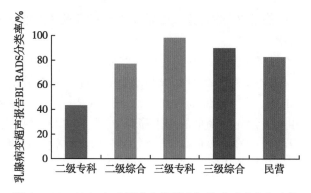

图 3-4-15 2020 年山西省各类医疗机构乳腺病变超声报告 BI-RADS 分类率

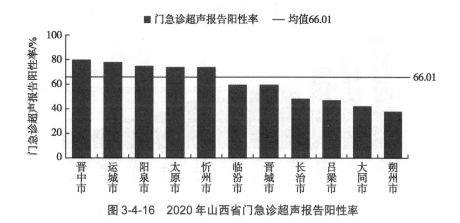

图 3-4-16 2020 年山西省门急诊超声报告阳性率

2. 住院超声报告阳性率

2020年山西省不同地市住院超声报告阳性率平均为71.12%，各地市医疗机构的阳性率差别不大，吕梁市、朔州市、临汾市阳性率略低（图3-4-18）。在不同类型的医疗机构中，三级综合医院的阳性率最高，为81.62%，二级专科医院的阳性率最低，为44.55%（图3-4-19），可能与其承担较多正常产检或妇科筛查有关。

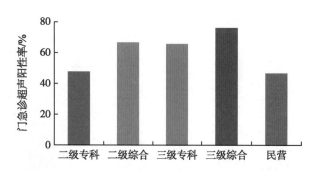

图 3-4-17 2020 年山西省各类医疗机构住院超声报告阳性率

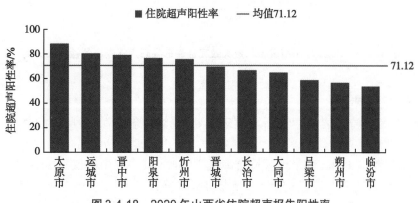

图 3-4-18 2020 年山西省住院超声报告阳性率

指标 8. 胎儿重大致死性畸形在超声筛查中的检出率

2020 年山西省胎儿重大致死性畸形在超声筛查中的检出率平均为 0.06%,临汾市的检出率最高为 0.12%,晋中市最低为 0.01%(图 3-4-20)。在六种胎儿重大致死性畸形的超声筛查中,严重的开放性脊柱裂的超声检出率最高,为 24.53%,致死性软骨发育不良的超声检出率最低,为 8.70%(图 3-4-21)。

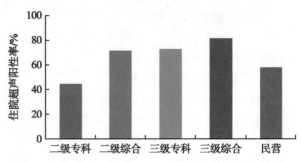

图 3-4-19　2020 年山西省各类医疗机构住院超声报告阳性率

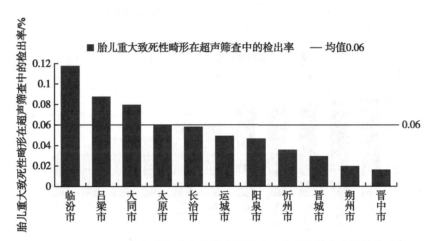

图 3-4-20　2020 年山西省胎儿重大致死性畸形在超声筛查中的检出率

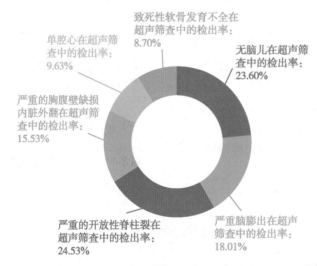

图 3-4-21　2020 年山西省胎儿重大致死性畸形在超声筛查中的检出率比例

指标 9. 超声诊断符合率

超声诊断符合率是报告期内超声诊断与病理或临床诊断符合率,是反映超声诊断质量最重要的指标,可反映一定时期超声科的诊断水平。山西省平均超声病理诊断符合率为 67.06%,其中大同市最高,为 88.26%,太原市为 87.85%,四个地区符合率低于 80%,其中晋中市仅为 51.85%,诊断符合率有待进一步提高(图 3-4-22)。本省医疗机构中,二级专科医院符合率最低为 50.29%。其次二级综合医院为 83.22%,三级综合医院 85.80%,民营医院 86.71%,三级专科医院最高为 91.62%(图 3-4-23)。

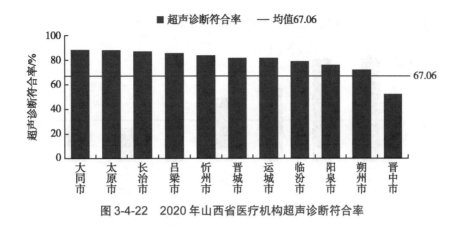

图 3-4-22　2020 年山西省医疗机构超声诊断符合率

2017—2019 年山西省超声诊断符合率分别为 84.54%、76.28%、80.91%，而 2020 年超声诊断符合率显著降低，仅为 67.06%（图 3-4-24），因此在接下来的工作中应当进行原因分析，并找出解决方案。

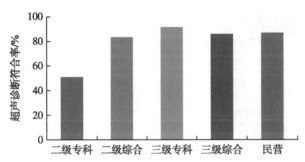

图 3-4-23　2020 年山西省各类医疗机构超声诊断符合率

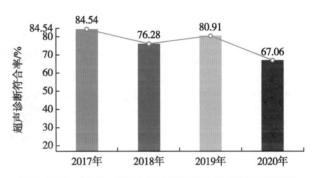

图 3-4-24　2017—2020 年山西省超声诊断符合率变化

指标 10. 乳腺癌超声诊断准确性

乳腺癌超声诊断准确性反映乳腺超声诊断质量。2020 年山西省乳腺癌超声诊断准确性平均为 65.91%（图 3-4-25），整体水平偏低，乳腺癌诊断水平有待进一步提高。

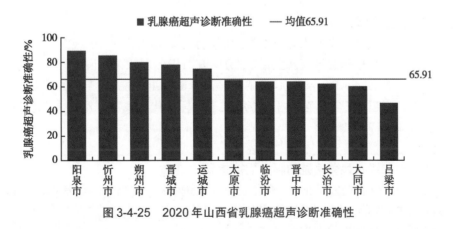

图 3-4-25　2020 年山西省乳腺癌超声诊断准确性

指标 11. 超声介入相关主要并发症发生率

超声介入相关主要并发症主要包括出血、感染、邻近脏器损伤、神经损伤、针道种植等。其发生率是反映医疗机构开展超声介入的安全性指标，需加强医师对潜在并发症的认识并提供有效的预防措施。2020 年山西省超声介入相关主要并发症发生率为 0.34%，大同市最高，为 0.87%，其中介入出血发生率构成比例最高，为 92.00%，需进一步提高超声医师对潜在并发症的认识及有效防治，尤其是出血并发症的认识（图 3-4-26、图 3-4-27）。

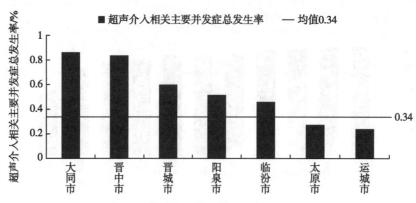

图 3-4-26 2020 年山西省超声介入并发症总发生率

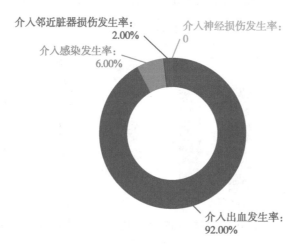

图 3-4-27 2020 年山西省超声介入各类并发症构成比例

二、问题分析及改进措施

(一)存在的主要问题及原因分析

1. 超声医学科人才短缺且分布不均匀,硕博士高学历人员主要集中于三级医院。

2. 超声医疗质量控制指标基线调查及上报,部分医院对指标理解存在偏差、上报工作不仔细。

3. 乳腺病变超声报告 BI-RADS 分类率,乳腺癌超声诊断的准确性,超声诊断符合率各地区及不同级别医疗机构差异较大,各地区在全省范围内超声质控工作标准化普及工作难度大,尤其基层医院学历水平低,缺乏系统规范化的培训。

(二)改进措施

1. 加强三级医院对二级及民营医院的超声质控指导

对口医院定期下基层或派驻人员指导;实行基层人员进修;建立临床培训基地,开展规范化培训;将乳腺病变超声报告 BI-RADS 分类普及到全省各级医疗机构。

2. 加强超声诊断规范化巡讲的力度和规模

积极开展各种形式的线上线下学术活动,进行相关指南、超声诊疗及新技术的规范化学习,尤其是乳腺,从而提升全省的乳腺癌超声诊断的准确性及超声诊断符合率。

3. 加强质量控制安全培训

以多种培训形式加强对各级各类医院的超声质控工作的培训,提高超声医师的超声医疗质控意识,使得全省超声质控水平更加规范化、科学化,提高整体诊疗水平及诊断符合率。

4. 通过会议培训、联合哨点医院等形式对超声质控指标网上数据正确填报进行指导

第五节 内蒙古自治区

一、医疗服务与质量安全情况分析

（一）数据上报概况

2020年，内蒙古自治区共有175家设有超声医学专业的医疗机构参与数据上报。其中，公立医院161家，包括三级综合医院35家（20.00%），二级综合医院101家（57.71%），三级专科医院7家（4.00%），二级专科医院18家（10.28%）；民营医院14家（8.00%）。各地级市及各类别医院分布情况见表3-5-1。

表3-5-1　2020年内蒙古自治区超声专业医疗质量控制指标抽样医疗机构分布情况

单位：家

地市	二级专科	二级综合	三级专科	三级综合	民营	合计
阿拉善盟	1	3	0	1	0	5
巴彦淖尔市	3	9	0	1	1	14
包头市	0	5	3	8	2	18
赤峰市	5	9	2	8	2	26
鄂尔多斯市	1	7	0	3	1	12
呼和浩特市	1	10	2	3	2	18
呼伦贝尔市	1	12	0	3	0	16
通辽市	2	13	0	3	3	21
乌海市	1	4	0	1	1	7
乌兰察布市	1	10	0	1	0	12
锡林郭勒盟	0	13	0	1	1	15
兴安盟	2	6	0	2	1	11
全自治区	18	101	7	35	14	175

（二）超声医师人员配置情况

1. 超声医患比

内蒙古自治区12个盟市数据（图3-5-1）显示，2020年内蒙古自治区平均每万人次患者拥有1.77名超声医师。包头市、呼和浩特市、赤峰市明显低于平均值，一定程度上说明，超声医师相对该地区就诊人数相对不足，阿拉善盟平均每万人次患者拥有4.96名超声医师，乌兰察布市平均每万人次患者拥有2.87名超声医师，这两个地区超声医师相对充足。结合图3-5-2数据显示，如包头、呼和浩特市、兴安盟及通辽市的数据离散度较大，各地区间差异较大。

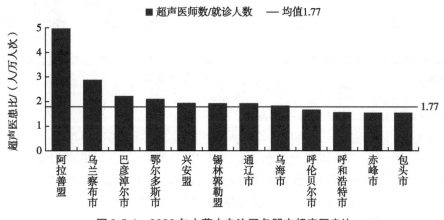

图3-5-1　2020年内蒙古自治区各盟市超声医患比

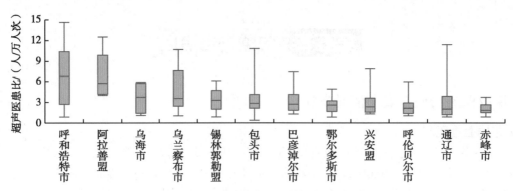

图 3-5-2　2020 年内蒙古自治区各盟市医疗机构超声科医患比

图 3-5-3 数据显示，2017—2019 年内蒙古自治区超声科医患比呈下降趋势，说明随着人民对健康的重视，超声医疗需求增加，但是超声医师更加短缺。2020 年出现上涨趋势，这是由于 2020 年受疫情影响就诊人次减少所致。

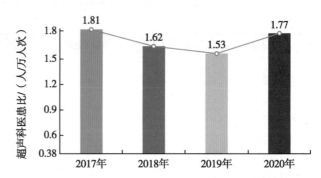

图 3-5-3　2017—2020 年内蒙古自治区各盟市医疗机构超声科医患比

2. 各类医疗机构超声科医师学历分布情况

图 3-5-4 和图 3-5-5 数据显示，内蒙古自治区医疗机构超声科医师学历主要以学士学位为主，即本科生，占到所有超声科医师的 49.46%，而博士学位最少，仅占 1.16%，并且主要集中在三级综合医院；硕士人数三级医院相对多，三级综合医院占 24.06%，三级专科医院占 26.32%，二级医院硕士较少，二级专科医院占 4.94%，二级综合医院占 0.47%；二级医院及民营医院学士以下人员较多，二级综合医院学士以下人数占 61.79%，民营医院学士以下人数占 60.00%。反映出内蒙古自治区各类型医疗机构的超声医师学历参差不齐，差异较大。

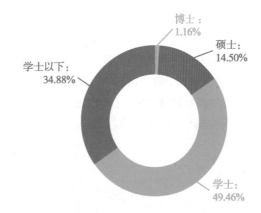

图 3-5-4　2020 年内蒙古自治区各类型医疗机构超声科医师学历总占比分布情况

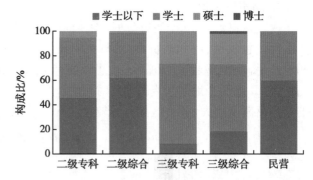

图 3-5-5　2020 年内蒙古自治区各类医疗机构超声科医师学历分布情况

3. 各类型医疗机构超声科医师职称分布情况

图 3-5-6 数据显示，内蒙古自治区医疗机构超声科医师主要以主治医师为主，占到所有超声科医师的 34.65%，与 2019 年相比，主治医师的数量（2019 年 32.92%）有所增加，住院医师数量（2019 年 36.86%）略减少。另外随着职称级别的提高，占比逐渐呈现递减模式，主任医师仅占 13.42%。

图 3-5-7 数据显示，三级综合医院和民营医院的超声科医师职称分布较为均衡，而二级综合医院、三级专科医院仍主要以住院医师为主，主任医师较少，二级专科医院主任医师相对更少。

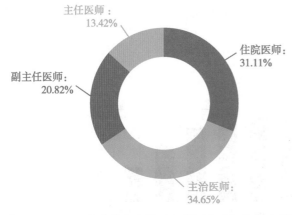

图 3-5-6　2020 年内蒙古自治区各类型医疗机构超声科医师职称分布情况

图 3-5-7　2020 年内蒙古自治区各类型医疗机构超声科医师职称分布情况

4. 各类医疗机构超声科医师年龄分布情况汇总

图 3-5-8 数据显示，超声科医师年龄主要集中在 >25～45 岁，也称为中层力量，占所有超声科医师的 69.12%，并且 >25～35 岁略显优势，约 35.02%。25 岁及以下占比是最少的，约 1.84%，与毕业学历高入职晚有关。

图 3-5-9 数据显示，三级综合医院医师年龄分布较均匀，≤25 岁的最少，约 1.03%，>25～45 岁占到大多数，约 73.37%，而民营医院 >45 岁者占一半，约 50%，>25～45 岁的中层力量仅占 41.66%，尤其是 >25～35 岁年龄层次，明显缺乏中层力量，这可能是因为民营医院聘请了较多退休医师导致，而二级医院及三级专科医院也是以中层力量为主。

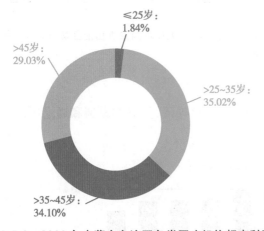

图 3-5-8　2020 年内蒙古自治区各类医疗机构超声科医师年龄分布情况汇总

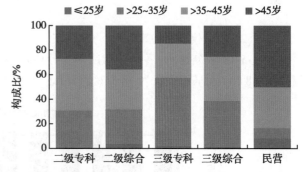

图 3-5-9　2020 年内蒙古自治区各类医疗机构超声科医师年龄分布情况汇总

（三）超声质控指标抽样调查结果

指标 1. 超声医师日均承担工作量

图 3-5-10 数据显示，2020 年超声医师人均日工作量约 22.45 人次，包头市、赤峰市、呼和浩特市略高于均值，接近 25 人次，而阿拉善盟、乌兰察布市、巴彦淖尔市、鄂尔多斯市明显低于均值，其他盟市接近平均值。工作量主要与上报医院当地常住人口数量有关，也与部分患者去外省就诊有关。

图 3-5-11 数据显示，三级综合医院的每日人均工作量基本达到 28.48 人次，三级专科医院 20.27 人次，二级专科医院 19.23 人次，二级专科医院 17.18 人次，而民营医院不足 16.39 人次，不同等级医院之间存在明显的差异。

图 3-5-12 数据显示，通过 2017—2020 年的对比，2017 年和 2018 年每日人均超声工作量基本保持

不变，2018 年约 22.52 人次，2019 年发生明显的增长趋势，约 28.70 人次，但 2020 年出现下降的趋势，约 22.45 人次，与受疫情影响就诊人次下降有关。

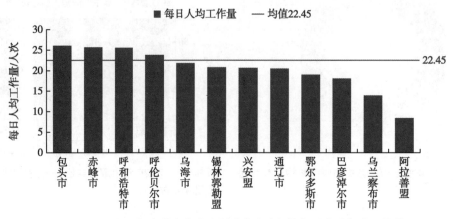

图 3-5-10　2020 年内蒙古自治区各地市医疗机构每日人均超声工作量

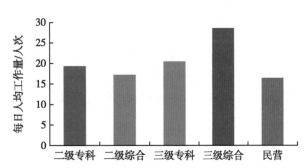

图 3-5-11　2020 年不同类型医疗机构超声医学科每日人均工作量

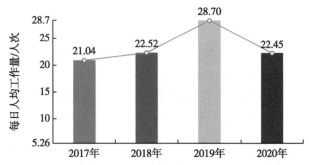

图 3-5-12　2017—2020 年内蒙古自治区每日人均承担工作量变化

指标 2. 超声仪器质检率

图 3-5-13 数据显示，各个盟市超声仪器质检率均值 96.70%，阿拉善盟、锡林郭勒盟和通辽市低于均值，约为 87%，而乌海市仅为 78.57%，有待进一步提高。

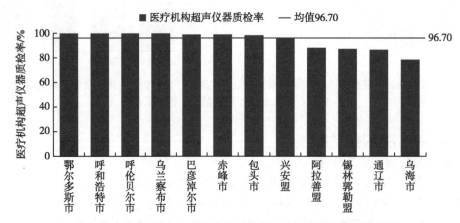

图 3-5-13　2020 年内蒙古自治区内医疗机构超声仪器质检率

指标 3. 住院超声检查 48 小时完成率

图 3-5-14 数据显示，各个盟市住院超声检查 48 小时内完成率均值 95.01%，巴彦淖尔市完成率约为 63.14%，其他盟市基本接近 100%，均能对住院患者合理安排、尽快完成检查。

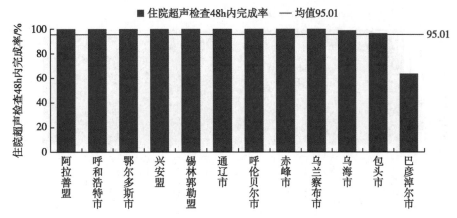

图 3-5-14　2020 年内蒙古自治区医疗机构住院超声检查 48 小时内完成率

图 3-5-15 数据显示,不同级别医院住院超声检查 48 小时内完成率接近 100%,二级综合医院完成率略低,约 94.53%。

指标 4. 超声危急值通报率

图 3-5-16 数据显示,内蒙古自治区超声危急值通报率均值为 95.46%,阿拉善盟、乌海市、锡林郭勒盟、兴安盟和赤峰市的超声危急值通报率达到了 100%,而包头市、呼和浩特市、巴彦淖尔市及乌兰察布市均低于均值,需要提危急值通报率。

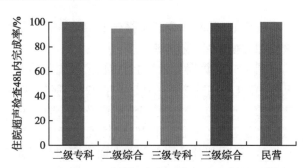

图 3-5-15　2020 年内蒙古自治区不同类型医疗机构住院超声检查 48h 内完成率

图 3-5-17 数据显示,二级综合和三级专科医院危急值通报率高于 95%,尤其二级专科和民营医院达到了 100%,但是三级综合医院危急值通报率为 94.71%,有待提高。

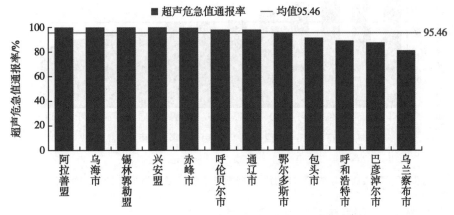

图 3-5-16　2020 年内蒙古自治区超声危急值通报率

指标 5. 超声报告书写合格率

图 3-5-18 数据显示,内蒙古自治区医疗机构超声报告书写合格率均值 98.66%,仅有赤峰市、鄂尔多斯市、包头市及通辽市超声报告合格率略低于均值,但也达到 94% 以上。需要注重报告书写规范和质量控制,进一步提高报告书写合格率。

图 3-5-19 数据显示,各级医院的超声报告书写合格率均在 98% 以上,二级专科医院较低,约 96.3%。

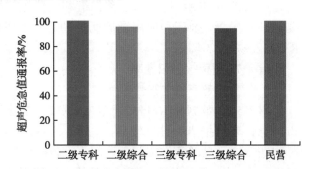

图 3-5-17　2020 年内蒙古自治区各类医疗机构超声危急值通报率

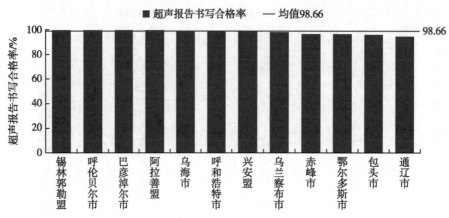

图 3-5-18　2020 年内蒙古自治区医疗机构超声报告书写合格率

指标 6. 乳腺病变超声报告 BI-RADS（乳腺影像报告和数据系统）分类率

图 3-5-20 数据显示，内蒙古自治区乳腺病变超声报告 BI-RADS 分类率均值为 70.22%，鄂尔多斯市、乌兰察布市、包头市、呼和浩特市及兴安盟均高于均值，而通辽市、呼伦贝尔市、阿拉善盟和赤峰市均低于均值，说明部分地区仍需要全面推广和应用乳腺病变超声报告 BI-RADS 分类。

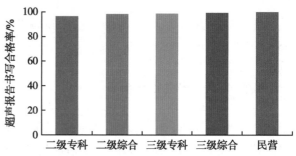

图 3-5-19　2020 年内蒙古自治区不同类型医疗机构超声报告书写合格率

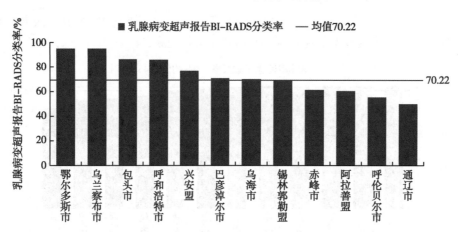

图 3-5-20　2020 年内蒙古自治区医疗机构乳腺病变超声报告 BI-RADS 分类率

图 3-5-21 数据显示，三级医院完全应用乳腺病变超声报告 BI-RADS 分类，二级医院和民营医院需要进一步学习、推广和应用乳腺病变超声报告 BI-RADS 分类。

指标 7. 超声报告阳性率

1. 门急诊超声报告阳性率

图 3-5-22 数据显示，呼伦贝尔市、兴安盟及包头市门急诊超声报告阳性率较高，乌海市、阿拉善盟、呼和浩特市及乌兰察布盟门急诊超声报告阳性率均低于均值，这与急诊临床医师对急诊检查指征判断和把握有关。

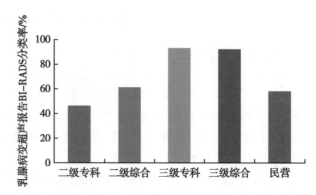

图 3-5-21　2020 年不同类型医疗机构乳腺病变超声报告 BI-RADS 分类率

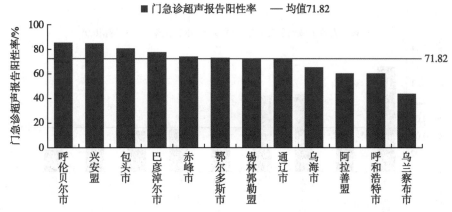

图 3-5-22　2020 年内蒙古自治区医疗机构门急诊超声报告阳性率

图 3-5-23 数据显示，二级专科医院具有较高的门急诊超声阳性率，约 79.98%，三级综合医院约 77.88%，民营医院较低约 62.46%，与民营医院多以轻症患者就诊为主有关。

2. 住院超声报告阳性率

图 3-5-24 数据显示，住院超声报告阳性率均为 76.75%，鄂尔多斯市、兴安盟、包头市、呼伦贝尔市、巴彦淖尔市、通辽市和赤峰市高于均值，其余盟市低于均值。住院超声报告阳性率与住院患者病种和超声检查部位均有关，所以需要进一步分析原因。

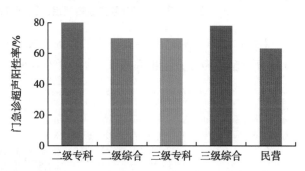

图 3-5-23　2020 年不同类型医疗机构门急诊超声阳性率

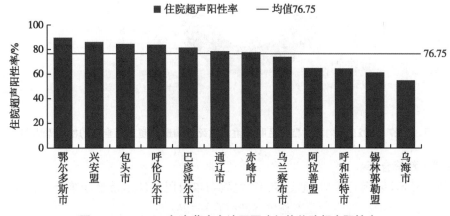

图 3-5-24　2020 年内蒙古自治区医疗机构住院超声阳性率

图 3-5-25 数据显示，三级综合医院住院超声阳性率 77.88%，二级专科住院超声阳性率 79.98%，二级综合和三级专科在住院超声阳性率 69% 左右，民营医院住院超声阳性率 62.46%。

指标 8. 胎儿重大致死性畸形在超声筛查中的检出率

图 3-5-26 数据显示，呼和浩特市胎儿重大致死性畸形检出率最高，约 0.12%，通辽市约 0.11%，锡林郭勒盟和巴彦淖尔市约 0.09%，兴安盟接近均值，鄂尔多斯市、赤峰市、呼伦贝尔市和包头市均低于均值。检出率与当地医院胎儿筛查人数和医师筛查水平均有关系。

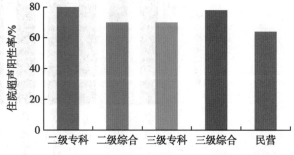

图 3-5-25　2020 年内蒙古自治区不同类型医疗机构住院超声阳性率

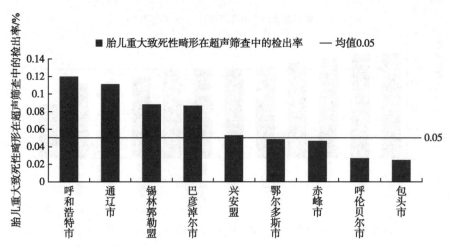

图 3-5-26　2020 年内蒙古自治区医疗机构胎儿重大致死性畸形在超声筛查中的检出率

图 3-5-27 数据显示，胎儿严重的致死性畸形还是集中在无脑儿、脊柱裂、单心室及脑膨出，致死性软骨发育不全超声检查检出率最低，约 3.41%，筛查中需要特别注意这类疾病的检出。

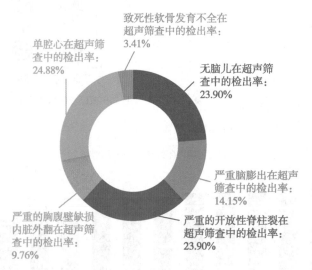

图 3-5-27　2020 年内蒙古自治区胎儿重大致死性畸形在超声筛查中的检出率比例

指标 9. 超声诊断符合率

图 3-5-28 数据显示，除阿拉善盟、通辽市、乌兰察布市及巴彦淖尔市诊断符合率稍偏低，其他盟市的超声诊断符合率超过 81.80%，说明各盟市整体诊断符合率均较高。

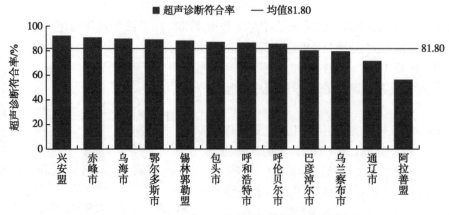

图 3-5-28　2020 年内蒙古自治区医疗机构超声诊断符合率

图 3-5-29 数据显示，各级医院超声诊断率均高于 82% 以上，二级综合医院及民营医院略低，约 80%。

图 3-5-30 数据显示，2017—2020 年超声诊断符合率除 2018 年较低外，其余均在 80% 以上，随着超声医师队伍整体素质的提高，诊断符合率也会不断提高。

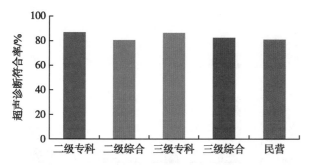

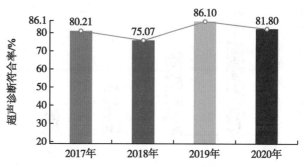

图 3-5-29　2020 年内蒙古自治区不同类型医疗机构超声诊断符合率

图 3-5-30　2017—2020 年内蒙古自治区超声诊断符合率变化

指标 10. 乳腺癌超声诊断准确性

图 3-5-31 数据显示，鄂尔多斯市、包头市、乌兰察布市、呼伦贝尔市、赤峰市和通辽市具有较高的乳腺癌超声诊断准确性，均高于均值，巴彦淖尔市、呼和浩特市及锡林郭勒盟较低，乌海市、兴安盟明显低于均值。需要各地进一步规范乳腺检查，应用乳腺病变超声报告 BI-RADS 分类，有助于提高乳腺癌诊断准确性。

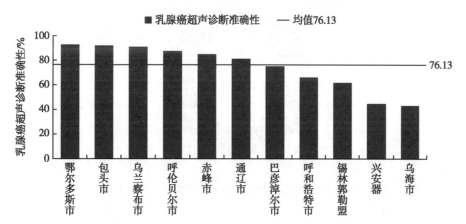

图 3-5-31　2020 年内蒙古自治区医疗机构乳腺癌超声诊断准确性

图 3-5-32 数据显示，乳腺癌超声诊断准确性专科医院相对较高，二级专科医院 94.92%，三级专科医院 85.25%，综合医院相对偏低，二级综合医院 74.51%，三级综合医院 74.75%，民营医院最低，约 69.95%。

指标 11. 超声介入相关主要并发症发生率

图 3-5-33 数据显示，上报四个盟市整体超声介入相关并发症非常低，均值仅为 0.37%，包头市略高于其他三个盟市，约为 0.70%，鄂尔多斯市最低，仅为 0.15%。数据结果与介入例数和介入手术难易度均有关。

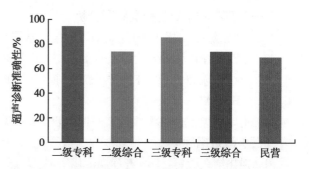

图 3-5-32　2020 年内蒙古自治区不同类型医疗机构乳腺癌超声诊断准确性

图 3-5-34 数据显示，二级专科医院的超声介入相关主要并发症明显高于其他类型医院，约为 1.36%，需要进一步加强二级专科医院介入相关医疗质量安全控制管理工作。

图 3-5-35 数据显示，介入出血发生率占比最高 80.00%，介入感染发生率、邻近脏器发损伤发生率和神经损伤发生率较低。介入出血相对多见，但是出血量通常较少，也较少引起严重后果。此外，其他并发

症发生率较低,因为超声引导下可以避开重要脏器和神经,严格无菌操作可以避免感染,有效避免这些并发症的发生。开展超声介入工作,还需要有标准的介入操作间和规范操作流程。

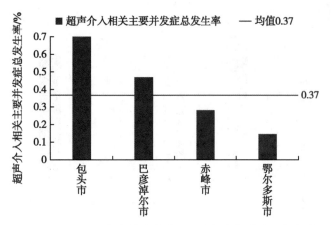

图 3-5-33　2020 年内蒙古自治区医疗机构超声介入相关主要并发症总发生率

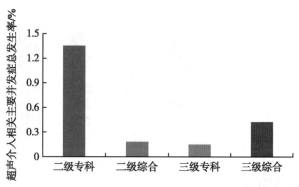

图 3-5-34　2020 年内蒙古自治区不同类型医疗机构超声介入相关主要并发症总发生率

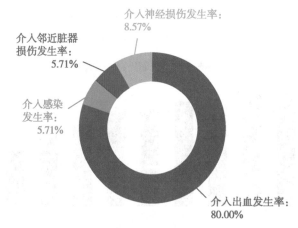

图 3-5-35　2020 年各类型介入相关主要并发症总发生率占比

二、问题分析及改进措施

(一)存在的主要问题及原因分析

1. 不同级别医院医师的专业知识和技术水平存在很大差距。

2. 近四年超声诊断符合率均在 80% 左右,需要进一步提高诊断符合率。

3. 三级医院普遍应用乳腺病变超声报告 BI-RADS 分类,二级医院和民营医院未完全应用乳腺病变超声报告 BI-RADS 分类。

4. 超声引导下介入治疗开展的盟市较少,需要培养更多超声介入医师。

(二)改进措施

1. 强化继续教育,不断进行规范化培训,提高全内蒙古自治区超声医学水平和诊断符合率。各级医院诊断水平的差距较大,要通过不同方式的继续教育进行超声规范化培训,多开展短期学习班和定期线上网络质控讲座,各地质控成员全部参与,联动互补,发挥综合医院和专科医院优势,共同学习,提高超声工作人员专业理论知识和实践应用能力。在国家质控规范的引导下,增加考核标准,定期开展考核活动。

2. 有计划地做好和做实全自治区质控工作。通过指导、检查等方式,在各级医院逐步推广应用乳腺病变超声报告 BI-RADS 分类。通过介入学习班的方式,培养更多超声介入医师,尽快让各地各级医院开展超声引导下介入治疗工作。

第六节 辽 宁 省

一、医疗服务与质量安全情况分析

（一）数据上报概况

2020年，辽宁省共有231家设有超声医学专业的医疗机构参与数据上报。其中，公立医院182家，包括三级综合医院81家（35.06%），二级综合医院86家（37.23%），三级专科医院9家（3.90%），二级专科医院6家（2.60%）；民营医院49家（21.21%）。各地级市及各类别医院分布情况见表3-6-1。

表3-6-1　2020年辽宁省超声专业医疗质量控制指标抽样医疗机构分布情况

单位：家

地市	二级专科	二级综合	三级专科	三级综合	民营	合计
鞍山市	0	3	2	7	6	18
本溪市	0	6	0	3	0	9
朝阳市	0	4	0	5	3	12
大连市	1	10	2	19	13	45
丹东市	0	6	0	4	2	12
抚顺市	1	10	0	4	1	16
阜新市	0	7	0	4	0	11
葫芦岛市	1	7	0	4	4	16
锦州市	0	5	1	3	2	11
辽阳市	0	5	0	2	4	11
盘锦市	0	1	0	2	1	4
沈阳市	1	15	4	19	10	49
铁岭市	1	4	0	3	0	8
营口市	1	3	0	2	3	9
全省	6	86	9	81	49	231

（二）超声医师人员配置情况

1. 超声医患比

2020年辽宁省各地市超声医患比平均为1.63人/万人次，其中以葫芦岛、本溪、盘锦等城市超声医患比较高，明显高于平均水平，而朝阳、辽阳、营口市超声医患比明显低于平均水平（图3-6-1）。

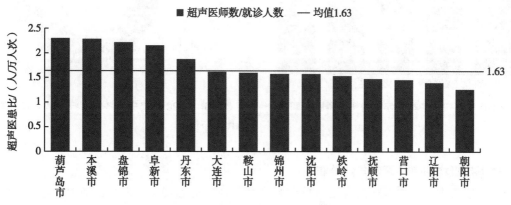

图3-6-1　2020年辽宁省超声医患比

2017—2018 年辽宁省超声医患比呈下降趋势，2018—2020 三年辽宁省超声医患比逐步上升。2017—2020 年辽宁省超声医患比变化情况见图3-6-2。

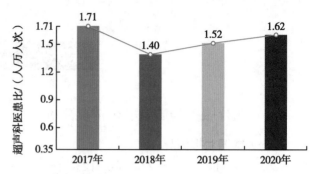

图 3-6-2　2017—2020 年辽宁省超声医患比变化

2. 各类医疗机构超声科医师学历分布情况

2020 年我省不同类型医疗机构超声医学科医师学历构成以学士为主，达到 55.26%，学士以下占 17.80%，硕士占 21.73%，博士所占比例最低，为 5.21%（图 3-6-3、图 3-6-4）。

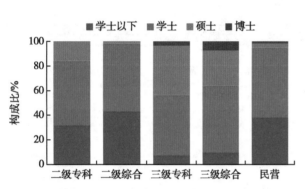

图 3-6-3　2020 年辽宁省各类医疗机构超声科医师学历分布情况

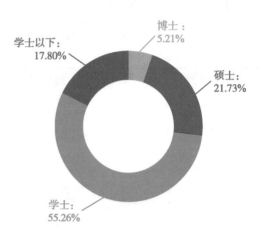

图 3-6-4　2020 年辽宁省各类医疗机构超声科医师学历总占比分布情况

3. 各类医疗机构超声科医师职称分布情况

2020 年辽宁省不同类型医疗机构超声医学科医师职称构成比以主治医师所占比例最高，为 38.85%，住院医师占比 26.28%，副主任医师占比 22.68%，主任医师占比 12.19%（图 3-6-5、图 3-6-6）。

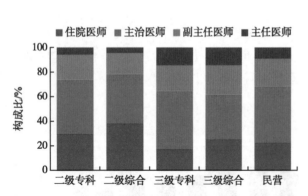

图 3-6-5　2020 年辽宁省各类医疗机构超声科医师职称分布情况

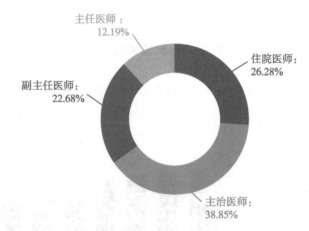

图 3-6-6　2020 年辽宁省各类医疗机构超声科医师职称总占比分布情况

4. 各类医疗机构超声科医师年龄分布情况

2019 年辽宁省不同类型医疗机构超声医学科医师年龄构成比 >35～45 岁占比 35.64%，>25～35 岁占比 33.07%，>45 岁占比 30.70%，≤25 岁占比 0.59%（图 3-6-7、图 3-6-8）。

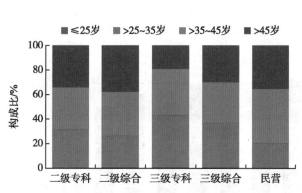

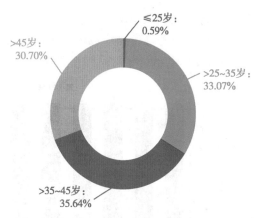

图 3-6-7　2020 年辽宁省各类医疗机构超声科医师年龄分布情况

图 3-6-8　2020 年辽宁省各类医疗机构超声科医师年龄分布情况

（三）超声质控指标抽样调查结果

指标 1.超声医师日均承担工作量

2020 年辽宁省各地市医疗机构每日人均超声工作量为 24.46 人次,其中以朝阳市、辽阳市明显高于平均水平,葫芦岛市、本溪市、盘锦市、阜新市、丹东市明显低于平均水平(图 3-6-9)。

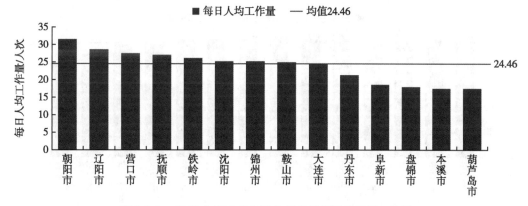

图 3-6-9　2020 年辽宁省各地市超声医师日均承担工作量

2020 年辽宁省不同类型医疗机构每日人均超声工作量以三级综合医院和三级专科医院较高,二级综合医院最低(图 3-6-10)。

2017—2019 三年辽宁省超声医师日均承担超声工作量呈上升趋势,从 2017 年人均日工作量 23.70 人次到 2019 年 30.48 人次,2019—2020 年辽宁省超声医师日均承担超声工作量有所下降,降至 24.46 人次(图 3-6-11)。

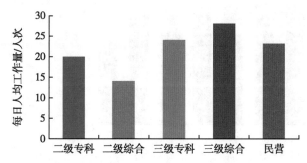

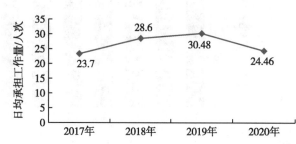

图 3-6-10　2020 年辽宁省各类医疗机构超声医师日均承担工作量

图 3-6-11　2017—2020 年辽宁省超声医师日均承担工作量变化

指标 2. 超声仪器质检率

2020 年辽宁省各地市医疗机构超声仪器质检率平均为 96.26%，其中营口市、铁岭市、盘锦市等市高于平均水平，丹东市、锦州市、抚顺市明显低于平均水平（图 3-6-12）。

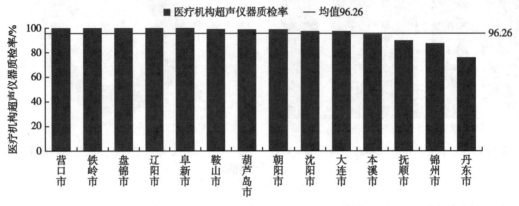

图 3-6-12 2020 年辽宁省超声仪器质检率

指标 3. 住院超声检查 48 小时完成率

2020 年辽宁省各地市医疗机构住院超声检查 48 小时内完成率平均为 92.77%，其中抚顺市、辽阳市、锦州市、丹东市、铁岭市、大连市、鞍山市明显高于平均水平，阜新市、朝阳市明显低于平均水平（图 3-6-13）。

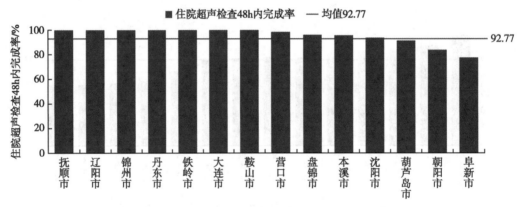

图 3-6-13 2020 年辽宁省住院超声检查 48 小时完成率

指标 4. 超声危急值通报率

2019 年辽宁省各地市医疗机构超声危急值通报率平均为 90.99%，丹东市、抚顺市、朝阳市、锦州市、沈阳市、铁岭市、本溪市、盘锦市、阜新市危急值通报率明显高于平均水平，大连市、鞍山市低于平均水平（图 3-6-14）。

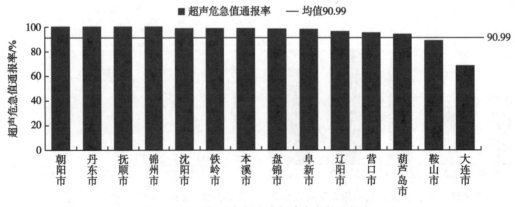

图 3-6-14 2020 年辽宁省超声危急值通报率

2020 年辽宁省不同类型医疗机构超声危急值通报率以二级医院和三级专科医院最高，为 100%，二级综合次之，三级综合及民营医院危急值通报率明显低于三级医院（图 3-6-15）。

指标 5. 超声报告书写合格率

2020 年辽宁省各地市医疗机构超声报告书写合格率平均为 99.49%，各城市超声报告书写合格率比较相近（图 3-6-16）。

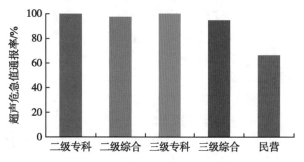

图 3-6-15　2020 年辽宁省各类医疗机构超声危急值通报率

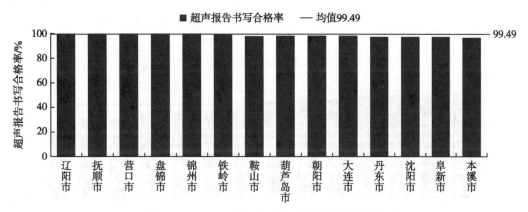

图 3-6-16　2020 年辽宁省超声报告书写合格率

2020 年辽宁省不同类型医疗机构超声报告书写合格率比较均衡，三级综合医院略低于平均水平（图 3-6-17）。

指标 6. 乳腺病变超声报告 BI-RADS（乳腺影像报告和数据系统）分类率

2020 年辽宁省医疗机构乳腺病变超声报告 BI-RADS 分类率平均值为 89.29%，辽阳市、营口市、抚顺市、铁岭市明显高于平均水平，阜新市明显低于平均水平，锦州市、鞍山市略低于平均水平，其余市医疗机构乳腺病变超声报告 BI-RADS 分类率较为接近（图 3-6-18）。

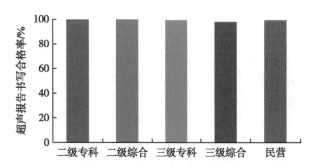

图 3-6-17　2020 年辽宁省不同类型医疗机构超声报告书写合格率

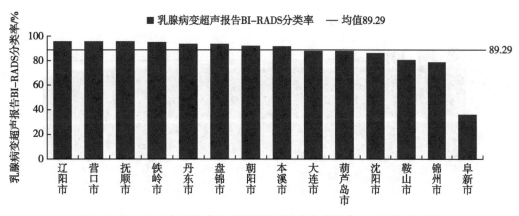

图 3-6-18　2020 年辽宁省医疗机构乳腺病变超声报告 BI-RADS 分类率

2020 年辽宁省不同类型医疗机构乳腺病变超声报告 BI-RADS 分类率比较接近,民营医院略高于平均水平,二级专科和三级综合医院略低于平均水平(图 3-6-19)。

指标 7. 超声报告阳性率

1. 门急诊超声报告阳性率

2020 年辽宁省各地市医疗机构门急诊超声报告阳性率平均为 76.63%,抚顺市、辽阳市报告明显高于平均水平,阜新市报告明显低于平均水平,其他城市门急诊超声报告阳性率比较接近(图 3-6-20)。

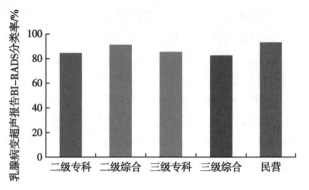

图 3-6-19 2020 年辽宁省不同类型医疗机构乳腺病变超声报告 BI-RADS 分类率指标

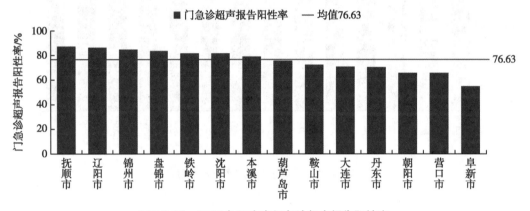

图 3-6-20 2020 年辽宁省门急诊超声报告阳性率

2020 年辽宁省不同类型医疗机构门急诊超声报告阳性率差别不大,三级专科医院及民营医院稍高(图 3-6-21)。

2. 住院超声报告阳性率

2020 年辽宁省各地市医疗机构住院超声报告阳性率平均为 81.80%,锦州市、抚顺市、辽阳市报告明显高于平均水平,营口市、大连市报告明显低于平均水平,其他城市住院超声报告阳性率比较接近(图 3-6-22)。

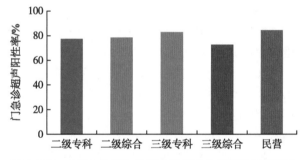

图 3-6-21 2020 年辽宁省各类医疗机构门急诊超声报告阳性率

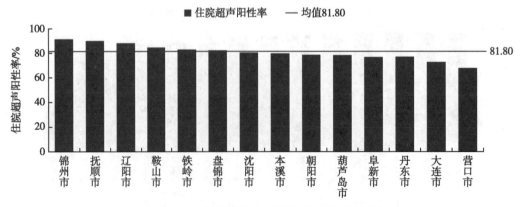

图 3-6-22 2020 年辽宁省住院超声报告阳性率

2020年辽宁省不同类型医疗机构住院超声报告阳性率差别不大，三级综合医院稍高（图3-6-23）。

指标8. 胎儿重大致死性畸形在超声筛查中的检出率

2020年辽宁省各地市医疗机构胎儿重大致死性畸形在超声筛查中的检出率平均为0.05%，营口市、铁岭市检出率明显高于平均水平，本溪市、丹东市检出率明显低于平均水平，其他城市医疗机构胎儿重大致死性畸形在超声筛查中的检出率比较接近（图3-6-24）。

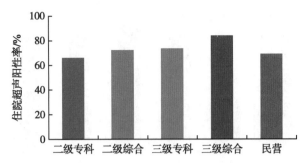

图3-6-23 2020年辽宁省各类医疗机构住院超声报告阳性率

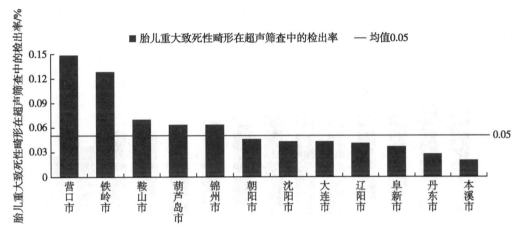

图3-6-24 2020年辽宁省胎儿重大致死性畸形在超声筛查中的检出率

指标9. 超声诊断符合率

2020年辽宁省各地市医疗机构超声诊断符合率平均值为84.05%，锦州市、铁岭市、沈阳市、鞍山市、盘锦市高于平均水平，丹东市明显低于平均水平（图3-6-25）。

2020年辽宁省不同类型医疗机构超声诊断符合率以三级专科医院最高，三级综合医院、二级综合医院和民营医院超声诊断符合率无明显差异，二级专科医院超声诊断符合率最低（图3-6-26）。

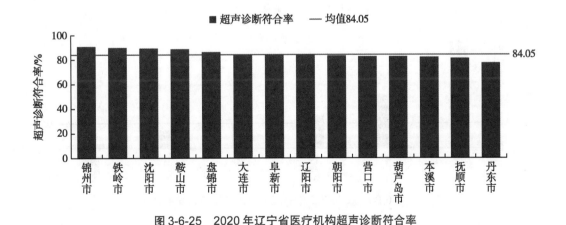

图3-6-25 2020年辽宁省医疗机构超声诊断符合率

2017—2020四年辽宁省超声诊断符合率以2018年最高，达到86.73%，2017年最低为79.59%，2019—2020年超声诊断符合率无明显波动，2019年为84.36%，2020年为84.05%（图3-6-27）。

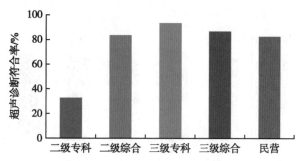

图 3-6-26　2020 年辽宁省各类医疗机构超声诊断符合率

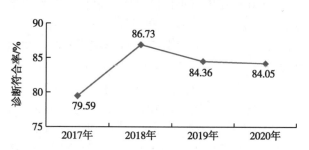

图 3-6-27　2017—2020 年辽宁省超声诊断符合率变化

指标 10. 乳腺癌超声诊断准确性

2020 年辽宁省各地市医疗机构乳腺癌超声诊断准确性平均为 74.28%,营口市、抚顺市报告明显高于平均水平,鞍山市、盘锦市报告明显低于平均水平,其他城市医疗机构乳腺癌超声诊断准确性比较接近(图 3-6-28)。

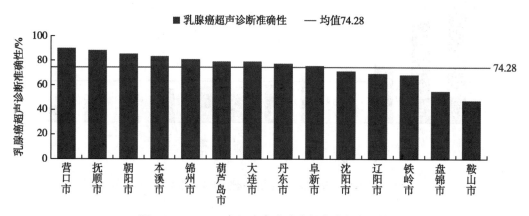

图 3-6-28　2020 年辽宁省乳腺癌超声诊断准确性

指标 11. 超声介入相关主要并发症发生率

2020 年辽宁省各地市医疗机构超声介入并发症发生率见图 3-6-29,其中锦州市超声介入并发症发生率最高,沈阳市最低。

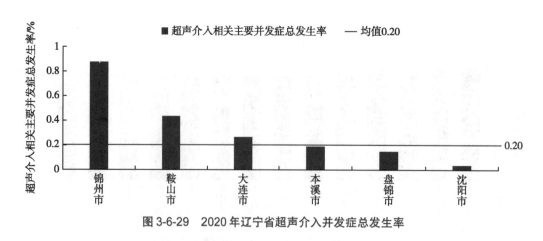

图 3-6-29　2020 年辽宁省超声介入并发症总发生率

2020 年辽宁省各地市医疗机构超声介入各类并发症构成比例见图 3-6-30,其中介入出血发生率最高,为 77.22%,介入感染发生率次之,为 17.72%,介入临近脏器损伤发生率及介入神经损伤发生率相当,均为 2.53%。

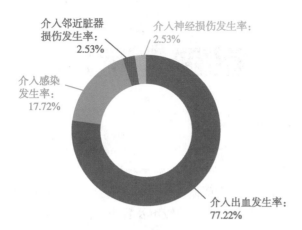

介入邻近脏器
损伤发生率：
2.53%

介入神经损伤发生率：
2.53%

介入感染
发生率：
17.72%

介入出血发生率：
77.22%

图 3-6-30　2020 年辽宁省超声介入各类并发症构成比例

二、问题分析及改进措施

（一）存在的主要问题及原因分析

1. 超声医师配置情况。超声医患比各城市间明显不均衡，其中葫芦岛市的超声医患比为邻近城市朝阳市的 2 倍左右，全省各医疗机构中博士所占比例较低。

2. 超声医师日均承担工作量。辽宁省各地市医疗机构超声医师日均承担工作量略有差距，以朝阳市超声医师日均承担工作量最多，平均达 31.55 人次，这与超声医师配置有关。朝阳市超声医患比最低，因此每位医师需完成的工作量较多。

3. 超声仪器质检率。是反映超声仪器质量安全的重要指标。其中丹东市超声仪器质检率较低。

4. 超声危急值通报率。辽宁省各市之中，大连市危急值通报率明显低于平均值；此外，民营医院超声危急值通报率明显低于其余类型医疗机构，可能与大连市各医疗机构以及民营医院对危急值的理解及关注程度不足有关。

5. 乳腺病变超声报告 BI-RADS 分类率。阜新市明显低于平均值，说明该市对于乳腺病变分类规范的认识尚不足。

6. 乳腺癌超声诊断准确性。其中，盘锦市及鞍山市乳腺癌超声诊断准确性明显低于平均值，说明该地区对乳腺癌的诊断仍需加强。

7. 超声介入并发症发生率。各市至今有明显差异，可能与各市超声介入医师之间的操作规范性及熟练程度有关。

（二）改进措施

1. 对于医师资源配置不均的问题，质控中心将进一步了解原因，对于朝阳市等市超声医患比明显低于平均水平、日均承担工作量明显高于平均水平的城市，建议扩大医师队伍，从而改善医患比，降低这些城市医师的工作量，以保证医疗质量。

2. 定期检查各市超声仪器，尤其针对丹东市等超声仪器质检率较低的城市，增加仪器检查的频率，并设立监督机制，以保证医疗质量。

3. 针对危急值、超声报告阳性率和诊断符合率的问题，应加强各医疗机构对指标的理解并对医师进行相应的培训。

4. 规范各市乳腺超声报告，对乳腺病变超声报告 BI-RADS 分类率低的城市，如阜新市，及乳腺癌超声诊断准确性较低的城市，如盘锦市及鞍山市，定期进行超声医师培训，提高诊疗水平。

5. 针对超声介入并发症发生率，仍需加强各地超声介入医师对潜在并发症认识并提供有效的防治措施，规范超声介入医师的操作，进行相关培训以提高医师的熟练程度。

第七节 ▶ 吉 林 省

一、医疗服务与质量安全情况分析

（一）数据上报概况

2020年，吉林省共有148家设有超声医学专业的医疗机构参与数据上报。其中，公立医院114家，包括三级综合医院30家（20.27%），二级综合医院66家（44.59%），三级专科医院6家（4.05%），二级专科医院12家（8.11%）；民营医院34家（22.97%）。各地级市及各类别医院分布情况见表3-7-1。

表3-7-1 2020年吉林省超声专业医疗质量控制指标抽样医疗机构分布情况

单位：家

地市	二级专科	三级专科	二级综合	三级综合	民营	合计
白城市	2	0	8	1	0	11
白山市	1	0	6	2	4	13
长春市	0	4	9	8	14	35
吉林市	2	0	14	5	5	26
辽源市	2	0	5	3	2	12
四平市	1	2	3	3	4	13
松原市	0	0	5	3	1	9
通化市	2	0	8	3	4	17
延边朝鲜族自治州	2	0	8	2	0	12
全省	12	6	66	30	34	148

（二）超声医师人员配置情况

在我省，超声检查几乎全部都是由超声专业医师进行检查操作并完成诊断报告。相较其他影像学科，超声检查对医师的依赖性更大，检查质量直接与检查者的操作及诊疗水平相关。因此，人力资源的分布情况对超声检查及报告的质量尤为重要。

1. 超声医患比

2020年吉林省在经济及医疗较发达的地区如长春市、四平市等，超声医患比较低，最少的长春市平均每万人次患者仅有1.74名超声医师。拥有超声医师相对较多的地区有辽源市、通化市、白山市等，最多的辽源市平均每万人次患者拥有3.53名超声医师（图3-7-1）。2020年吉林省超声医患比较前几年有所提高，可能由疫情原因导致（图3-7-2）。

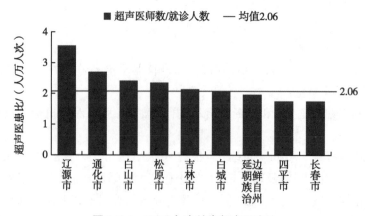

图3-7-1 2020年吉林省超声医患比

2. 各类医疗机构超声科医师学历分布情况

总体来看,吉林省各类医疗机构超声科医师学历以学士为主(图 3-7-3),在三级医院,高学历超声医师(学士及以上)占据医院主体地位,二级医院及民营医院仍主要由学士及学士以下超声医师组成,其中学士医师占多数。

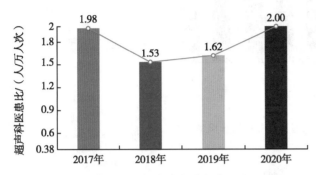

图 3-7-2 2017—2020 年吉林省超声医患比变化

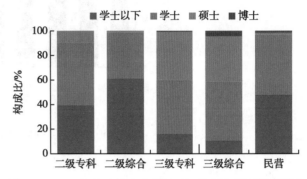

图 3-7-3 2020 年吉林省各类医疗机构超声科医师学历分布情况

3. 各类医疗机构超声科医师职称分布情况

医师职称构成比反映了医院的综合实力,2020 年在吉林省各级医疗机构中,主治医师都作为医院的中坚力量(图 3-7-4),在三级综合医院中,副主任医师比例最高,为 32.07%;在三级专科医院,主治医师和主任医师比例最高,分别为 41.38% 和 16.09%。

4. 各类医疗机构超声科医师年龄分布情况

2020 年在吉林省各级医疗机构中,>35~45 岁超声医师占比高(图 3-7-5),在二级综合医院中,45 岁以上超声医师也占据较高比例,达 45.32%。

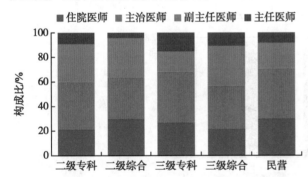

图 3-7-4 2020 年吉林省各类医疗机构超声科医师职称分布情况

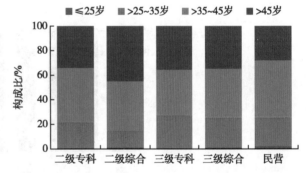

图 3-7-5 2020 年吉林省各类医疗机构超声科医师年龄分布情况

(三)超声质控指标抽样调查结果

指标 1. 超声医师日均承担工作量

人均日工作量反映了超声医师的工作负荷水平,也从一定程度上反映出超声科工作的精细程度。统计数据显示,吉林省超声医师人均每日工作量为 19.38 人次。长春市、四平市、延边朝鲜族自治州等地区人均每日工作量较大(图 3-7-6);其中,三级专科、民营、三级综合医院每日人均工作量较大(图 3-7-7);2020 年与 2017 年、2018 年日均工作量相近(图 3-7-8)。

指标 2. 超声仪器质检率

超声仪器质检率反映了超声仪器的质量安全,从而一定程度上反映了超声科的工作安全性,是超声科保证诊断准确率的前提。数据统计显示,2020 年,吉林省超声仪器质检率达到 97.82%(图 3-7-9)。

指标 3. 住院超声检查 48 小时完成率

住院超声检查 48 小时完成率反映了出具住院超声报告的及时性。数据统计显示,2020 年吉林省住院超声检查 48 小时完成率为 82.97%(图 3-7-10)。

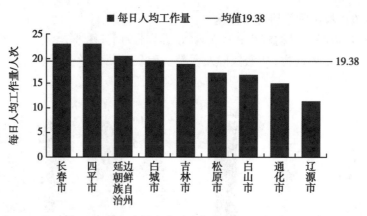

图 3-7-6 2020 年吉林省各地市超声医师日均承担工作量

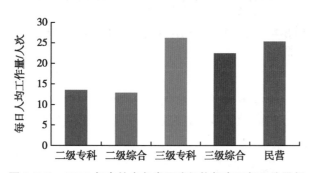

图 3-7-7 2020 年吉林省各类医疗机构超声医师日均承担工作量

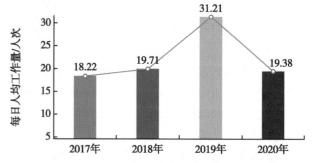

图 3-7-8 2017—2020 年吉林省超声医师日均承担工作量变化

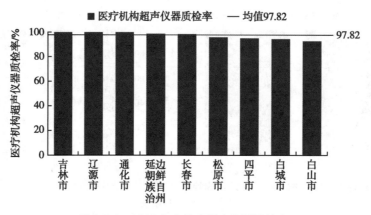

图 3-7-9 2020 年吉林省超声仪器质检率

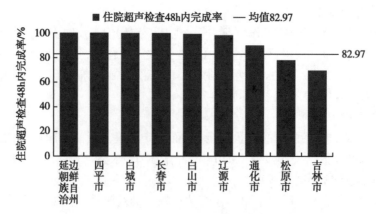

图 3-7-10 2020 年吉林省住院超声检查 48 小时完成率

指标 4. 超声危急值通报率

超声的危急值通报率反映了超声对临床危重症疾病的检出以及及时上报的情况。危急值通报率反映了超声对危重症疾病的检出价值，亦体现超声与临床沟通的及时性，帮助临床医师更快速且有效地进行诊断并及时处置，减少医疗纠纷，确保患者的医疗安全，提高患者预后。统计显示，2020 年吉林省超声危急值通报率为 98.79%（图 3-7-11），三级专科医院超声危急值通报率最高，为 100%（图 3-7-12）。

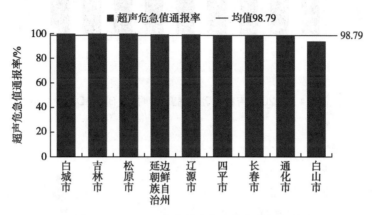

图 3-7-11　2020 年吉林省超声危急值通报率

指标 5. 超声报告书写合格率

超声报告书写合格率反映了超声检查报告书写质量，同时反映了医院超声科的整体诊疗水平，超声报告书写合格率的提高有助于减少由于书写错误导致的医患矛盾和医疗投诉，在临床诊疗中起着至关重要的作用。2020 年吉林省超声报告书写合格率达 98.63%，其中通化市、四平市的报告书写合格率较高，均达到 99% 以上（图 3-7-13）。

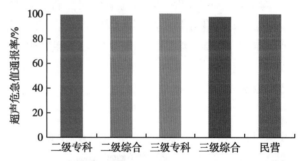

图 3-7-12　2020 年吉林省各类医疗机构超声危急值通报率

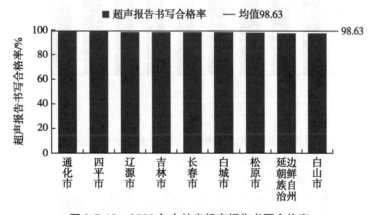

图 3-7-13　2020 年吉林省超声报告书写合格率

指标 6. 乳腺病变超声报告 BI-RADS（乳腺影像报告和数据系统）分类率

乳腺病变超声报告 BI-RADS 分类率指单位时间内，进行 BI-RADS 分类的乳腺病变超声报告数占同期乳腺病变超声报告的总数的比例，反映了乳腺超声报告规范性，也一定程度上反应了医院超声科对于乳腺病变的标准化诊疗水平。数据统计显示，吉林省 2020 年乳腺病变超声报告 BI-RADS 分类率为 89.23%（图 3-7-14），其中，公立综合性医院和民营医院分类率较高（图 3-7-15）。

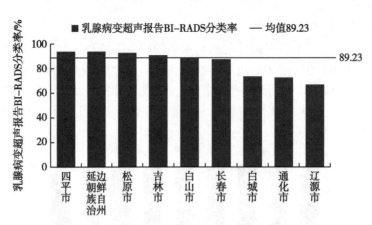

图 3-7-14 2020 年吉林省乳腺病变超声报告 BI-RADS 分类率

指标 7. 超声报告阳性率

1. 门急诊超声报告阳性率

超声报告阳性率反映疾病的检出情况，超声检查应用的质量和合理性。体现了超声检查的价值。在图 3-7-16 和图 3-7-17 中，2020 年全省门急诊超声阳性率均值约为 69.97%，即超过半数的报告有阳性结果，较 2019 年略有升高。各地区医疗机构的阳性率无明显的差异。各类型医疗机构中，三级综合医院的阳性率最高，为 77.61%；二级专科医院阳性率最低，为 54.99%。

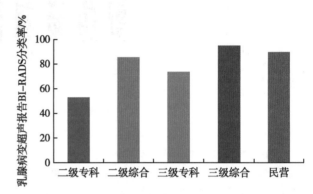

图 3-7-15 2020 年吉林省各类医疗机构乳腺病变超声报告 BI-RADS 分类率

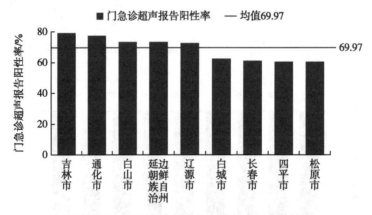

图 3-7-16 2020 年吉林省门急诊超声报告阳性率

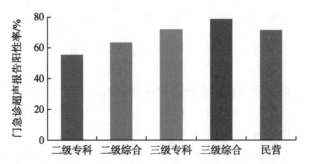

图 3-7-17 2020 年吉林省各类医疗机构门急诊超声报告阳性率

2. 住院超声报告阳性率

在图 3-7-18 和图 3-7-19 中，2020 年全省住院超声阳性率均值约为 76.99%。各地区医疗机构的阳性率无明显的差异。各类型医疗机构中，二级综合医院的住院阳性率最高，为 74.54%；三级专科医院阳性率最低，为 17.00%，可能是由于承担了较多正常产检或妇科筛查的缘故。

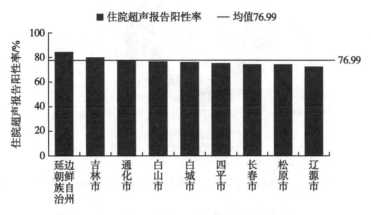

图 3-7-18　2020 年吉林省住院超声报告阳性率

指标 8. 胎儿重大致死性畸形在超声筛查中的检出率

胎儿重大致死性畸形在超声筛查中的检出率是指单位时间内，在超声筛查中检出胎儿重大致死性畸形的孕妇人数，占同期超声产检的孕妇总人数的比例。反映了胎儿重大致死性出生缺陷在超声筛查中的检出情况，也反映了医院产科超声的诊断水平。图 3-7-20 显示，2020 年吉林省胎儿重大致死性畸形在超声筛查中的检出率为 0.03%，其中，辽源市检出率最高，达到 0.1%。各类畸形中，无脑儿在超声筛查中的检出率最高，达 30.61%（图 3-7-21）。

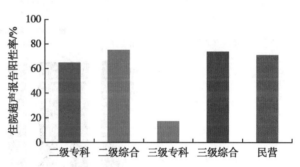

图 3-7-19　2020 年吉林省各类医疗机构住院超声报告阳性率

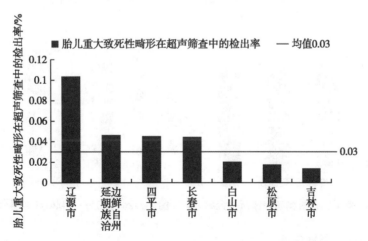

图 3-7-20　2020 年吉林省胎儿重大致死性畸形在超声筛查中的检出率

指标 9. 超声诊断符合率

超声诊断符合率是反映超声诊断质量最重要的指标，基本上能反映一定时期内超声科室诊断水平，对临床也有非常大的诊疗价值。要求上报医疗机构随机抽查 2020 年获得病理随访结果的超声报告，统计超声诊断符合的份数。数据显示，2020 年吉林省医疗机构超声诊断符合率达到 83.74%（图 3-7-22），不同

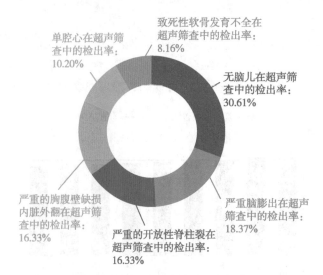

图 3-7-21　2020 年吉林省胎儿重大致死性畸形在超声筛查中的检出率比例

类型医疗机构之间,三级专科的超声诊断符合率最高,可达 88.50%,二级综合医院的超声诊断符合率最低,为 77.90%(图 3-7-23),与 2019 年相比,超声诊断符合率有所提高(图 3-7-24)。

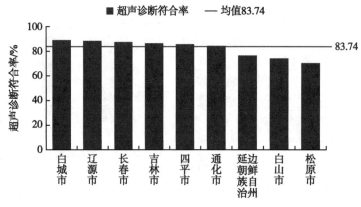

图 3-7-22　2020 年吉林省医疗机构超声诊断符合率

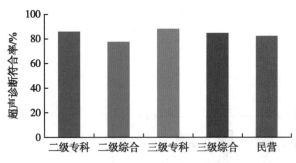

图 3-7-23　2020 年吉林省各类医疗机构超声诊断符合率

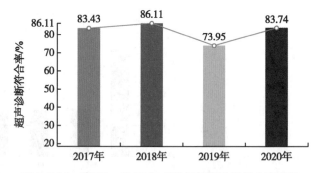

图 3-7-24　2017—2020 年吉林省超声诊断符合率变化

指标 10. 乳腺癌超声诊断准确性

乳腺癌超声诊断准确性是指单位时间内,乳腺超声诊断为乳腺癌的真阳性例数和未诊断为乳腺癌的真阴性例数,占同期乳腺超声诊断并经病理证实的总例数的比例。反映了乳腺超声的诊断质量。数据统计显示,2020 年吉林省乳腺癌超声诊断准确性为 67.4%(图 3-7-25)。

指标 11. 超声介入相关主要并发症发生率

超声介入相关主要并发症发生率反映了医疗机构开展超声介入安全性指标,体现了医院超声介入的

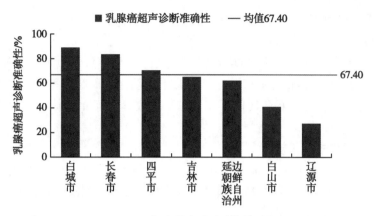

图 3-7-25　2020 年吉林省乳腺癌超声诊断准确性

诊疗水平,有效加强医师对潜在并发症认识及提供有效的防治措施在超声介入的开展中起着至关重要的作用。据统计显示,2020 年吉林省超声介入并发症总发生率为 0.16%(图 3-7-26),其中介入出血的发生率最高,达 70.15%(图 3-7-27)。

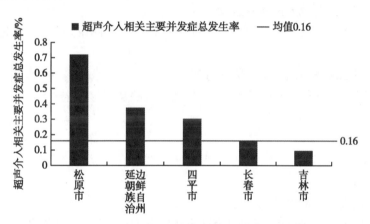

图 3-7-26　2020 年吉林省超声介入并发症总发生率

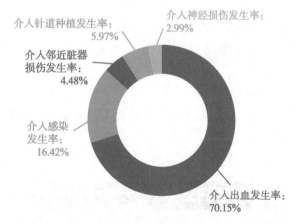

图 3-7-27　2020 年吉林省超声介入各类并发症构成比例

二、问题分析及改进措施

(一)存在的主要问题及原因分析

1. 超声医学科医师整体水平不均衡

在我省,超声医师学历水平存在参差不齐现象,拥有学士以上学位超声医师多分布在三级医院,二级医院及民营医院超声医师多为学士及以下学位,人才水平分布不均。

2. 超声诊断符合率有待进一步提高

超声检查的诊断符合率反映了超声检查的临床应用价值,超声仪器质量、超声医师水平均对超声诊断质量有一定影响。2020年吉林省各地市医疗机构的平均超声诊断符合率为83.74%,二级综合医院诊断符合率较低,综合医院患者量大,检查时间不充分也是导致诊断符合率不高的原因,超声检查的诊断正确率有待进一步提升。

3. 二级及以下医院报告书写不规范

吉林省三级医院目前已经实现超声报告互认,但二级及以下医院仍扫查不标准、报告不规范,分类不准确,导致临床医师对不同医院、不同医师的超声诊断报告缺乏同质化,造成患者在上级医院就诊时,常需要重新进行超声检查,造成医疗资源浪费。

4. 新技术新疗法的普及欠佳

目前,超声医学在国内外已逐渐向诊疗一体化方向发展,除常规二维及彩色多普勒超声诊断外,介入超声在临床逐渐推广,提高了诊断准确率,实现了诊疗一体化。但在我省仍存在应用不普遍的问题。

(二)改进措施

1. 进一步完善超声医学专业质控体系建设

加强超声质量控制体系建设。组建更加完善的全省超声质控网络,进一步优化和细化质控指标,并通过多种形式鼓励和规范质控工作。

2. 加强三级医院对二级医院超声学科的业务指导

建立良好的转会诊及远程会诊机制,切实提高二级医院的超声诊疗水平。

3. 提高诊断质量,推行结构化报告

参照权威性临床指南,制定统一标准化切面存图,进一步宣讲普及分类指南,设计结构化报告模板,减少报告书写时间,提高诊断效率。为不同医院间超声报告互信互认创造条件,减少重复检查,节约有限的医疗资源,改善医患关系。

4. 进一步加大规范化巡讲的力度和规模

在现有全省超声医师规范化巡讲(匠心工程)的基础上,进一步加强培训范围和层次,重点深入基层医院,以提高二级及以下医院的超声诊疗水平,为推行结构化模式奠定基础。

5. 建立和完善分级诊疗制度

建立和完善分级诊疗制度,合理配置医疗资源,常见病、多发病患者首选二级及民营医院进行诊治,逐步实现不同级别和类别医疗机构的有序转诊,避免出现三级医院患者量巨大,人均工作量过多的现象。

6. 加强新技术、新项目的推广和应用

进一步加强新技术、新项目的推广和临床应用,开展介入超声相关学习班,使介入超声在吉林省得到更广泛的应用,以提高各类医疗机构的超声诊断符合率。

第八节 黑龙江省

一、医疗服务与质量安全情况分析

(一)数据上报概况

2020年,黑龙江省共有113家设有超声医学专业的医疗机构参与数据上报。其中,公立医院100家,包括三级综合医院45家(39.8%),二级综合医院35家(40.0%),三级专科医院9家(8.0%),二级专科医院11家(9.7%);民营医院13家(11.5%)。各地级市及各类别医院分布情况见表3-8-1。

表 3-8-1　2020 年黑龙江省超声专业医疗质量控制指标抽样医疗机构分布情况

单位：家

地市	二级专科	二级综合	三级专科	三级综合	民营	合计
大庆市	1	2	0	3	0	6
大兴安岭地区	0	0	0	1	0	1
哈尔滨市	0	8	3	15	2	28
鹤岗市	0	5	0	2	1	8
黑河市	3	3	0	2	0	8
鸡西市	1	3	1	2	3	10
佳木斯市	0	2	1	4	0	7
牡丹江市	3	5	3	5	1	17
七台河市	0	0	0	0	1	1
齐齐哈尔市	0	2	0	5	3	10
双鸭山市	1	0	0	2	1	4
绥化市	2	5	0	3	1	11
伊春市	0	0	1	1	0	2
全省	11	35	9	45	13	113

（二）超声医师人员配置情况

1. 超声医患比

超声医患比指的是每万人次就诊患者平均拥有的超声医师数。此次统计，56 家医院超声科医患比平均为 1.59，最高为 2.24，可直观地了解到在鹤岗地区、黑河地区、牡丹江地区、绥化地区、七台河地区的超声医患比均可达到均值以上。其余地区的该指标在均值以下，反映了该时期患者数量高于医师数目。此指标反映出与巨大的医疗需求相比，超声医师的数量在黑龙江省处于短缺状态（图 3-8-1）。

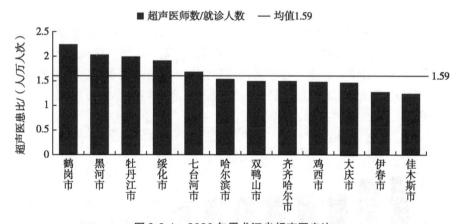

图 3-8-1　2020 年黑龙江省超声医患比

2. 各类医疗机构超声科医师学历分布情况

在黑龙江各地区的各类医疗机构超声科医师学历分布情况表格中，可直观地了解到二级医院和民营医院超声医师的学历明显低于三级医院，硕士及博士所占比例极低，而专科学历构成比多于三级医院。该分布体现出，在等级越高的医院中，高层次人才数量，博士和硕士学历的医师越多。同时也反映出在黑龙江省各医院的超声医师水平参差不齐，差异较大（图 3-8-2）。

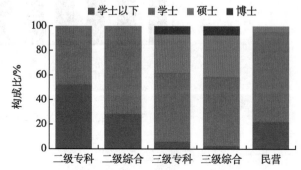

图 3-8-2　2020 年黑龙江省各类医疗机构超声科医师学历分布情况

3. 各类医疗机构超声科医师职称分布情况

在我们所收集的 113 家医院的数据显示,二级医院住院医师所占比例较高,而三级医院、民营医院中主治医师所占的比例较高,而主任医师和副主任医师在各级医院分布情况比较均衡(图 3-8-3)。

4. 各类医疗机构超声科医师年龄分布情况

通过对各级医院超声医师年龄的调查,发现二级医院的医师以 45 岁以上居多,而三级医院及民营医院的超声医师年龄以 >25~45 岁居多,年龄的分布代表了医师参加工作时间,决定了超声医师的经验水平。二级医院的超声医师较三级医院的超声医师可能经验较丰富,但从另一方面考虑,虽然三级医院的超声医师年龄相对较年轻,但是三级医院的年轻医师的教育经历更高,因此诊断的正确率不一定比二级医院的低(图 3-8-4)。

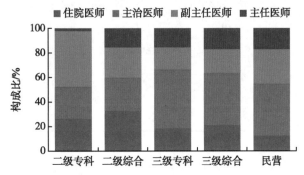

图 3-8-3　2020 年黑龙江省各类医疗机构超声科医师职称分布情况

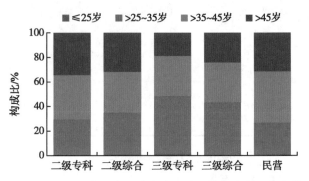

图 3-8-4　2020 年黑龙江省各类医疗机构超声科医师年龄分布情况

(三)超声质控指标抽样调查结果

指标 1. 超声医师日均承担工作量

人均工作量反映了超声医师的工作负荷,也从一定程度上反映了超声科工作的精细程度。从调查的 113 家医院显示,2020 年超声医师人均每日工作量均值为 25.01 人次。各类型医疗机构工作量差距较大,其中三级综合类医院每日工作量最多,约为二级专科每日工作量 1.6 倍。这也说明黑龙江省的三级综合医院工作的超声医师每日的工作负荷量相对较大,这样往往造成医师没有足够的时间对检查结果进行细致思考,工作人员也容易出现精神和身体疲惫等而造成漏诊、误诊等医疗问题,给超声科质量控制和管理带来很大的安全隐患(图 3-8-5、图 3-8-6)。

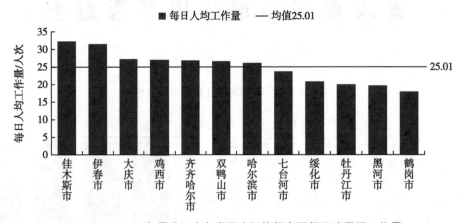

图 3-8-5　2020 年黑龙江省各类医疗机构超声医师日均承担工作量

指标 2. 超声仪器质检率

超声仪器质检需要每年由国家认定的计量检测机构对超声仪器进行计量和成像质量质检。2020 年黑龙江省超声仪器质检率达到 95.09%。反映出我省超声仪器质量安全整体达标(图 3-8-7)。

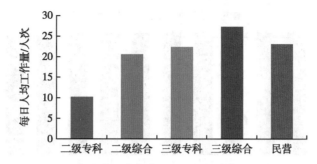

图 3-8-6 2020 年黑龙江省各类医疗机构超声医师日均承担工作量

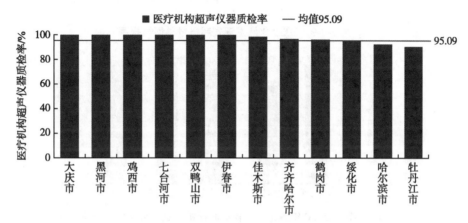

图 3-8-7 2020 年黑龙江省超声仪器质检率

指标 3. 住院超声检查 48 小时完成率

2020 年黑龙江省住院超声检查 48 小时完成率为 95.00%。住院患者多为急重症者，该指标反映出具住院超声报告的及时性，在临床开具住院超声检查申请 48 小时内，绝大部分检查可以有效完成。为临床医师的诊治提供帮助（图 3-8-8）。

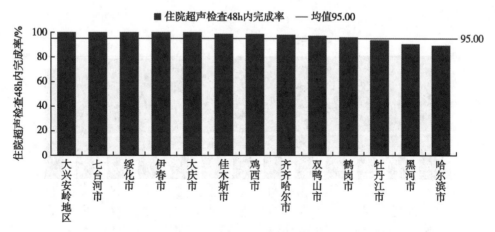

图 3-8-8 2020 年黑龙江省住院超声检查 48 小时完成率

指标 4. 超声危急值通报率

"危急值"是指某项或某类检验异常结果，而当这种检验异常结果出现时，表明患者可能正处于有生命危险的边缘状态，临床医师需要及时得到检验信息，迅速给予患者有效的干预措施或治疗，就可能挽救患者生命，否则就有可能出现严重结果，失去最佳救治机会。接受调查的 113 家医院整体危急值通报率均值为 95.76%。在各类医疗机构中，民营医院和三级综合医院的危机值通报率远高于其他医院，近年来民营医院以其服务周到逐渐被广大患者认可，成为了三级综合医院有力的补充（图 3-8-9）。

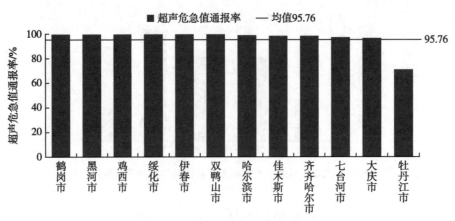

图 3-8-9　2020 年黑龙江省超声危急值通报率

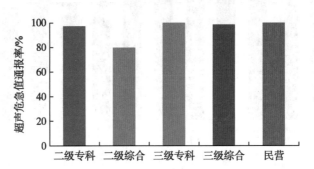

图 3-8-10　2020 年黑龙江省各类医疗机构超声危急值通报率

指标 5. 超声报告书写合格率

超声报告书写合格率反映超声检查报告书写质量。体现了医师的负责任态度及医疗水平,超声检查不同于 X 线、CT、MRI 等其他影像学检查方法,主观性比较强,同时与检查者的经验关系密切。一份合格的报告有利于临床医师的诊疗活动,而一份不合格的报告可以为临床医师带来困扰,甚至影响手术方案的制定。可能导致医患纠纷的出现。2020 年黑龙江省超声报告书写合格率均值为 99.31%,超声报告书写质量较高(图 3-8-11)。

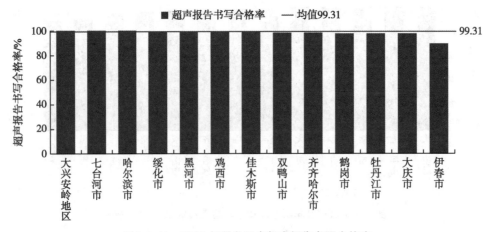

图 3-8-11　2020 年黑龙江省超声报告书写合格率

指标 6. 乳腺病变超声报告 BI-RADS(乳腺影像报告和数据系统)分类率

反映乳腺超声报告规范性。我们调查的 113 家医院结果显示,2020 年黑龙江省乳腺病变超声报告 BI-RADS 分类率均值为 88.92%,仍有很大的提升空间(图 3-8-12)。各类型医疗机构比较差距较大,其中二级专科及三级综合医院乳腺病变超声报告 BI-RADS 分类率超出平均水平以上,而其他类型医疗机构有待提高(图 3-8-13)。

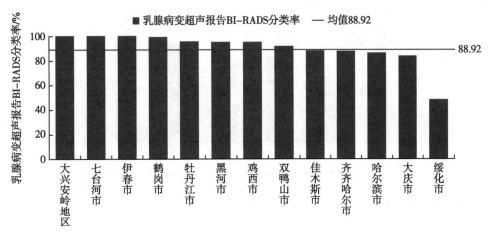

图 3-8-12　2020 年黑龙江省乳腺病变超声报告 BI-RADS 分类率

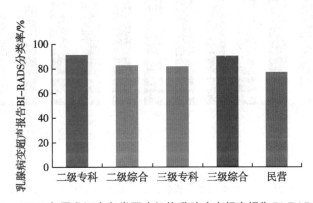

图 3-8-13　2020 年黑龙江省各类医疗机构乳腺病变超声报告 BI-RADS 分类率

指标 7. 超声报告阳性率

超声报告阳性率反映疾病检出情况，体现了超声检查的价值。调查发现黑龙江省门急诊超声报告阳性率为 77.05%，住院超声报告阳性率 85.81%，住院超声报告的阳性率较门急诊更高。

各类型医疗机构中，民营及三级综合类医院的门、急诊超声阳性率及住院超声阳性率均较高；这可能与大部分去民营及三级专科医院及综合医院就诊的患者本身疾病有关；二级专科医院阳性率最低，可能是由于承担了较多正常筛查的缘故。见图 3-8-14～图 3-8-17。

1. 门诊超声报告阳性率

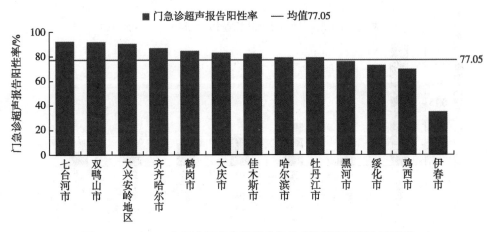

图 3-8-14　2020 年黑龙江省各类医疗机构门急诊超声报告阳性率

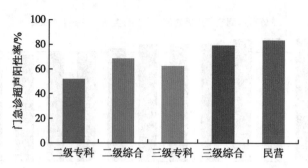

图 3-8-15　2020 年黑龙江省各类医疗机构门急诊超声报告阳性率

2. 住院超声报告阳性率

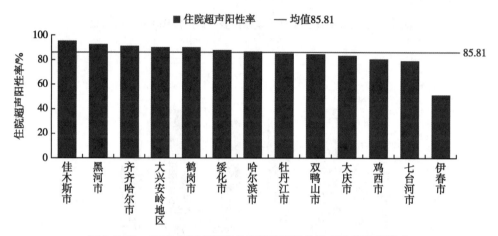

图 3-8-16　2020 年黑龙江省各类医疗机构住院超声报告阳性率

指标 8. 胎儿重大致死性畸形在超声筛查中的检出率

本指标反映在超声筛查中检出胎儿重大致死性畸形的孕妇人数，占同期超声产检的孕妇总人数的比例。反映胎儿重大致死性出生缺陷在超声筛查中的检出情况。2020 年度黑龙江省提供产检服务的医疗机构统计结果显示胎儿重大致死性畸形在超声筛查中的检出率为 0.07%（图 3-8-18）。

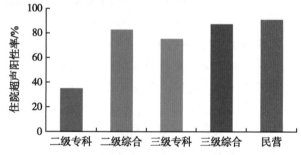

图 3-8-17　2020 年黑龙江省各类医疗机构住院超声报告阳性率

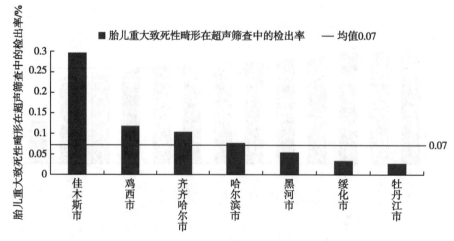

图 3-8-18　2020 年黑龙江省胎儿重大致死性畸形在超声筛查中的检出率

2020 年黑龙江省所有胎儿重大致死性畸形中，无脑儿检出率占 24.59%，其余五种畸形检出比率相近，介于 13%～17%（图 3-8-19）。

指标 9. 超声诊断符合率

超声诊断符合率以手术诊断或术后病理诊断、临床检验指标、动态随访结局、其他影像学检查佐证和病例讨论等确定，进行综合分析后作为诊断标准，是反映超声诊断质量最重要的指标，基本上能反映一定时期内超声科室诊断水平（图 3-8-20）。2020 年黑龙江省各类医疗机构超声诊断符合率整体为 85.88%。各类型医疗机构中，三级综合及二级专科医院的超声诊断符合率最高，而三级专科医院超声诊断符合率低于平均水平（图 3-8-21）。

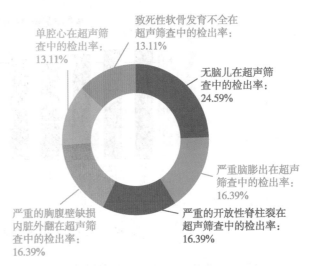

图 3-8-19 2020 年黑龙江省胎儿重大致死性畸形在超声筛查中的检出率比例

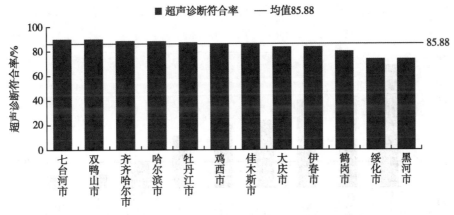

图 3-8-20 2020 年黑龙江省医疗机构超声诊断符合率

对近四年超声诊断符合率进行分析显示，我省超声诊断水平逐步提高，但仍有很大的提升空间。需要通过各类学术学习以及通过对病例的随访增强我省的超声诊断水平（图 3-8-22）。

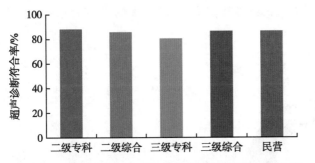

图 3-8-21 2020 年黑龙江省各类医疗机构超声诊断符合率

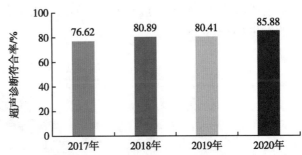

图 3-8-22 2017—2020 年黑龙江省超声诊断符合率变化

指标 10. 乳腺癌超声诊断准确性

乳腺疾病近年来呈现出高发病率、年轻化的趋势，乳腺癌早期发现、及时治疗 5 年生存率较高。超声检查是诊断为乳腺癌重要影像学方法。乳腺癌超声诊断准确性以最终病理诊断为参考标准，反映了乳腺超声诊断质量。2020 年黑龙江省乳腺癌超声诊断准确性 78.54%。我省超声诊断准确性较低，与乳腺病变超声报告 BI-RADS 分类率较低有关（图 3-8-23）。

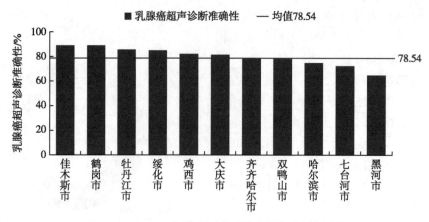

图 3-8-23　2020 年黑龙江省乳腺癌超声诊断准确性

指标 11. 超声介入相关主要并发症发生率

该指标反映医疗机构开展超声介入安全性指标,加强医师对潜在并发症认识及提供有效的防治措施。纳入统计的超声介入包括穿刺活检、抽吸、引流、插管、注药治疗、消融等超声引导下的穿刺与治疗。对我省开展介入诊疗的医院统计结果显示,主要并发症的总发生率为 0.32%(图 3-8-24)。

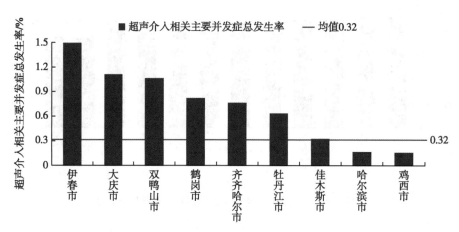

图 3-8-24　2020 年黑龙江省超声介入并发症总发生率

而六种主要并发症中出血占 84.96%,感染占 12.78%,而邻近脏器损伤、神经损伤、针道种植等其余并发症发生率较低。提示开展介入工作的医务人员在行介入诊疗前做好应急预案,尤其需要重视出血及感染的发生(图 3-8-25)。

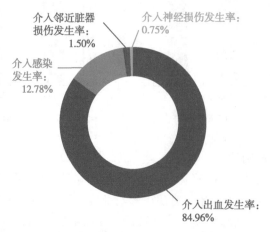

图 3-8-25　2020 年黑龙江省超声介入各类并发症构成比例

二、问题分析及改进措施

（一）存在的主要问题及原因分析

1. 超声检查医师水平参差不齐、各级医院差异较大

主要原因为：①黑龙江省超声检查的开展始于 20 世纪 60 年代，由于专业人才的缺乏，部分医院选调其他科室人员进入超声科，超声专业知识不够深入，知识理论水平较为陈旧，更新较慢；②二级医院从学历分布、职称分布及医师年龄分布上均与三级医院存在较大差异，基层医院学历整体较低，参与相关培训的机会不多，尤其是年轻医师对于疑难杂症的诊断经验不足；③超声诊断设备更新换代较快，然而大多超声医师工作量大，精力不足，缺乏对新知识学习的主动性以及积极性。

2. 超声科的工作量普遍较大

随着超声检查在临床上的广泛应用，每天接受超声检查的患者越来越多，尤其是三级综合医院。但是多数医院没有实行预约制度，医院对超声科室的检查设备及工作人员数量的安排增加速度低于患者量增加速度。

（二）改进措施

1. 加强学科建设和人才队伍建设

学科建设是医院全面协调可持续发展的基础和内在动力，人才培养又是学科建设的关键和重要支撑条件，是医院的核心竞争力。增加医师进修培训等机会。

2. 完善超声医疗规范化培训，尤其是基层医院的规范化培训

对于新上岗的人员，加强上岗前的专业考核。对已从业超声医师可选派至上级医院进修深造。

3. 完善超声医疗质控相关制度并监督规范制度的执行情况

第九节 上 海 市

一、医疗服务与质量安全情况分析

（一）数据上报概况

2020 年，上海市共有 92 家设有超声医学专业的医疗机构参与数据上报，其中，公立医院 73 家，包括三级综合医院 29 家（31.52%），二级综合医院 34 家（36.96%），三级专科医院 5 家（5.43%），二级专科医院 5 家（5.43%）；民营医院 19 家（20.65%）。各区及各类别医院分布情况见表 3-9-1。

表 3-9-1　2020 年上海市各区超声专业医疗质量控制指标抽样医疗机构分布情况

单位：家

区	二级专科	三级专科	二级综合	三级综合	民营	合计
宝山区	0	0	3	2	1	6
长宁区	0	0	3	0	0	3
奉贤区	0	0	1	1	0	2
虹口区	0	0	3	1	2	6
黄浦区	1	0	1	3	0	5
嘉定区	1	0	4	0	1	6
金山区	0	0	2	1	0	3
静安区	0	1	3	3	0	7
普陀区	0	0	1	2	2	5
浦东新区	1	0	4	7	7	19

区	二级专科	三级专科	二级综合	三级综合	民营	合计
青浦区	0	0	1	1	1	3
松江区	0	0	3	0	0	3
徐汇区	0	2	1	4	4	11
杨浦区	0	1	2	3	0	6
闵行区	2	1	2	1	1	7
全市	5	5	34	29	19	92

（二）超声医师人员配置情况

1. 超声医患比

2020 年上海市医疗机构超声医患比平均值 0.97 人 / 万人次；全市最高为宝山区，1.38 人 / 万人次，最低为金山区，0.66 人 / 万人次。说明不同地区超声医患比存在差异，部分地区超声医师相对不足（图 3-9-1）。2017—2020 年上海市超声医患比有一定波动，但无明显差异（图 3-9-2）。

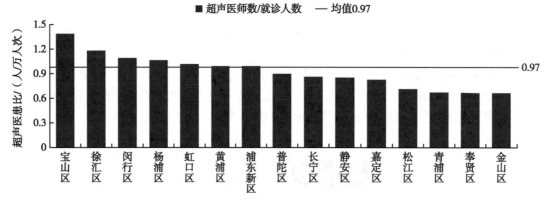

图 3-9-1　2020 年上海市各区超声医患比

2. 各类医疗机构超声科医师学历分布情况

2020 年上海市各类医疗机构超声科医师学历分布显示，三级医院具备硕士和博士学历的超声科医师比例明显高于二级医院和民营医院，此与三级医院承担更多科研工作的功能定位相关。硕士＋博士超声医师比例：三级专科医院（72.03%）＞三级综合医院（47.34%）＞民营医院（15.38%）＞二级综合医院（14.67%）＞二级专科医院 8.34%（图 3-9-3）。

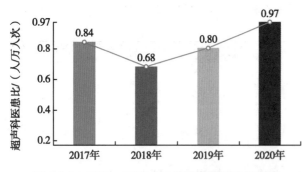

图 3-9-2　2017—2020 年上海市超声医患比变化

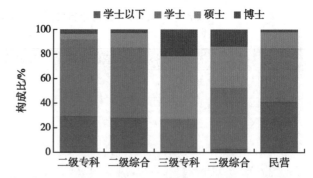

图 3-9-3　2020 年上海市各类医疗机构超声科医师学历分布情况

3. 各类医疗机构超声科医师职称分布情况

2020 年上海市各类医疗机构超声科医师职称分布显示，各类医疗机构的超声医师职称分布较为接近，人才梯队合理（图 3-9-4）。

4. 各类医疗机构超声科医师年龄分布情况

2020 年上海市各类医疗机构超声科医师年龄分布显示，各类医疗机构的超声医师年龄分布较为接近，以 25 岁～45 岁中青年医师为主（图 3-9-5）。

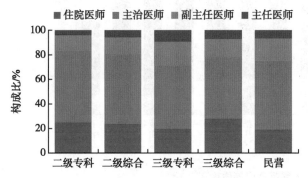

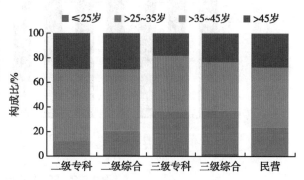

图 3-9-4 2020 年上海市各类医疗机构超声科医师职称分布情况

图 3-9-5 2020 年上海市各类医疗机构超声科医师年龄分布情况

（三）超声质控指标抽样调查结果

指标 1. 超声医师日均承担工作量

2020 年上海市医疗机构超声医师每人日均承担工作量平均值 41.17 人次；全市最高为金山区，60.21 人次，最低为宝山区，28.83 人次。其分布与各地区超声医患比相对应，超声医患比高的地区，超声医师每日人均工作量相对较少，进一步说明部分地区存在超声医师相对不足（图 3-9-6）。上海市各类医疗机构超声医师日均承担工作量差距较大，最高二级专科医院 79.08 人次，最低民营医院 20.06 人次（图 3-9-7）。2017—2020 年上海市超声医师日均承担工作量有一定波动，但无明显差异（图 3-9-8）。

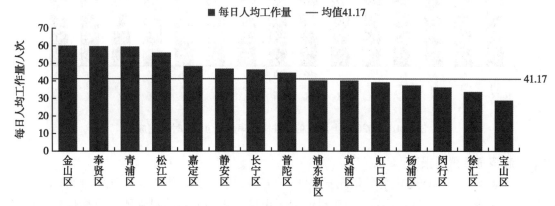

图 3-9-6 2020 年上海市各区超声医师日均承担工作量

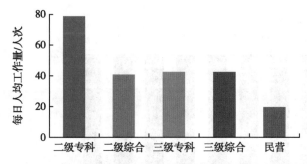

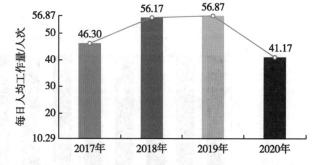

图 3-9-7 2020 年上海市各类医疗机构超声医师日均承担工作量

图 3-9-8 2017—2020 年上海市超声医师日均承担工作量变化

指标 2. 超声仪器质检率

2020 年上海市医疗机构超声仪器质检率平均值 94.29%；全市最高为长宁区，100%，最低为徐汇区，

76.06%（图3-9-9）。

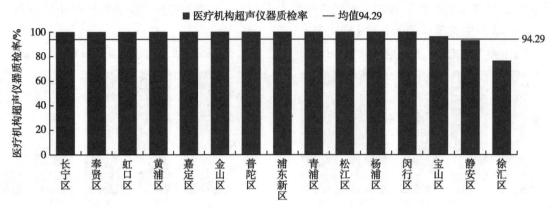

图3-9-9 2020年上海市各区超声仪器质检率

指标3. 住院超声检查48小时完成率

2020年上海市医疗机构住院超声检查48小时完成率平均值85.17%；全市最高为宝山区，100%，最低为松江区，78.91%（图3-9-10）。体现上海市医疗机构住院超声检查基本可做到即时性，为住院患者提供及时的诊断保障。

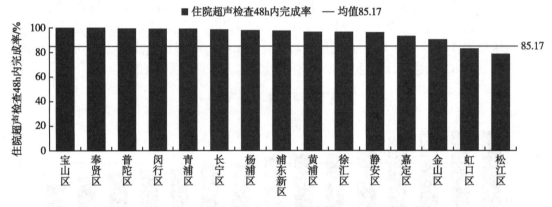

图3-9-10 2020年上海市各区住院超声检查48小时内完成率

指标4. 超声危急值通报率

2020年上海市医疗机构超声危急值通报率平均值99.27%；全市最高为宝山区，100%，最低为徐汇区，97.42%（图3-9-11）。体现了上海市医疗机构的超声检查具备很高的对临床危重症疾病的检出能力，以及超声医师与临床医师沟通的及时性。各类医疗机构均具备较高的超声危急值通报率，没有明显差异（图3-9-12）。

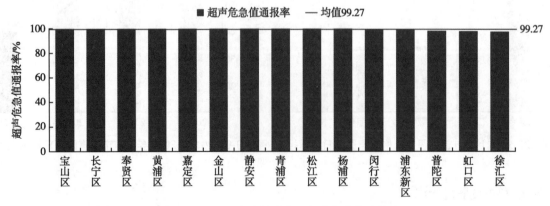

图3-9-11 2020年上海市各区超声危急值通报率

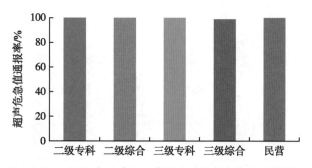

图 3-9-12　2020 年上海市各类医疗机构超声危急值通报率

指标 5. 超声报告书写合格率

2020 年上海市医疗机构超声报告书写合格率平均值 98.18%；全市最高为青浦区，99.83%，最低为金山区，95.54%。体现了上海市医疗机构具备较高的超声报告书写质量（图 3-9-13）。

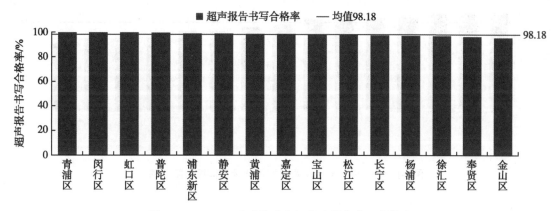

图 3-9-13　2020 年上海市各区超声报告书写合格率

指标 6. 乳腺病变超声报告 BI-RADS（乳腺影像报告和数据系统）分类率

2020 年上海市医疗机构乳腺病变超声报告 BI-RADS 分类率平均值 88.41%；全市最高为宝山区，100%，最低为虹口区，70.35%（图 3-9-14、图 3-9-15）。

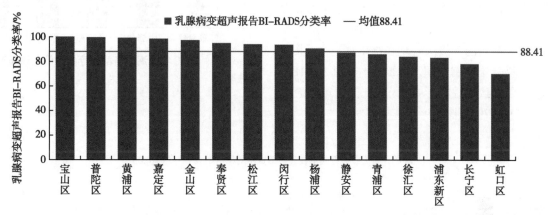

图 3-9-14　2020 年上海市各区乳腺病变超声报告 BI-RADS 分类率

指标 7. 超声报告阳性率

1. 门急诊超声报告阳性率

2020 年上海市医疗机构门急诊超声报告阳性率平均值 73.12%；全市最高为杨浦区，80.92%，最低为宝山区，55.43%。各类医疗机构中，三级专科医院门急诊超声报告阳性率最低，为 52.29%（图 3-9-16）。

2. 住院超声报告阳性率

2020 年上海市医疗机构住院超声报告阳性率平均值 85.00%；全市最高为虹口区，91.38%，最低为闵

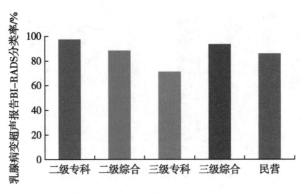

图 3-9-15　2020 年上海市各类医疗机构乳腺病变超声报告 BI-RADS 分类率

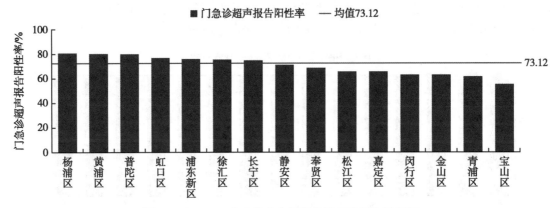

图 3-9-16　2020 年上海市各区门急诊超声报告阳性率

行区，69.86%。各类医疗机构中，二级专科医院住院超声报告阳性率最低，为 57.40%（图 3-9-17）。

指标 8. 胎儿重大致死性畸形在超声筛查中的检出率

2020 年上海市医疗机构胎儿重大致死性畸形在超声筛查中的检出率平均值 0.06%；全市最高为徐汇区，0.21%，最低为宝山区，0.02%，可能是多家具备产科超声筛查资质的三级医院均在徐汇区有关，其承担更多的产科疑难病例的超声诊断工作（图 3-9-18）。在六类胎儿重大致死性畸形中，无脑儿的超声筛查检出率最高，为 32.29%（图 3-9-19）。

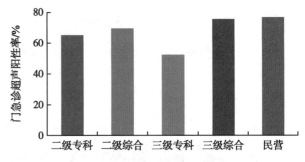

图 3-9-17　2020 年上海市各类医疗机构门急诊超声报告阳性率

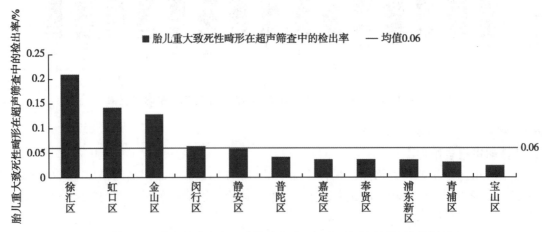

图 3-9-18　2020 年上海市各区胎儿重大致死性畸形在超声筛查中的检出率

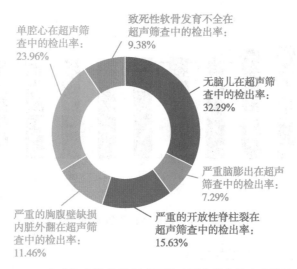

图 3-9-19　2020 年上海市胎儿重大致死性畸形在超声筛查中的检出率比例

指标 9. 超声诊断符合率

2020 年上海市医疗机构超声诊断符合率平均值 86.29%；全市最高为奉贤区，93.33%，最低为普陀区，41.30%（图 3-9-20）。不同类型医疗机构的超声诊断符合率没有明显差异（图 3-9-21）。2017—2020 年上海市超声诊断符合率没有明显变化（图 3-9-22）。

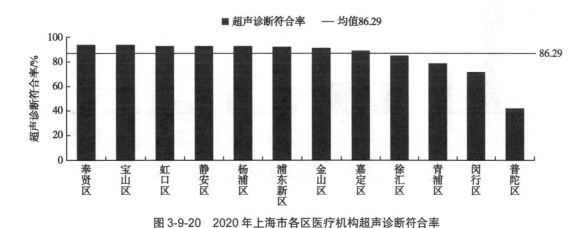

图 3-9-20　2020 年上海市各区医疗机构超声诊断符合率

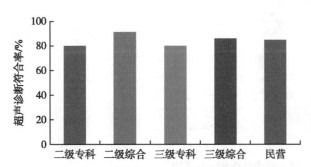

图 3-9-21　2020 年上海市各类医疗机构超声诊断符合率

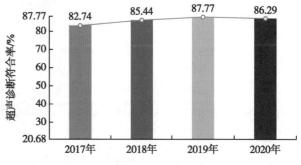

图 3-9-22　2017—2020 年上海市超声诊断符合率变化

指标 10. 乳腺癌超声诊断准确性

2020 年上海市医疗机构超声诊断符合率平均值 78.09%；全市最高为奉贤区，94%，最低为普陀区，48.36%（图 3-9-23）。

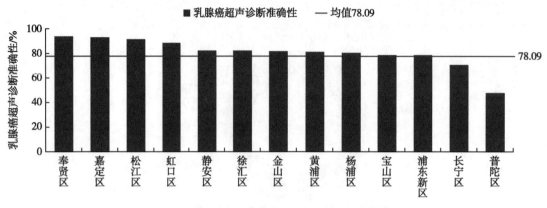

图 3-9-23　2020 年上海市各区乳腺癌超声诊断准确性

指标 11. 超声介入相关主要并发症发生率

2020 年上海市医疗机构超声介入相关主要并发症发生率平均值 0.04%；全市最高为静安区，1.43%，最低为黄浦区，0.02%（图 3-9-24）。超声介入相关主要并发症中，介入出血发生率最高，为 78.18%。上海市医疗机构超声介入相关主要并发症发生率各地区存在差异，可能与参与数据上报的医疗机构开展超声介入治疗的医疗手术量相关（图 3-9-25）。

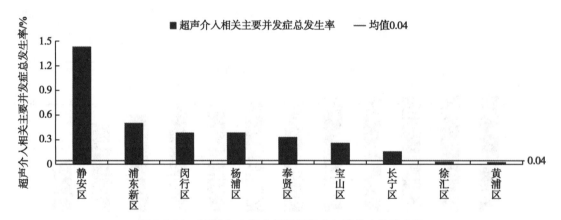

图 3-9-24　2020 年上海市各区超声介入并发症总发生率

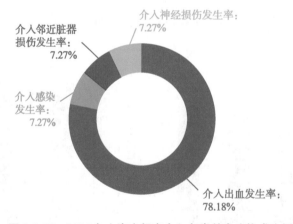

图 3-9-25　2020 年上海市超声介入各类并发症构成比例

二、问题分析及改进措施

（一）存在的主要问题及原因分析

1. 根据 2018 年上海市超声质量控制中心开展的全市超声专业医疗机构调查，本次参与数据上报的医疗机构覆盖率仅为32.62%（92/282）。一方面可能导致上报数据不能充分反映整体上海市医疗机构超声专业现状；另一方面也能因为部分地区上报数据的医疗机构数量较少，造成有些数据统计存在一定偏差。

2. 上海市医疗机构超声医患比高的地区，超声医师每日人均工作量相对较少，不同地区超声医师分布不均，部分地区存在超声医师相对不足。

3. 上海市医疗机构乳腺病变超声报告BI-RADS分类率和乳腺癌超声诊断准确性平均水平较高，但不同地区存在一定差异，部分医疗机构尚未开展乳腺病变超声报告BI-RADS分类。可能因为上海市有关部门并没有发文强制规定所有医疗结构的乳腺病变超声报告必须使用BI-RADS分类。

（二）改进措施

1. 加大参加国家医疗服务与质量安全报告数据上报的通知力度，除了通过各省（直辖市）超声质控中心向各个医疗机构超声专业科室传达外，还应加大对各个医疗机构相关行政部门的通知力度，例如医务处、院办等，协助完成数据上报，并确保上报数据可信度。

2. 各省市的医疗资源分布都存在一定的地域差异性，与地域人口、政治、经济发展密切相关，上海市正在致力于通过在医疗相对薄弱地区新建三级医院分院、同质化管理、集团化托管等方式，拉动不同地区的医疗发展水平。

3. 乳腺病变超声报告BI-RADS分类在临床中具有很高的应用价值，质控中心可以通过专题培训，增加不同医疗机构超声医师对超声报告BI-RADS分类的认识；通过督查，抽样报告质量等形式，加强对超声报告BI-RADS分类的质量控制，提高诊断准确性，增加超声报告BI-RADS分类的共识性。

第十节 江 苏 省

一、医疗服务与质量安全情况分析

（一）数据上报概况

2020年，江苏省共有264家设有超声医学专业的医疗机构参与数据上报。其中，公立医院176家，包括三级综合医院68家（25.76%），二级综合医院81家（30.68%），三级专科医院18家（6.82%），二级专科医院9家（3.41%）；民营医院88家（33.33%）。各地级市及各类别医院分布情况见表3-10-1。

表3-10-1　2020年江苏省超声专业医疗质量控制指标抽样医疗机构分布情况

单位：家

地市	二级专科	三级专科	二级综合	三级综合	民营	合计
常州市	0	2	0	2	7	11
淮安市	4	2	7	5	2	20
连云港市	0	1	2	4	10	17
南京市	0	3	11	9	12	35
南通市	0	2	15	6	5	28
苏州市	0	0	14	10	11	35
宿迁市	1	0	1	1	17	20
泰州市	2	0	5	5	2	14
无锡市	0	2	9	6	5	22
徐州市	0	3	6	7	3	19
盐城市	0	1	3	4	10	18
扬州市	0	1	1	6	2	10
镇江市	2	1	7	3	2	15
全省	9	18	81	68	88	264

（二）超声医师人员配置情况

1. 超声医患比

2020 年江苏省超声医患比见图 3-10-1，均值为 1.22，连云港市最高、镇江市最低，共 6 个城市（苏州、泰州、宿迁、盐城、扬州、镇江）医患比低于均值，间接说明该 6 市较其他 7 市来说，超声医师数量不足或超声医师工作量较大，以镇江市为甚。

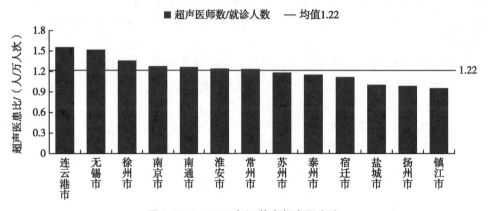

图 3-10-1　2020 年江苏省超声医患比

2017—2020 年江苏省超声医患比变化情况见图 3-10-2，2020 年最高，可能与新冠肺炎疫情导致就诊人数下降有关。

2. 各类医疗机构超声科医师学历分布情况

2020 年江苏省超声科医师学历总占比分布情况见图 3-10-3，学士占比 70% 以上，博士仅占 1.43%。

2020 年江苏省各类医疗机构超声医师学历分布情况见图 3-10-4，二级专科医院中学历为学士以下的占大多数，另四类医院中以学士占多数，三级专科及三级综合医院硕博士比例增加，后者更为明显。

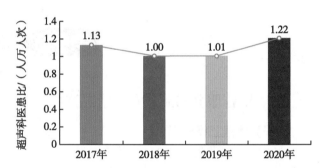

图 3-10-2　2017—2020 年江苏省超声医患比变化

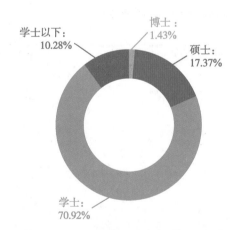

图 3-10-3　2020 年江苏省超声科医师学历总占比分布情况

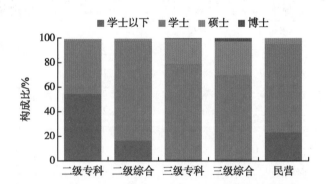

图 3-10-4　2020 年江苏省各类医疗机构超声科医师学历分布情况

3. 各类医疗机构超声科医师职称分布情况

2020 年江苏省超声科医师职称总占比分布情况见图 3-10-5，主治医师最多，其余依次为住院医师、副主任医师、主任医师。

2020 年江苏省各类医疗机构超声医师职称分布情况见图 3-10-6,主治医师为工作"主力军",在二级专科医院及民营医院中住院医师比例较其他为大,三级专科和综合医院的副主任医师与主任医师占比相似。

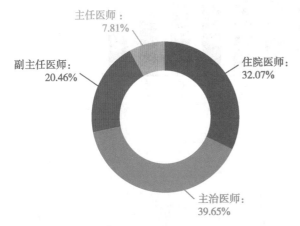

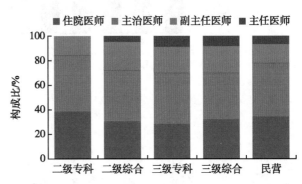

图 3-10-5　2020 年江苏省超声科医师职称总占比分布情况

图 3-10-6　2020 年江苏省各类医疗机构超声科医师职称分布情况

4. 各类医疗机构超声科医师年龄分布情况

2020 年江苏省超声科医师年龄总占比分布情况见图 3-10-7,>25～35 岁的医师占比最多,超过 40%,其余依次为 >35～45 岁、>45 岁、<25 岁。

2020 年江苏省各类医疗机构超声医师年龄分布情况见图 3-10-8,二级专科医院中以 >35～45 岁的医师为多,二级综合、三级专科及综合医院中以 >25～35 岁的医师为多,民营医院中 >45 岁的医师比例较其他类型医院为高,可能与该类医院退休返聘人员较多有关。

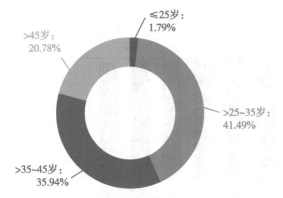

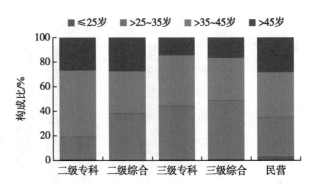

图 3-10-7　2020 年江苏省超声科医师年龄总占比分布情况

图 3-10-8　2020 年江苏省各类医疗机构超声科医师年龄分布情况

(三)超声质控指标抽样调查结果

指标 1. 超声医师日均承担工作量

2020 年江苏省各城市超声医师日均承担工作量见图 3-10-9,可见镇江市超声医师每日人均工作量最高、连云港市最低,镇江市、扬州市、盐城市、宿迁市、泰州市、苏州市超声医师工作负荷超出全省平均水平。

2020 年江苏省各类医疗机构超声医师日均承担工作量见图 3-10-10,三级综合及三级专科医院超声医师工作负荷较大,二级专科医院最低。

2017—2020 年江苏省超声医师日均承担工作量变化见图 3-10-11,2018 年工作量最高、2020 年最低,可能跟新冠肺炎疫情就诊人数减少有关。

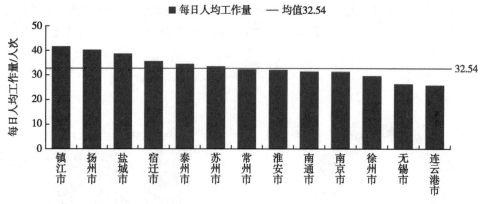

图 3-10-9　2020 年江苏省各地市超声医师日均承担工作量

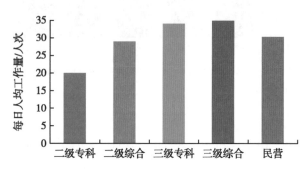

图 3-10-10　2020 年江苏省各类医疗机构超声医师日均承担工作量

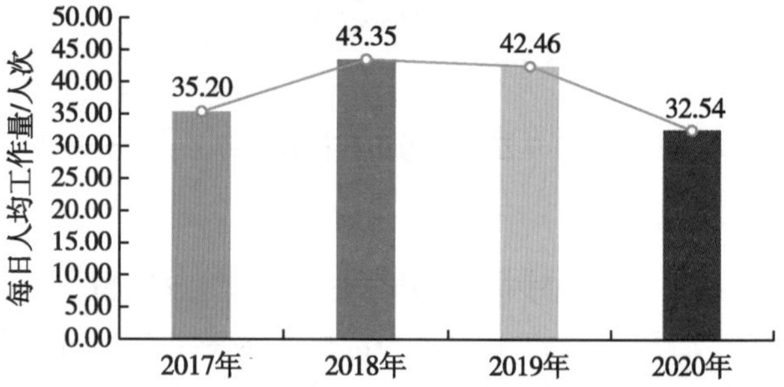

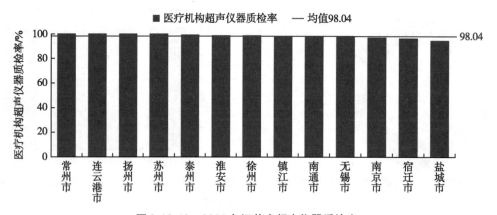

图 3-10-11　2017—2020 年江苏省超声医师日均承担工作量变化

指标 2. 超声仪器质检率

2020 年江苏省超声仪器质检率见图 3-10-12,均值为 98.04%,仅盐城市低于 95%。

图 3-10-12　2020 年江苏省超声仪器质检率

指标 3. 住院超声检查 48 小时完成率

2020 年江苏省各城市住院超声检查 48 小时完成率见图 3-10-13,均值为 99.93%,苏州市最高,达 99.99%,徐州市最低,仅 68.27%,应提高住院超声报告的及时性。

2020 年江苏省各类医疗机构住院超声检查 48 小时完成率见图 3-10-14,二级专科医院达 100%,三级专科及综合医院均超过 99.99%,二级综合医院最低,仅 87.96%。

指标 4. 超声危急值通报率

2020 年江苏省各城市超声危急值通报率见图 3-10-15,均值为 98.08%,苏州市、宿迁市达 100%,南通市最低,仅 91.98%。

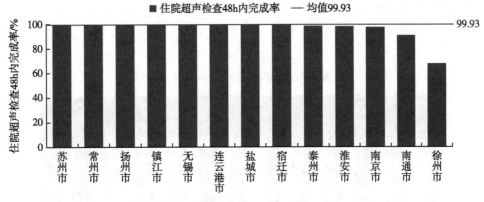

图 3-10-13　2020 年江苏省各城市住院超声检查 48 小时完成率

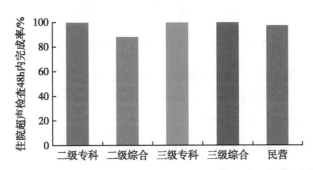

图 3-10-14　2020 年江苏省各类医疗机构住院超声检查 48 小时完成率

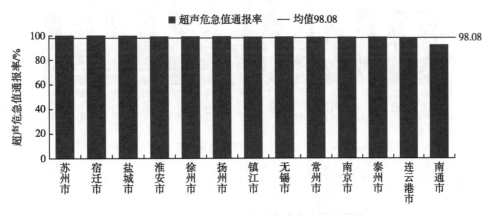

图 3-10-15　2020 年江苏省超声危急值通报率

　　2020 年江苏省各类医疗机构超声危急值通报率见图 3-10-16，二级专科医院达 100%，三级综合医院较低。

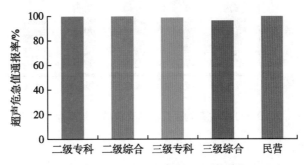

图 3-10-16　2020 年江苏省各类医疗机构超声危急值通报率

指标 5. 超声报告书写合格率

2020 年江苏省超声报告书写合格率见图 3-10-17,均值为 95.69%,盐城市、徐州市、常州市均超过 99.99%,南通市最低,仅 92.49%。

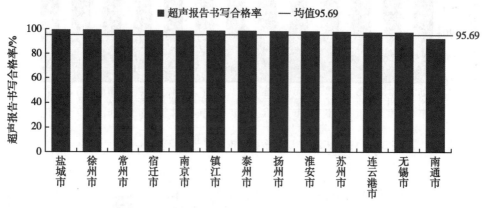

图 3-10-17　2020 年江苏省超声报告书写合格率

指标 6. 乳腺病变超声报告 BI-RADS(乳腺影像报告和数据系统)分类率

2020 年江苏省各城市乳腺病变超声报告 BI-RADS 分类率见图 3-10-18,均值为 88.70%,扬州市、盐城市、镇江市均 >95%,泰州市最低,仅 62.75%。

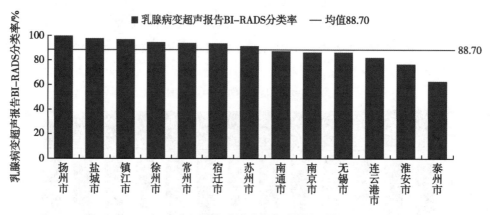

图 3-10-18　2020 年江苏省乳腺病变超声报告 BI-RADS 分类率

2020 年江苏省各类医疗机构乳腺病变超声报告 BI-RADS 分类率见图 3-10-19,三级专科医院最高,超过 99%,二级专科医院最低,仅 77.95%。

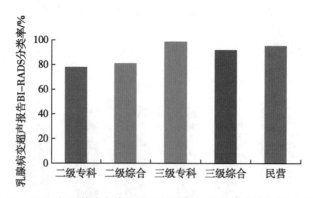

图 3-10-19　2020 年江苏省各类医疗机构乳腺病变超声报告 BI-RADS 分类率

指标 7. 超声报告阳性率

2020 年江苏省各城市门急诊超声报告阳性率见图 3-10-20,扬州市最高为 79.24%,常州市最低为 52.21%。

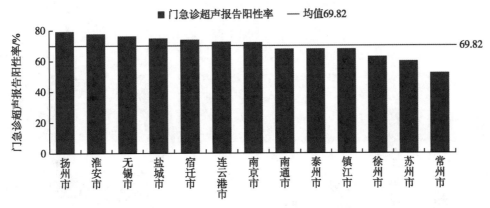

图 3-10-20　2020 年江苏省门急诊超声报告阳性率

2020 年江苏省各类医疗机构门急诊超声报告阳性率见图 3-10-21,二级综合医院最高,三级专科医院最低。

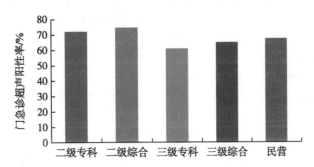

图 3-10-21　2020 年江苏省各类医疗机构门急诊超声报告阳性率

指标 8. 胎儿重大致死性畸形在超声筛查中的检出率

2020 年江苏省各城市胎儿重大致死性畸形在超声筛查中的检出率见图 3-10-22,泰州市最高(0.092%)、常州市最低(0.012%)。

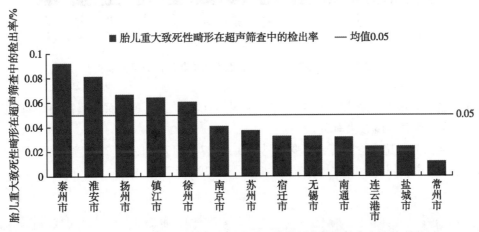

图 3-10-22　2020 年江苏省胎儿重大致死性畸形在超声筛查中的检出率

2020 年江苏省各类医疗机构胎儿重大致死性畸形在超声筛查中的检出率见图 3-10-23,三级专科医院检出率最高,达 0.109 7%,二级综合医院与民营医院较低。

2020 年江苏省胎儿重大致死性畸形在超声筛查中的检出率比例见图 3-10-24,严重的胸腹壁缺损内脏外翻检出率最高,其余依次为严重的开放性脊柱裂、无脑儿、严重脑膨出、单腔心、致死性软骨发育不全。

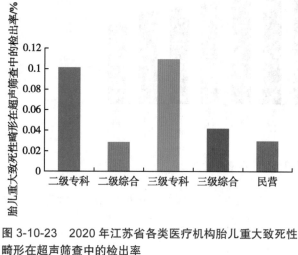

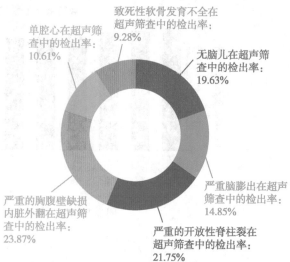

图 3-10-23 2020 年江苏省各类医疗机构胎儿重大致死性畸形在超声筛查中的检出率

图 3-10-24 2020 年江苏省胎儿重大致死性畸形在超声筛查中的检出率比例

指标 9. 超声诊断符合率

2020 年江苏省各城市医疗机构超声诊断符合率见图 3-10-25，均值为 85.90%，扬州市最高，达 90.86%，常州市最低，仅 67.50%。

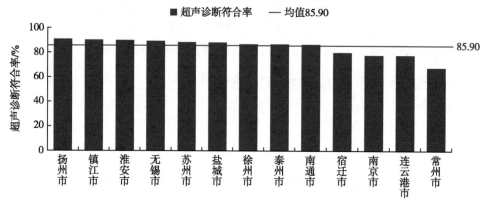

图 3-10-25 2020 年江苏省医疗机构超声诊断符合率

2020 年江苏省各类医疗机构超声诊断符合率见图 3-10-26，二级专科医院最高、民营医院最低，可能与至三级医院就诊的疾病难度较大有关。

2017—2020 年江苏省超声诊断符合率变化见图 3-10-27，2017 年最高，2018 年最低，2019 年、2020 年较 2018 年大幅提升，说明超声诊断质量有提高，但仍不及 2017 年。

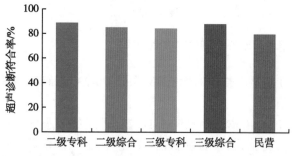

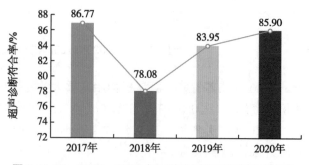

图 3-10-26 2020 年江苏省各类医疗机构超声诊断符合率

图 3-10-27 2017—2020 年江苏省超声诊断符合率变化

指标 10. 乳腺癌超声诊断准确性

2020 年江苏省各城市乳腺癌超声诊断准确性见图 3-10-28,均值为 82.19%,泰州市最高,达 88.07%,扬州市最低,仅 60.59%。

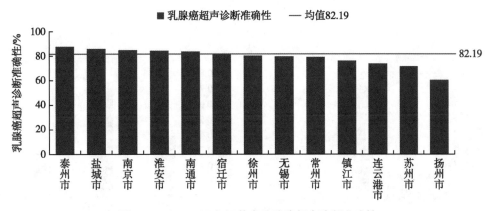

图 3-10-28 2020 年江苏省乳腺癌超声诊断准确性

2020 年江苏省各类医疗机构乳腺癌超声诊断准确性见图 3-10-29,二级专科医院最高、二级综合医院最低。

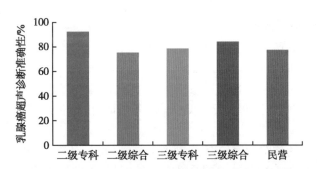

图 3-10-29 2020 年江苏省各类医疗机构乳腺癌超声诊断准确性

指标 11. 超声介入相关主要并发症发生率

2020 年江苏省各城市超声介入并发症总发生率见图 3-10-30,苏州市最高,达 1.056%,南通市最低,仅 0.065%。

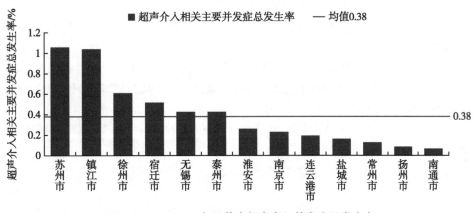

图 3-10-30 2020 年江苏省超声介入并发症总发生率

　　2020 年江苏省超声介入各类并发症构成比例见图 3-10-31，介入出血发生率最高，其余依次为感染、邻近脏器损伤、针道种植、神经损伤。

　　2020 年江苏省各类医疗机构超声介入并发症发生率见图 3-10-32，三级专科医院最高，需加强医师对潜在并发症的认识及提供有效的防治措施。

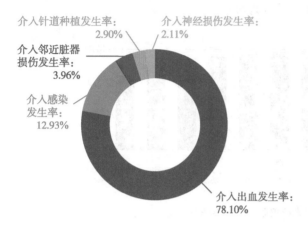

图 3-10-31　2020 年江苏省超声介入各类并发症构成比例

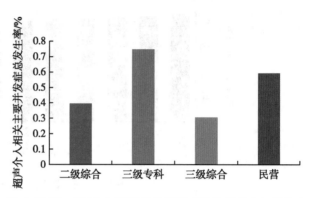

图 3-10-32　2020 年江苏省各类医疗机构超声介入并发症发生率

二、问题分析及改进措施

（一）存在的主要问题及原因分析

　　1. 江苏省医疗机构超声科医师中学士学位占大多数，高学历（硕士及博士）偏少，特别是博士学位的超声医师短缺，超声医学人才储备力量不足。

　　2. 江苏省医疗机构超声医学科每日人均工作量中三级综合医院最高，而三级综合医院的超声阳性率却较高，说明三级综合医院超声医师每日工作量大，患者病情复杂，但超声医师数量不足，江苏省三级综合医院的超声医师需求量大。

　　3. 部分城市如徐州市等的住院超声检查 48 小时完成率较低，住院超声检查的及时性不够。

　　4. 危急值通报率部分城市达 100%，但部分城市较低，三级医院通报率最低。

　　5. 部分城市如泰州乳腺病变超声报告 BI-RADS 分类率较低，说明乳腺超声报告不规范。

　　6. 民营医院超声诊断符合率较其他类型医院显著偏低，需加强对民营医院超声医师的诊断技能的规范化培训及继续教育等学习内容。

　　7. 江苏省内特别是三级综合医院的超声工作分散，很多医院的各个临床科室均设有自己的超声室，超声设备和超声从业人员、资质混杂，这部分超声操作人员和检查质量的质控问题缺乏集中管理，需完善集中管理系统，真正将超声质控工作辐射到超声医学的每一个角落。

　　8. 部分医院已增设超声技师岗位，但该类人群存在晋升问题。

（二）改进措施

　　1. 提高江苏省超声医师的教育水平，制定相关引进人才的优惠政策，吸引高素质人才。

　　2. 注重江苏省三级医院超声学科的统一管理，可从质控、人员准入、资质考核等多方面入手，根据工作难度、强度合理安排医师岗位。

　　3. 加强江苏省民营医院超声人员的从业资质和病理随访的监管工作，可定期进行相应的授课、理论和操作考核，加强超声从业人员的继续教育和考核工作。

　　4. 超声危急值上报事关患者及胎儿生命安全，应加强宣教和培训，并采取相应奖惩机制，争取危急值通报率达 100%。

　　5. 乳腺病变超声报告 BI-RADS 分类系统有利于乳腺超声报告标准化、同质化与规范化，应加强宣传与培训，进一步提高乳腺超声 BI-RADS 分类率。

第十一节 浙江省

一、医疗服务与质量安全情况分析

（一）数据上报概况

2020年浙江省共有255家设有超声医学专业的医疗机构参与数据上报。其中，公立医院232家，包括三级综合医院75家（29.4%），二级综合医院113家（44.3%），三级专科医院18家（7.1%），二级专科医院26家（10.2%）；民营医院23家（9.0%）。各地级市及各类别医院分布情况见表3-11-1。

表3-11-1 2020年浙江省超声专业医疗质量控制指标抽样医疗机构分布情况

单位：家

地市	二级专科	二级综合	三级专科	三级综合	民营	合计
杭州市	3	18	7	16	2	46
湖州市	1	6	2	4	1	14
嘉兴市	4	12	1	5	2	24
金华市	3	12	2	7	6	30
丽水市	1	10	0	2	0	13
宁波市	1	12	3	10	4	30
绍兴市	2	8	2	10	0	22
台州市	3	9	0	7	2	21
温州市	4	14	0	9	4	31
舟山市	0	3	1	2	0	6
衢州市	4	9	0	3	2	18
全省	26	113	18	75	23	255

（二）超声医师人员配置情况

1. 超声医患比

全省最高地市丽水1.19人/万人次，最低地市嘉兴0.77人/万人次，平均值0.99人/万人次（图3-11-1），较2018年和2019年呈上升趋势（图3-11-2），超声医师相对数量逐年增加。

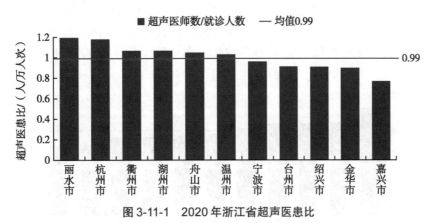

图3-11-1 2020年浙江省超声医患比

2. 各类医疗机构超声科医师学历分布情况

从全省层面看内，超声医师的硕、博人才比例偏低，学士及以下人员比例偏高（图3-11-3）。

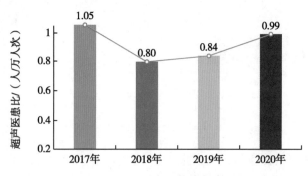

图 3-11-2 2017—2020 年浙江省超声医患比变化

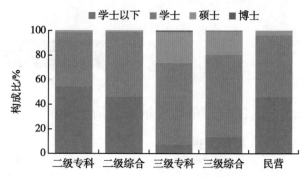

图 3-11-3 2020 年浙江省各类医疗机构超声科医师学历分布情况

3. 各类医疗机构超声科医师职称分布情况

全省各类医疗机构的超声医师职称比例相对合理,分布较均衡(图 3-11-4)。

4. 各类医疗机构超声科医师年龄分布情况

全省各类医疗机构超声医师 35 周岁以下的年轻人所占比例较高,三级医疗机构尤为明显,他们是超声诊疗工作的生力军(图 3-11-5)。

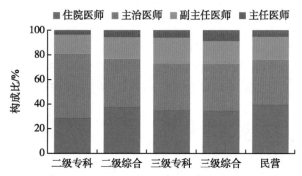

图 3-11-4 2020 年浙江省各类医疗机构超声科医师职称分布情况

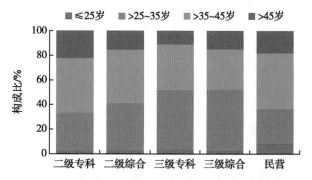

图 3-11-5 2020 年浙江省各类医疗机构超声科医师年龄分布情况

(三)超声质控指标抽样调查结果

指标 1. 超声医师日均承担工作量

全省超声医师日均承担工作量,最高的是嘉兴市 51.66 人次,最低的是丽水市 33.48 人次,平均值为 40.37 人次,嘉兴、金华、绍兴、台州、宁波五个地市高于平均值,这五个地市超声医师工作压力相对较大(图 3-11-6)。从不同类别的医疗机构层面看,三级医疗机构高于二级医疗机构,三级专科医疗机构最高(图 3-11-7)。2020 年因疫情影响,全省超声医师日均承担工作量较 2018 年和 2019 年有所下降,但仍高于 2017 年(图 3-11-8)。统计数据表明,全省二级以上医院特别是三级医院的超声专业人员工作量依旧繁重,超声作为一项常规的影像学检查手段,在临床诊疗工作中发挥着越来越重要的作用。

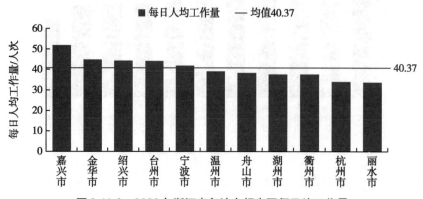

图 3-11-6 2020 年浙江省各地市超声医师日均工作量

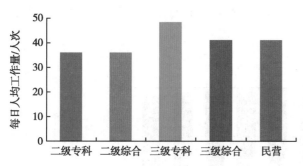

图 3-11-7　2020 年浙江省各类医疗机构超声医师日均工作量

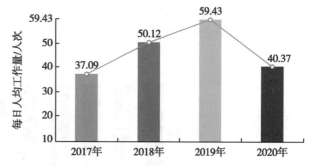

图 3-11-8　2017—2020 年浙江省超声医师日均工作量变化

指标 2. 超声仪器质检率

超声仪器质检率全省最高的是湖州市和台州市高达 100%，最低的是丽水市 93.37%，平均值为 97.69%，统计数据表明绝大多数医院的超声仪器均能完成每年一次的质检（图 3-11-9）。

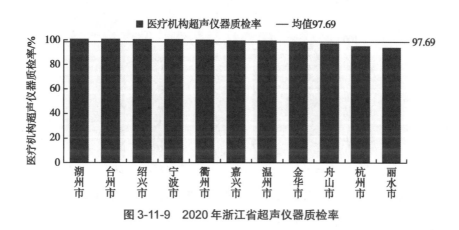

图 3-11-9　2020 年浙江省超声仪器质检率

指标 3. 住院超声检查 48 小时完成率

住院超声检查 48 小时完成率全省最高的是衢州市 99.99%，最低的是宁波市 77.40%，平均值为 86.43%，温州、嘉兴、宁波市低于平均值，统计数据表明此三个地市住院患者数量多，预约时间长，超声医师工作压力大（图 3-11-10）。

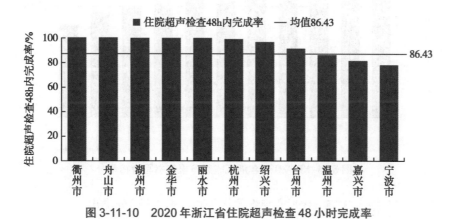

图 3-11-10　2020 年浙江省住院超声检查 48 小时完成率

指标 4. 超声危急值通报率

全省最高的是舟山市 100%，最低的是温州市 88.34%（图 3-11-11），平均值为 96.10%。不同类别的医疗机构，最高的是三级专科医疗机构，最低的是二级综合医疗机构，各级医院危急值通报率差距较小，相对均衡（图 3-11-12）。统计数据表明，随着超声医学专业质量安全与管理制度在临床工作中的推广，统一规范的超声危急值名称已在各级医院广泛应用,超声专业人员日趋严格执行危急值报告流程,切实把患者的生命与安全放在首位。

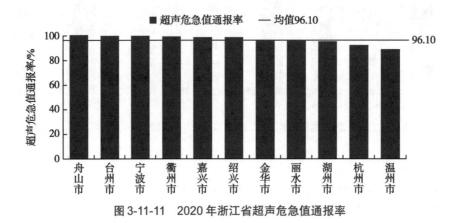

图 3-11-11　2020 年浙江省超声危急值通报率

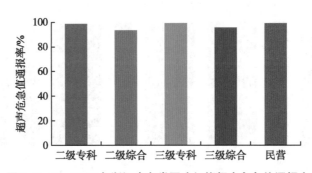

图 3-11-12　2020 年浙江省各类医疗机构超声危急值通报率

指标 5. 超声报告书写合格率

全省最高的是舟山市 99.43%,最低的是杭州市 74.75%,平均值为 90.16%,衢州、温州和杭州三地市的超声报告书写合格率低于平均值(图 3-11-13)。

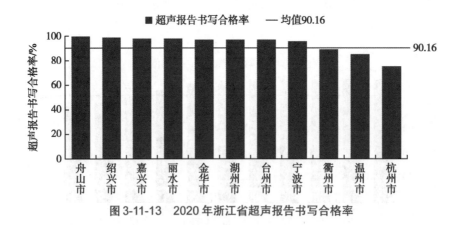

图 3-11-13　2020 年浙江省超声报告书写合格率

指标 6. 乳腺病变超声报告 BI-RADS(乳腺影像报告和数据系统)分类率

全省最高的是温州市 99.67%,最低的是金华市 75.16%,平均值为 95.65%,温州、嘉兴、宁波的医疗机构 BI-RADS 分类率高于平均值(图 3-11-14),说明此项工作落实得比较到位。不同类别的医疗机构,三级医疗机构总体高于二级医疗机构和民营医疗机构,三级专科医疗机构最高(图 3-11-15)。统计数据表明三级医疗机构应用 BI-RADS 分类更深入,与三级医院超声医师高学历比例相对较高、对乳腺病变指南的掌握程度较好有一定的关系。

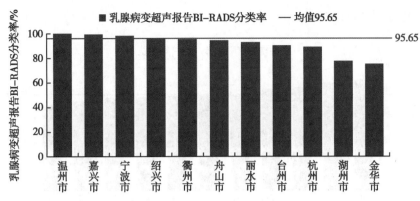

图 3-11-14　2020 年浙江省乳腺病变超声报告 BI-RADS 分类率

指标 7. 超声报告阳性率

1. 门急诊超声报告阳性率

　　全省最高的是金华市 86.72%，最低的是宁波市 69.41%，平均值为 75.30%（图 3-11-16）。不同类别的医疗机构，二级医疗机构总体高于三级医疗机构（图 3-11-17）。上述数据也反映出患者已逐渐适应门、急诊到二级医院首诊，为分级诊疗制度的进一步实施打下坚实基础。

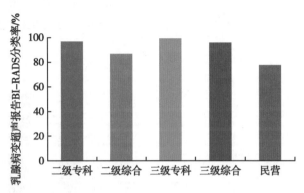

图 3-11-15　2020 年浙江省各类医疗机构乳腺病变超声报告 BI-RADS 分类率

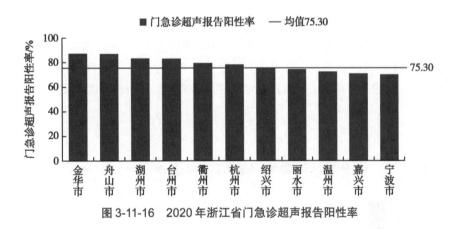

图 3-11-16　2020 年浙江省门急诊超声报告阳性率

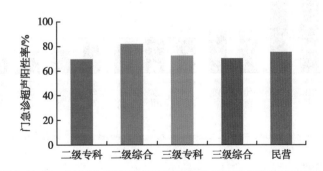

图 3-11-17　2020 年浙江省各类医疗机构门急诊超声报告阳性率

2. 住院超声报告阳性率

　　全省最高的是舟山市 88.96%，最低的是温州市 68.47%，平均值为 77.70%（图 3-11-18）。在不同医疗机构中,民营医院最高(图3-11-19)。

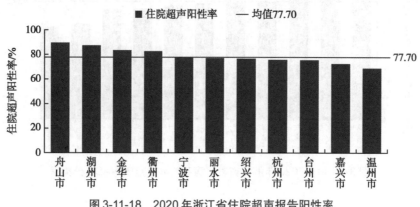

图3-11-18 2020年浙江省住院超声报告阳性率

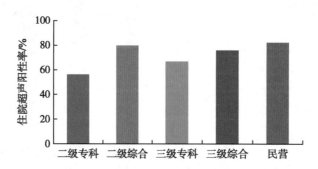

图3-11-19 2020年浙江省各类医疗机构住院超声报告阳性率

指标8. 胎儿重大致死性畸形在超声筛查中的检出率

全省最高的是舟山市0.18%,最低的是衢州市0.03%,平均值为0.06%(图3-11-20)。经超声筛查出的各重大致死性畸形中,无脑儿占比最高,为25.50%,随后依次是:严重的胸腹壁缺损内脏外翻占23.67%、严重的开放性脊柱裂占17.98%、单腔心占12.29%、严重脑膨出占11.56%和致死性软骨发育不全占8.99%(图3-11-21)。

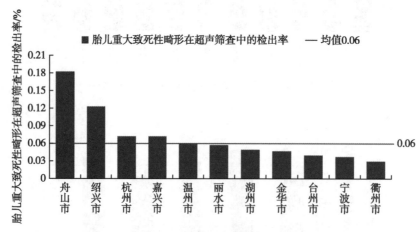

图3-11-20 2020年浙江省胎儿重大致死性畸形在超声筛查中的检出率

指标9. 超声诊断符合率

全省最高的是宁波市92%,最低的是金华市80.3%,平均值为88.13%(图3-11-22)。在不同医疗机构中,三级医院总体高于二级医院和民营医院(图3-11-23),说明三级医院超声诊断水平较高,这可能与超声医师高学历和高职称占比高有一定的关系。2020年,全省超声诊断符合率较前两年有较大幅度的提高

（图 3-11-24），这与省级层面多渠道、多形式开展超声质控评价、学术交流和专业培训密不可分，省超声质控中心积极为全省超声专业人员搭建学习交流的平台。

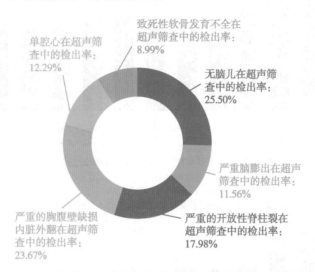

图 3-11-21　2020 年浙江省胎儿重大致死性畸形在超声筛查中的检出率比例

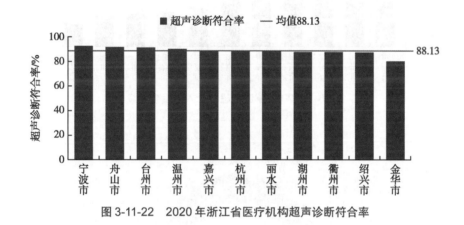

图 3-11-22　2020 年浙江省医疗机构超声诊断符合率

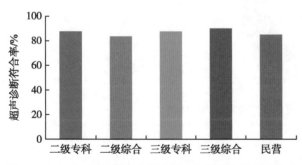

图 3-11-23　2020 年浙江省各类医疗机构超声诊断符合率 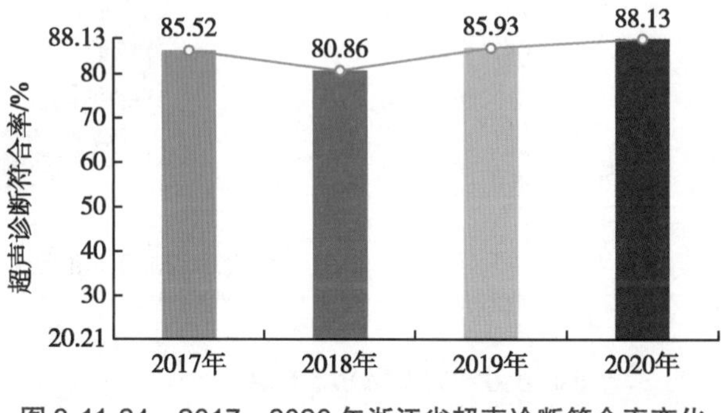　　图 3-11-24　2017—2020 年浙江省超声诊断符合率变化

指标 10. 乳腺癌超声诊断准确率

全省最高的是舟山市 94.17%，最低的是丽水市 63.83%，平均值为 74.08%（图 3-11-25）。

指标 11. 超声介入相关并发症发生率

全省最高的是舟山市 0.90%，最低的是丽水市 0.20%，平均值为 0.52%（图 3-11-26），舟山和杭州介入相关主要并发症发生率较高的原因可能是因为舟山开展介入例数量少，杭州开展复杂介入病例数量较多。各类并发症构成比例：介入出血占比最高，达 75.04%，其次是介入感染为 14.59%，神经损伤和临近脏器损伤均为 4.70%，针道种植仅 0.97%（图 3-11-27）。

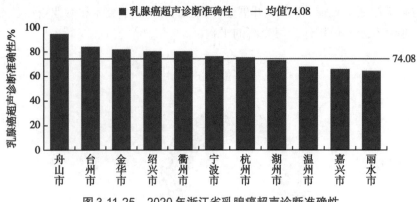

图 3-11-25　2020 年浙江省乳腺癌超声诊断准确性

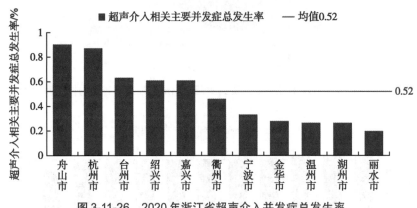

图 3-11-26　2020 年浙江省超声介入并发症总发生率

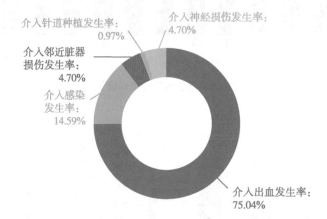

图 3-11-27　2020 年浙江省超声介入各类并发症构成比例

二、问题分析及改进措施

（一）存在的主要问题及原因分析

1. 因新冠肺炎疫情影响，2020 年浙江省超声医患比虽较前两年有所缓解，但超声医师数量总体仍然不足，各市及各级医院均存在不同程度超声医师缺口，各级医院的超声医师学历及诊断水平参差不齐，尤其缺乏硕士、博士等高学历人才。

2. 超声医师工作量过大，尤其是三级医院超声医师每日承担工作量较高，过高的工作负荷及压力会在一定程度上影响超声检查质量及报告书写合格率。

3. 因各医院统计病种不同、标准不同、同一病种收治患者难易程度不同，以及超声诊断的精确度、已知疾病的复诊、临床及其他影像学检查提示等，使得超声诊断符合率统计结果存在较大差异。

（二）改进措施

1. 进一步加强对各级医疗机构,尤其是哨点医院的质控理论的培训和指导,重点进行超声报告阳性率和超声诊断符合率等指标的解读,进一步督促各单位相关人员深刻理解填报内容的内涵,确保所填数据的统一性、准确性。

2. 将数据提供给相关卫生行政管理部门与各级医疗机构,建议各级主管部门进一步重视超声医学学科建设,加大超声人才培养和引进的力度。

3. 每年组织质控检查,促进各医疗机构加强超声医学学科建设和管理,保证超声医学工作遵循安全、准确、及时、有效、经济、便民和保护患者隐私的原则开展。

4. 各级医疗机构间要加强交流与沟通,互帮互助,取长补短,积极探索超声检查结果互认的有效措施和办法,保证超声检查结果的有效性、准确性,减少不必要的重复检查。

第十二节 安徽省

一、医疗服务与质量安全情况分析

（一）数据上报概况

2020 年,安徽省共有 192 家设有超声医学专业的医疗机构参与数据上报,其中,公立医院 135 家,包括三级综合医院 48 家,占 25%,二级综合医院 76 家,占 39.58%,三级专科医院 7 家,占 3.64%,二级专科医院 5 家,占 2.6%;民营医院 56 家,占 29.17%。各地级市及各类别医院分布情况见表 3-12-1。

表 3-12-1　2020 年安徽省超声专业医疗质量控制指标抽样医疗机构分布情况

单位:家

地市	二级专科	二级综合	三级专科	三级综合	民营	合计
安庆市	0	2	0	1	0	3
蚌埠市	0	4	0	4	1	9
池州市	0	3	0	1	0	4
滁州市	0	9	0	2	8	19
阜阳市	1	9	1	6	5	22
合肥市	0	5	4	11	11	31
淮北市	1	2	0	2	4	9
淮南市	1	3	0	1	13	18
黄山市	0	9	0	1	4	14
六安市	1	3	0	3	0	7
马鞍山市	0	4	1	2	1	8
宿州市	0	3	0	2	5	10
铜陵市	0	2	1	2	1	6
芜湖市	1	8	0	5	1	15
宣城市	0	7	0	1	2	10
亳州市	0	3	0	4	0	7
全省	5	76	7	48	56	192

（二）超声医师人员配置情况

1. 超声医患比

全省共 16 个地市,2020 年 192 家医疗机构上报的数据中平均超声医患比为 1.34 人 / 万人次,最高为淮南市 1.93 人 / 万人次,最低为芜湖市 1.01 人 / 万人次(图 3-12-1)。近几年,各地市医疗机构超声科医患比呈上升趋势(图 3-12-2)。

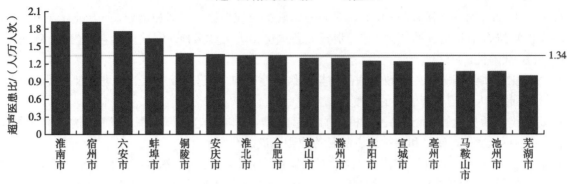

图 3-12-1　2020 年各市超声医患比

2. 各类医疗机构超声科医师学历分布情况

2020 年,192 家医疗机构按医院等级看,三级医院学历分布以博士、硕士、学士为主,二级医院学历以学士及以下为主,民营医院以学士及以下为主(图 3-12-3)。

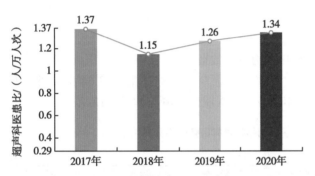

图 3-12-2　2017-2020 年安徽省超声科医患比变化

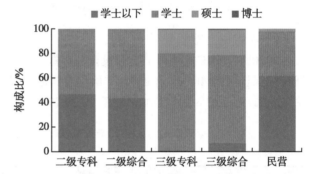

图 3-12-3　2020 年安徽省各类医疗机构超声科医师学历分布情况

3. 各类医疗机构超声科医师职称分布情况

2020 年安徽省 192 家医疗机构中,三级、二级医院以主治医师、住院医师为主,其中三级综合医院副主任及以上职称人数相对较多,二级医院次之,民营医院以住院医师、主治医师为主(图 3-12-4)。

4. 各类医疗机构超声科医师年龄分布情况

据统计,各类医疗机构超声科医师按年龄分,>25~35 岁,>35~45 岁占主要部分,其构成比由各年龄段人数 / 年末科室医师总人数组成,2020 年,>25~35 岁占 42.79%,>35~45 岁占 34.16%,>45 岁占 19.62%,≤25 岁占 3.43%。三级医院超声科医师年龄在 >25~35 岁居多,二级综合及二级专科医院次之(图 3-12-5)。

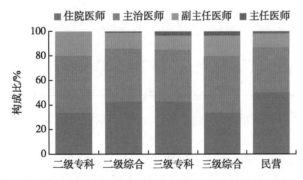

图 3-12-4　2020 年安徽省各类医疗机构超声医学科医师职称分布情况

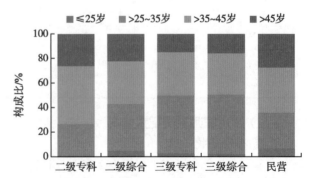

图 3-12-5　2020 年安徽省各类医疗机构超声科医师年龄分布情况

（三）超声质控指标抽样调查结果

指标 1. 超声医师日均承担工作量

2020 年 192 家医疗机构超声每日人均工作量平均为 29.42 人次，每日人均超声工作量较高的地市排名前三位的地市依次为芜湖市 38.9 人次、池州市 37.06 人次、马鞍山市 36.92 人次。亳州市、宣城市、阜阳市、黄山市、滁州市、淮北市、合肥市均已达到平均值（图 3-12-6）。

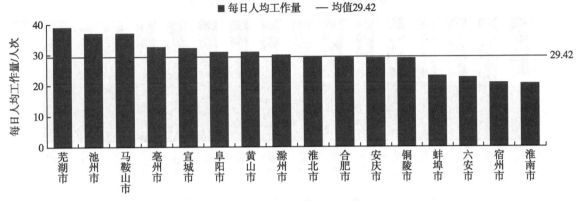

图 3-12-6　2020 年安徽省各地市超声医师日均承担工作量

按医院类型分，不同类型的医疗机构 2020 年每日人均超声工作量依次为：三级综合 31.34 人次、三级专科 30.27 人次、二级综合 29.48 人次、二级专科 24.89 人次、民营 23.76 人次（图 3-12-7）。对比近几年，人均日工作量有所下降（图 3-12-8）。

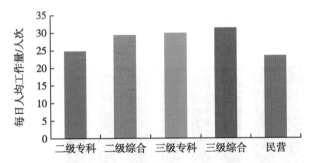

图 3-12-7　2020 年安徽省各类医疗机构超声医师日均承担工作量

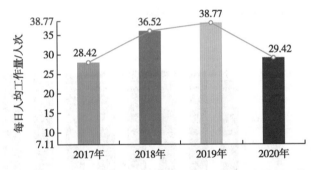

图 3-12-8　2017—2020 年安徽省超声医师日均承担工作量变化

指标 2. 超声仪器质检率

2020 年，超声仪器质检率平均值为 94.22%，其中 10 个地市均达到平均水平，分别为安庆市、蚌埠市、池州市、宿州市、铜陵市、亳州市、淮南市、马鞍山市、合肥市、滁州市，大部分地市按时完成超声仪器质量安全的质检工作（图 3-12-9）。

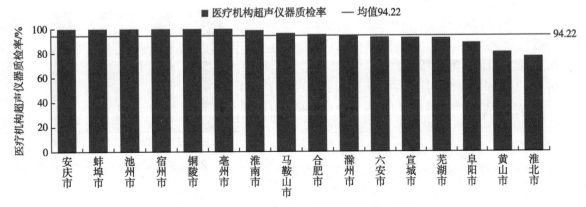

图 3-12-9　2020 年安徽省超声诊断仪器质检率

指标3. 住院超声检查48小时完成率

2020年，住院超声检查48小时完成率均值为98.93%，各地市完成率在91%以上，安庆市、池州市、蚌埠市、阜阳市、淮南市、芜湖市、宿州市、滁州市住院超声检查48小时内完成率达到或接近100%，出具住院超声报告的及时性较高（图3-12-10）。

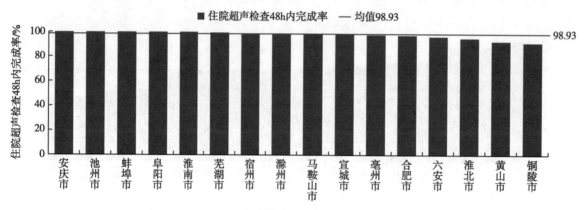

图3-12-10　2020年安徽省住院超声检查48小时完成率

指标4. 超声危急值通报率

从192家医疗机构数据上报情况来看，各地区医疗机构超声危急值报告数存在差异。按地市统计，16个地市中安庆市、淮北市、黄山市、马鞍山市均达到100%通报，有10个地市均高于平均值97.05%，少数地市危急值通报率有待提高（图3-12-11）。

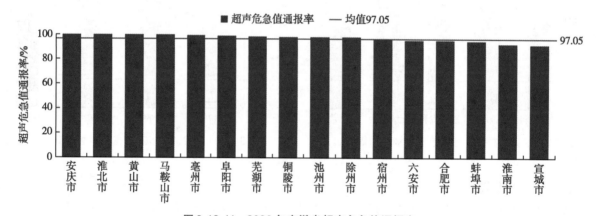

图3-12-11　2020年安徽省超声危急值通报率

不同类型的医疗机构2020年超声危急值通报率依次为：二级专科100%、三级专科98.09%、三级综合97.6%、二级综合96.51%、民营96.36%（图3-12-12）。

指标5. 超声报告书写合格率

2020年，192家医疗机构中门诊超声报告书写合格率平均值为96.03%，淮南市、黄山市报告合格率接近100%，亳州市、安庆市、合肥市次之（图3-12-13）。

不同类型医院机构总体超声报告书写合格率由高到低为：三级专科98.88%、二级综合97.54%、民营97.52%、二级专科：96.83%、三级综合95.56%（图3-12-14）。

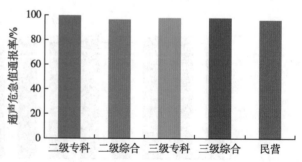

图3-12-12　2020年安徽省各类医疗机构超声危急值通报率

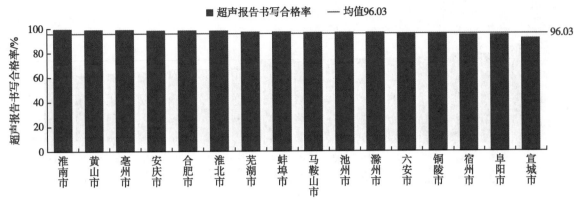

图 3-12-13　2020 年安徽省超声报告书写合格率

指标 6. 乳腺病变超声报告 BI-RADS（乳腺影像报告和数据系统）分类率

2020 年乳腺病变超声报告 BI-RADS 分类率均值在 82.36%，大部分地市均进行乳腺 BI-RADS 分类，蚌埠市分类率接近 100%，黄山市、亳州市、马鞍山市、宿州市、阜阳市、六安市、安庆市、合肥市、芜湖市、池州市均已达到均值，少数地市乳腺 BI-RADS 分类率偏低，报告规范性有待加强（图 3-12-15）。

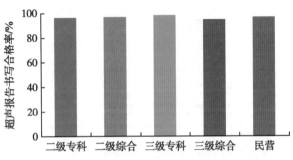

图 3-12-14　2020 年安徽省各类医疗机构超声报告书写合格率

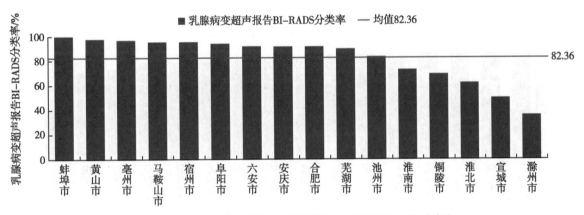

图 3-12-15　2020 年安徽省乳腺病变超声报告 BI-RADS 分类率

不同类型医疗机构乳腺病变超声报告 BI-RADS 分类率情况如下：三级综合 89.2%、三级专科 82.57%、民营医院 74.68%、二级综合 74.04%、二级专科 67.45%（图 3-12-16）。

指标 7. 超声报告阳性率

1. 门急诊超声报告阳性率

2020 年 192 家医疗机构中门诊超声报告阳性率平均值为 73.8%，最高的是淮南市，为 85.82%；其中大于平均值的地市有：宣城市 78.66%、池州市 78.5%、马鞍山市 75.74%、滁州市 74.96%、蚌埠市 74.9%、阜阳市 74.68%（图 3-12-17）。

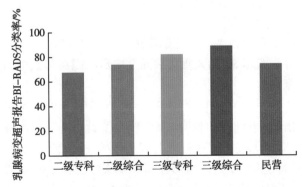

图 3-12-16　2020 年安徽省各类医疗机构乳腺病变超声报告 BI-RADS 分类率

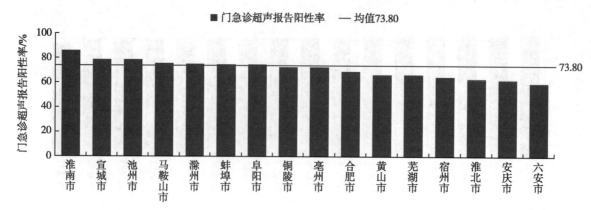

图 3-12-17 2020 年安徽省门急诊超声报告阳性率

不同类型医疗机构门急诊总体超声阳性率占比最高的为三级综合，76.75%，其次为：民营 75.34%、二级综合 68.77%、三级专科 59.22%、二级专科 37.58%（图 3-12-18）。

2. 住院超声报告阳性率

2020 年全省住院超声报告阳性率平均值为 71.70%，最高的是淮南市，87.96%；最低的是合肥市，38.6%（图 3-12-19）。

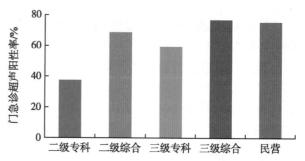

图 3-12-18 2020 年安徽省各类医疗机构门急诊超声报告阳性率

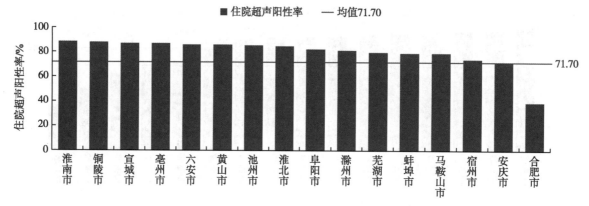

图 3-12-19 2020 年安徽省住院超声报告阳性率

不同类型医疗机构住院总体超声阳性率占比为：二级专科 85.5%、民营 83.16%、三级综合 82.33%、二级综合 78.52%、三级专科 50%（图 3-12-20）。

指标 8. 胎儿重大致死性畸形在超声筛查中的检查率

胎儿重大致死性畸形包括无脑儿、严重脑膨出、严重的开放性脊柱裂、严重的胸腹壁缺损内脏外翻、单腔心、致死性软骨发育不全。2020 年 192 家胎儿重大致死性畸形在超声筛查中的检查率均值在 0.05%，最高的地市为池州市 0.3%，其次为合肥市 0.1%、淮北市 0.06%（图 3-12-21）。各类并发症的占

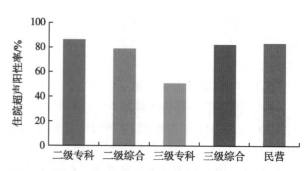

图 3-12-20 2020 年安徽省各类医疗机构住院超声报告阳性率

比最高为严重的胸腹壁缺损内脏外翻,在超声筛查中的检出率为 22.49%、最低为致死性软骨发育不全,在超声筛查中的检出率为 3.18%(图 3-12-22)。

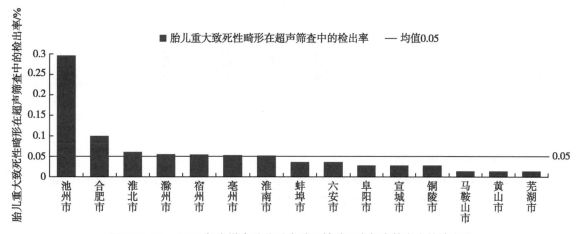

图 3-12-21   2020 年安徽省胎儿重大致死性畸形在超声筛查中的检查率

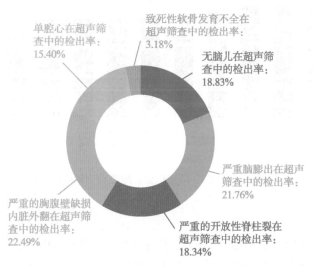

图 3-12-22   2020 年安徽省胎儿重大致死性畸形在超声筛查中的检查率比例

指标 9. 超声诊断符合率

安徽省各地区医疗机构超声诊断符合率构成见图 3-12-23,池州市占比最高,为 90.69%,平均值为 84.8%,最低为宣城市,71%。不同类型医疗机构中三级专科超声诊断符合率占比最高(图 3-12-24)。

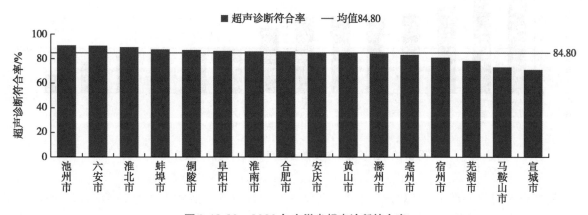

图 3-12-23   2020 年安徽省超声诊断符合率

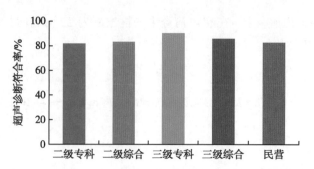

图 3-12-24　2020 年安徽省各类型医疗机构超声诊断符合率

指标 10. 乳腺癌超声诊断准确性

2020 年,乳腺癌超声诊断准确性均值为 78.95%,其中有 11 个地市乳腺癌超声诊断准确性均高于均值,池州市、黄山市、亳州市、安庆市、铜陵市均达到 90% 以上(图 3-12-25)。

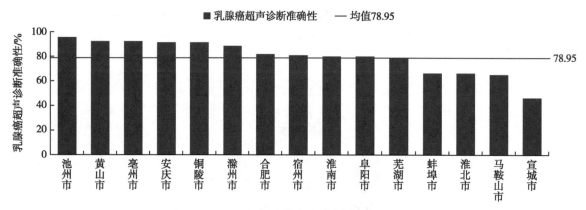

图 3-12-25　2020 年安徽省乳腺癌超声诊断准确性

指标 11. 超声介入相关主要并发症发生率

超声介入相关主要并发症包括出血、感染、邻近脏器损伤、神经损伤、针道种植等,2020 年,192 家医疗机构超声介入相关主要并发症总发生率均值在 0.36%(图 3-12-26),出血发生率均值为 0.28%、感染发生率为 0.04%、邻近脏器损伤发生率均值为 0.03%、神经损伤发生率均值为 0.01%。

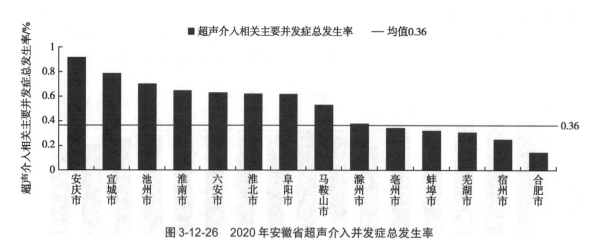

图 3-12-26　2020 年安徽省超声介入并发症总发生率

各类型介入相关主要并发症总发生率占比见图 3-12-27,介入出血发生率为 78.16%、占比最高,其次为介入感染发生率 10.34%、介入邻近脏器损伤发生率 9.2%、介入神经损伤发生率 2.3%。

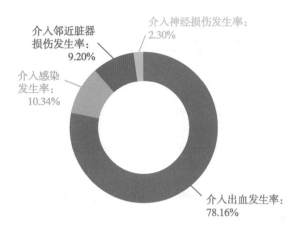

介入邻近脏器
损伤发生率：
9.20%

介入神经损伤发生率：
2.30%

介入感染
发生率：
10.34%

介入出血发生率：
78.16%

图 3-12-27　2020 年安徽省超声介入各类并发症构成比例

二、问题分析及改进措施

（一）存在的主要问题及原因分析

1. 推行乳腺病变超声报告 BI-RADS 分类法有待进一步加强

目前省内各大医院乳腺疾病的诊疗流程大部分比较规范，乳腺影像学检查方法众多，乳腺病变超声报告 BI-RADS 分类旨在应用规范的、统一的术语，方便临床医师进行综合的判断。受医院管理、检查水平、设备等多因素影响，乳腺病变超声报告 BI-RADS 分类在二级及以下医院未全面开展。

2. 开展超声介入亚专业有待进一步扩大，超声介入技术有待进一步提高

多数县级以下基层医院因仪器总体设备质量低、老、旧，且超声科医师数与超声诊断仪器数配比低，加之整体基层超声科医师学历、职称相对低，未开展超声介入技术或已开展但术后并发症发生率高。

（二）改进措施

1. 继续对医师进行专场专科有计划且分片区的规范化培训，努力缩小超声医师之间的水平差距；探索建立统一的报告模板，规范超声报告，提高描述的准确性。

2. 各地市医疗机构应重视超声科的发展，加大物资、场地的投入，加大对高学历、高职称人才的培养和引进，健全人才梯队，以提高专业水平和科研能力为核心，以高层次人才和紧缺人才为重点，加强人才教育培训；落实双向转诊制度，对可进行超声介入的患者，由不具备开展超声介入技术的基层医院发起，联系上级医院会诊或转诊。

第十三节　福　建　省

一、医疗服务与质量安全情况分析

（一）数据上报概况

2020 年，福建省共有 140 家设有超声医学专业的医疗机构参与数据上报，其中，公立医院 123 家，包括三级综合医院 42 家（30.00%），二级综合医院 61 家（43.57%），三级专科医院 7 家（5.00%），二级专科医院 13 家（9.29%）；民营医院 17 家（12.14%）。各地级市及各类别医院分布情况见表 3-13-1。

表 3-13-1　2020 年福建省超声专业医疗质量控制指标抽样医疗机构分布情况

单位：家

地市	二级专科	二级综合	三级专科	三级综合	民营	合计
福州市	1	9	3	9	1	23
龙岩市	1	6	0	3	0	10

续表

地市	二级专科	二级综合	三级专科	三级综合	民营	合计
南平市	3	9	0	2	0	14
宁德市	0	6	0	3	3	12
莆田市	1	6	0	2	5	14
泉州市	5	6	1	10	0	22
三明市	1	8	0	2	0	11
厦门市	1	0	3	8	4	16
漳州市	0	11	0	3	4	18
全省	13	61	7	42	17	140

（二）超声医师人员配置情况

1. 超声医患比

图 3-13-1 显示，福建省莆田市、南平市、三明市、漳州市以及泉州市医疗机构的超声科医患比高于全省平均值（1.53 人/万人次），分别达 1.89 人/万人次、1.72 人/万人次、1.67 人/万人次、1.58 人/万人次、1.57 人/万人次，而厦门市、龙岩市、福州市以及宁德市医疗机构的超声科医患比则低于全省平均值。

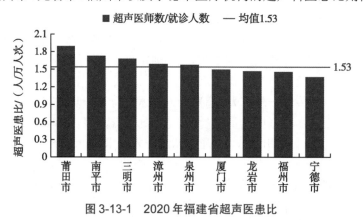

图 3-13-1　2020 年福建省超声医患比

图 3-13-2 显示，2017—2020 年，全省医疗机构的超声医患比平均值略有波动，但近 3 年（2018—2020 年）来，全省超声医患比呈稳步上升态势，而超声诊断仪器和超声专业人员数量则逐年增加，说明随着政府加大投入以及医疗资源的增加，一定程度上缓解了广大群众日益增长的就医需求（图 3-13-2）。

2. 各类医疗机构超声科医师学历、职称及年龄分布情况

图 3-13-3 显示，福建省各级医疗机构的超声专业人员以学士学历为主，约占 56.88%，其中三级医院（尤其三级专科医院）超声科具有硕、博士学历的医师构成比明显高于二级及民营医疗机构。图 3-13-4、图 3-13-5 显示，除二级专科医院外，其余各级医疗机构超声科均有主任医师职称的医师；全省范围内，主任医师、副主任医师、主治医师及住院医师占比大致呈金字塔分布；相应地，45 岁以下超声医师占据多数，占比约 83.87%。这表明：①全省范围内，超声医学专业得到更多年轻医师青睐的同时，超声专业人员

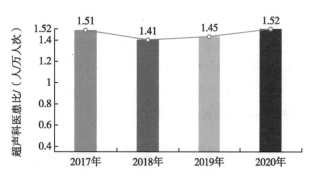

图 3-13-2　2017—2020 年福建省超声医患比变化

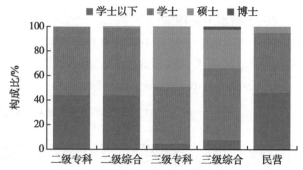

图 3-13-3　2020 年福建省各类医疗机构超声科医师学历分布情况

的整体素质亦得到进一步提升;②除了部分二级医疗机构外,大部分医疗机构已构建成较为合理的超声人才队伍梯队,有利于学科的可持续发展。

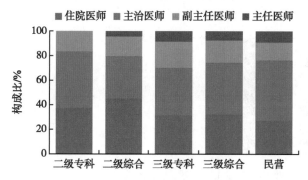

图 3-13-4 2020 年福建省各类医疗机构超声科医师职称分布情况

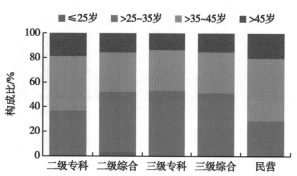

图 3-13-5 2020 年福建省各类医疗机构超声科医师年龄分布情况

(三)超声质控指标抽样调查结果

指标 1. 超声医师日均承担工作量

图 3-13-6 显示,福建省各地市医疗机构超声科每日人均工作量均值约 25.98 人次,数量偏少。图 3-13-7 显示,全省范围内,三级专科、三级综合及民营医疗机构的超声科每日人均工作量相当,分别约 26.86 人次、27.25 人次、26.95 人次,略高于二级医疗机构。图 3-13-8 显示,2017—2019 三年间,福建省每日人均超声工作量逐年略有增加,而 2020 年的每日人均超声工作量则较前三年均减少。上述数据显示,一方面由于疫情管控需要,各医疗机构门急诊住院均施行限流等措施,并且疫情下群众就医意愿降低,使得全省各医疗机构超声检查工作量普遍减少;另一方面,2020 年全省各级医疗机构每日人均超声工作量之间的差距有所减小,表明分级诊疗制度初步显效。

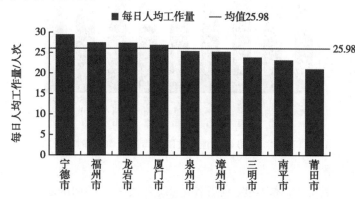

图 3-13-6 2020 年福建省各地市超声医师日均承担工作量

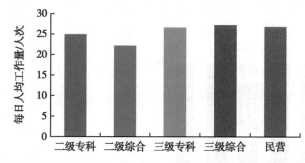

图 3-13-7 2020 年福建省各类医疗机构超声医师日均承担工作量

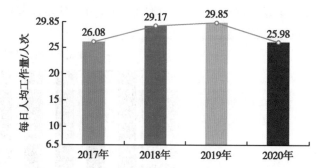

图 3-13-8 2017—2020 年福建省超声医师日均承担工作量变化

指标 2. 超声仪器质检率

图 3-13-9 显示,全省各级医疗机构的超声仪器质检率均值约 94.97%;且除厦门市、漳州市外,其余各

地市医疗机构的超声仪器质检率均超过全省平均水平。这表明全省大部分医疗机构重视超声仪器的质量安全,从而为日常超声诊疗安全奠定坚实基础。

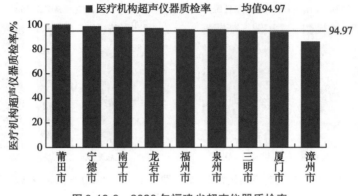

图 3-13-9　2020 年福建省超声仪器质检率

指标 3. 住院超声检查 48 小时完成率

图 3-13-10 显示,本年度福建省各地市医疗机构住院超声检查 48 小时内完成率约 89.97%;其中,除福州市、厦门市外,其他各地市大部分医疗机构的住院超声检查 48 小时内完成率接近 100%。这说明:一方面,总体上全省各级医疗机构超声检查流程得到良好优化,从而提高了超声诊疗效率,以满足临床需求;另一方面,由于全省优质医疗资源较多地集中在福州市和厦门市,从而吸引较大规模的患者前往就诊,导致这两地市的医疗资源相对紧缺。

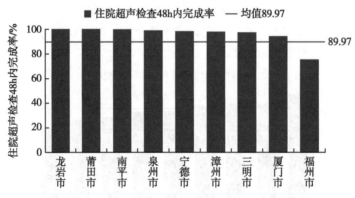

图 3-13-10　2020 年福建省住院超声检查 48 小时完成率

指标 4. 超声危急值通报率

图 3-13-11 及图 3-13-12 显示,本年度,全省各地市、各级医疗机构的超声危急值通报率达到或接近 100%。这表明,随着超声医学专业质量安全与管理制度在临床工作中的推广应用,统一、规范的超声危急值名称在各级医疗机构得到广泛采用,且超声专业人员均能严格执行危急值报告流程,从而有效避免不必要的医疗纠纷,保障诊疗安全。

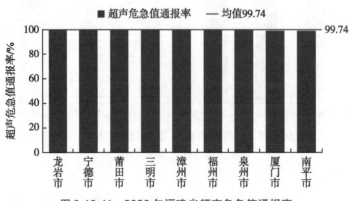

图 3-13-11　2020 年福建省超声危急值通报率

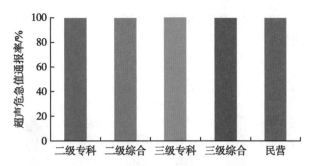

图 3-13-12　2020 年福建省各类医疗机构超声危急值通报率

指标 5. 超声报告书写合格率

图 3-13-13 显示，全省各地市医疗机构的超声报告书写合格率均在 95% 以上，均值高达 97.94%。超声报告质量评价始终是我省超声质控中心年度质控评价的重要内容，大部分医疗机构超声科能不断完善报告签发、审核以及评价等相关制度，取得了一定成效。

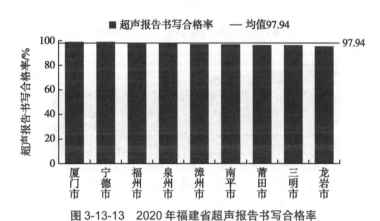

图 3-13-13　2020 年福建省超声报告书写合格率

指标 6. 乳腺病变超声报告 BI-RADS（乳腺影像报告和数据系统）分类率

图 3-13-14、图 3-13-15 显示，全省各地市医疗机构乳腺病变超声报告 BI-RADS 分类率的均值约83.25%，其中漳州市、厦门市以及龙岩市的 BI-RADS 分类率低于均值；全省各级医疗机构乳腺病变报告 BI-RADS 分类率参差不齐。乳腺病变超声报告 BI-RADS 分类率反映乳腺超声报告规范性。上述数据表明，全省各地市医疗机构乳腺病变超声报告 BI-RADS 分类率有待进一步提高，其可作为本省超声质控中心今后一段时间内培训工作的重点内容予以落实。

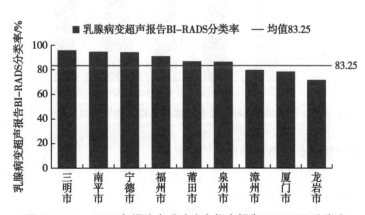

图 3-13-14　2020 年福建省乳腺病变超声报告 BI-RADS 分类率

指标 7. 超声报告阳性率

图 3-13-16 显示，本年度福建省各地市医疗机构超声报告阳性率均值约 76.48%，比 2019 年（75.10%）

略有提高,这得益于超声专业人员诊断水平的不断提高以及超声诊断仪器的更新换代,也归功于临床医师对超声检查适应证的严格把控。

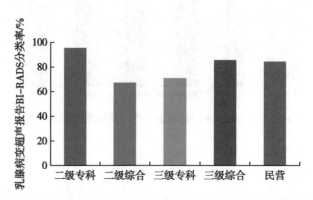

图 3-13-15   2020 年福建省各类医疗机构乳腺病变超声报告 BI-RADS 分类率

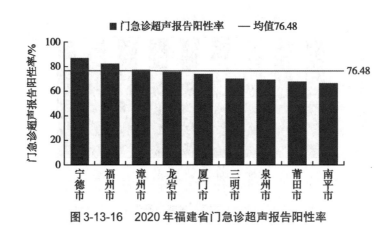

图 3-13-16   2020 年福建省门急诊超声报告阳性率

图 3-13-17 显示,各级综合医疗机构的超声报告阳性率略高于专科、民营医疗机构,这可能与综合医院拥有更宽的诊疗范围有关。

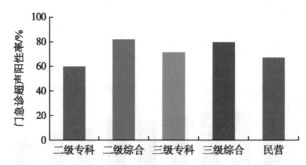

图 3-13-17   2020 年福建省各类医疗机构门急诊超声报告阳性率

指标 8. 胎儿重大致死性畸形在超声筛查中的检出率

图 3-13-18 显示,本年度全省各地市医疗机构胎儿重大致死性畸形在超声筛查中的检出率均值约 0.04%,其中以莆田市最高,检出率约 0.16%。

图 3-13-19 显示,本年度全省超声筛查出的胎儿重大致死性畸形以中枢神经系统畸形尤其神经管缺陷(无脑儿、严重脑膨出、严重开放性脊柱裂)为主,约占 65.64%,其中又以无脑儿最常见,约占 27.75%,故相关部门应进一步做好健康宣教,包括完善孕前咨询、孕期产检,产前服用叶酸,规避药物、毒物及放射等危险因素。

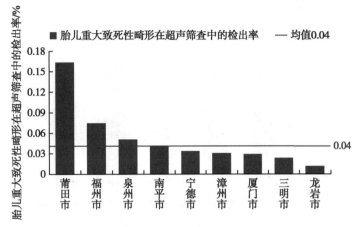

图 3-13-18　2020 年福建省胎儿重大致死性畸形在超声筛查中的检出率

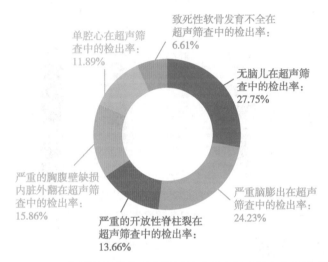

图 3-13-19　2020 年福建省胎儿重大致死性畸形在超声筛查中的检出率比例

指标 9. 超声诊断符合率

图 3-13-20 显示,2020 年全省各地市医疗机构超声诊断符合率均值约 90.14%。其中,除漳州市外,全省其他地市医疗机构超声诊断符合率均在 85% 以上,且大部分接近 90%,故总体上全省超声医学的发展较为均衡。

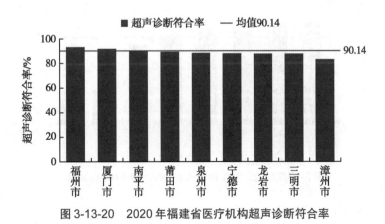

图 3-13-20　2020 年福建省医疗机构超声诊断符合率

图 3-13-21 显示,福建省三级综合医疗机构超声诊断符合率(92.22%)略高于其他医疗机构,这是由于三级综合医疗机构超声科拥有较为完善的质控管理体系(包括规章制度、培训体系、会诊制度以及随访制

度等)以及较高比例的高学历(硕、博士)、临床经验丰富的医师,故超声诊疗水平较高。

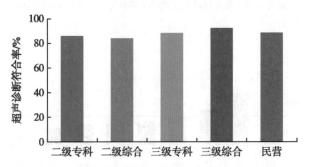

图 3-13-21　2020 年福建省各类医疗机构超声诊断符合率

图 3-13-22 显示,2020 年全省各地市医疗机构超声诊断符合率(90.14%)与 2019 年(90.22%)相当,保持在一个较高的水平,且均高于 2017 年(86.34%)及 2018 年(87.00%),这表明近年来我省超声诊断质量稳步提升。

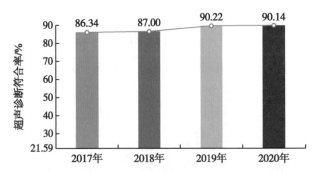

图 3-13-22　2017—2020 年福建省超声诊断符合率变化

指标 10. 乳腺癌超声诊断准确性

图 3-13-23 显示,2020 年全省各地市医疗机构乳腺超声诊断准确性均值约 71.23%,其中泉州市、福州市、莆田市、南平市及厦门市医疗机构乳腺超声诊断准确性均高于全省均值,而漳州市及三明市医疗机构乳腺超声诊断准确性则明显低于全省均值,表明全省各地市医疗机构乳腺超声诊断质量参差不齐,有待进一步提高。

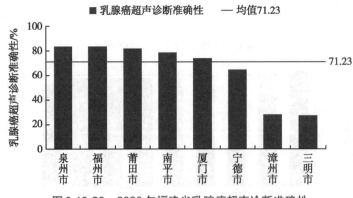

图 3-13-23　2020 年福建省乳腺癌超声诊断准确性

指标 11. 超声介入相关主要并发症发生率

图 3-13-24 显示,2020 年全省各地市医疗机构超声介入相关主要并发症发生率约 0.18%,其中漳州市最高(1.13%),南平市最低(0.05%),其他地市则接近全省平均水平,具体原因有待于结合各地市所提交的不同级别医疗机构的占比、超声介入的总病例数及其构成比等因素进行综合分析。

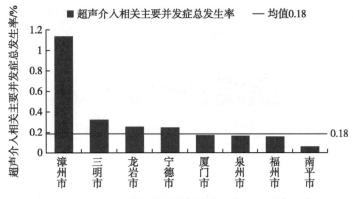

图 3-13-24　2020 年福建省超声介入并发症总发生率

图 3-13-25 显示，2020 年全省超声介入各类并发症中，介入出血发生率占比 77.08%、介入感染发生率占比 18.75%、介入邻近脏器损伤发生率占比 2.08%、介入针道种植发生率占比 1.04%、介入神经损伤发生率占比 1.04%。上述数据显示，介入出血是超声介入的主要并发症，这与所涉及的脏器、病灶性质、穿刺针的类型以及操作人员的熟练程度等有关。

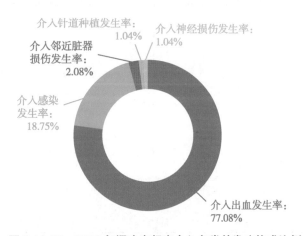

图 3-13-25　2020 年福建省超声介入各类并发症构成比例

二、问题分析及改进措施

（一）存在的主要问题及原因分析

1. 二级及民营医疗机构超声专业人员以学士及学士以下学历为主，且缺乏经验丰富的正高级职称医师，故未能构建合理的人才梯队，不利于学科发展以及分级诊疗制度的有效推行。

2. 全省各医疗机构乳腺病变超声报告 BI-RADS 分类率偏低，即对乳腺超声报告规范性方面的重视程度不足，以致乳腺超声诊断质量参差不齐，有待进一步提高。

3. 本次调研结果显示，介入出血是超声介入的主要并发症，这可能与所涉及的脏器、病灶性质、穿刺针的类型以及操作人员的熟练程度等有关，有待于进一步改进。

4. 部分二级及民营医疗机构超声质控意识相对欠缺，且缺乏有效的监管，超声质控相关管理制度执行不力。

（二）改进措施

1. 加强基层医疗机构人才培养，引进高层次超声专业人才。

2. 举办省级、地市级超声医学规范与质控培训班（巡讲），加强对基层超声医师质控的基本知识普及培训，组织省内相关超声专家普及乳腺病变超声报告 BI-RADS 分类。引导并规范各亚专业开展形式多样的专题培训，包括病例讨论、文献汇报、指南解读等。

3. 指导建立符合要求的超声介入室,完善超声介入各项制度和应急预案。加强培训超声介入亚专业医师,严格掌握穿刺的适应证及禁忌证,规范操作,尽可能减低各种介入并发症的发生率。

第十四节 江 西 省

一、医疗服务与质量安全情况分析

(一) 数据上报概况

2020年,江西省共有245家设有超声医学专业的医疗机构参与数据上报。其中,公立医院194家,包括三级综合医院44家(17.96%),二级综合医院10家(4.08%),三级专科医院109家(44.49%),二级专科医院31家(12.65%);民营医院51家(20.82%)。各地级市及各类别医院分布情况见表3-14-1。

表3-14-1 2020年江西省超声专业医疗质量控制指标抽样医疗机构分布情况

单位:家

地市	二级专科	三级专科	二级综合	三级综合	民营	合计
抚州市	1	15	0	1	2	19
赣州市	4	18	1	9	8	40
吉安市	5	15	1	3	1	25
景德镇市	2	3	1	4	2	12
九江市	2	13	1	2	1	19
南昌市	2	6	3	11	6	28
萍乡市	5	8	1	3	3	20
上饶市	4	10	0	4	17	35
新余市	0	3	1	3	3	10
宜春市	6	15	1	2	7	31
鹰潭市	0	3	0	2	1	6
全省	31	109	10	44	51	245

(二) 超声医师人员配置情况

1. 超声医患比

本次江西省各地市超声医患比调研显示,全省超声医患比平均值为1.59人/万人次,上饶市、鹰潭市、新余市、景德镇市、抚州市与吉安市的超声医患比高于平均值,南昌市、赣州市、九江市、萍乡市、宜春市超声医患比低于平均值(图3-14-1)。分析其原因,可能是部分地市如上饶、鹰潭、新余等地市2020年超声医患比增幅相对较高,人口与患者相对较少。

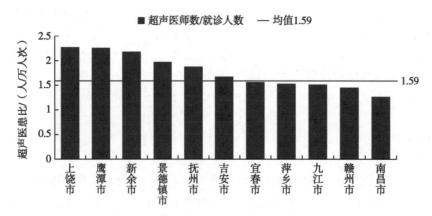

图3-14-1 2020年江西省各地市超声医患比

本次调研显示,江西省超声医学科(室)医患比近三年连续增长(图3-14-2),提示本省超声医师队伍逐渐增大。

2. 各类医疗机构超声科医师学历分布情况

本次调研显示民营医院、二级医院以学士以下的超声医师为主,硕士较少,显示超声医师的学历层次仍然明显低(图3-14-3)。三级医院以学士为主,博士极少,学历层次低。江西省超声医师博士学位(0.92%)与硕士学位占比约9.58%(图3-14-4),反映我省超声医师队伍高学历博士人才匮乏,引进和留住高学历人才依旧非常困难。

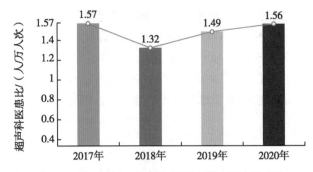

图3-14-2 2017—2020年江西省超声医患比变化

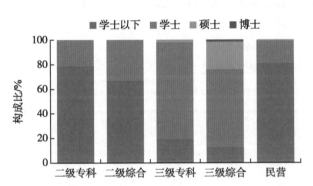

图3-14-3 2020年江西省各类医疗机构超声科医师学历分布情况

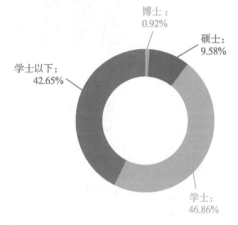

图3-14-4 2020年江西省各类型医疗机构超声科医师学历总占比分布情况

3. 各类医疗机构超声科医师职称分布情况

本次调研结果显示,本省各类医院超声医学科(室)以住院医师和主治医师占大部分(图3-14-5),其中各级各类医院高级职称医师所占医师的比例低,尤其二级专科医院比例更低,考虑与各类医院超声医师队伍学历层次普遍低密切相关。

4. 各类医疗机构超声科医师年龄分布情况

本次调研显示在各级各类医院机构,超声医师以>25~45岁年龄为主(图3-14-6、图13-14-7),尤其以>25~35岁年龄为主(39.46%),>45岁占比少于1/5,说明我省超声医师队伍的年龄整体上年轻。

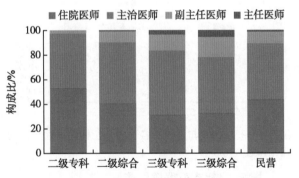

图3-14-5 2020年江西省各类医疗机构超声科医师职称分布情况

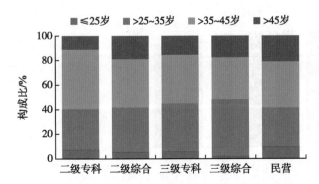

图3-14-6 2020年江西省各类医疗机构超声科医师年龄分布情况

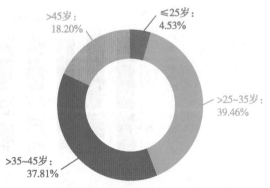

图3-14-7 2020年江西省各类医疗机构超声科医师年龄分布情况汇总

（三）超声质控指标抽样调查结果

指标 1. 超声医师日均承担工作量

本次调研显示，2020 年江西省各地市超声医师日均承担工作量平均值为 25.06 人次，南昌市、赣州市、九江市、萍乡市、宜春市超声医师日均承担工作量高于平均值（图 3-14-8）。分析其原因，主要是这几个地市超声医患比低于平均值，患者相对较多。

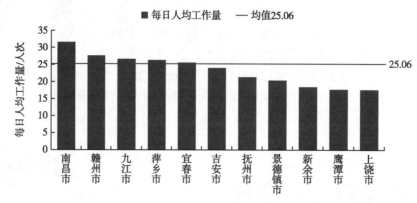

图 3-14-8 2020 年江西省各地市超声医师日均承担工作量

2020 年江西省各类医疗机构超声医师日均承担工作量以三级专科医院最多，三级综合医院次之，民营医院超声医师日均承担工作量较少（图 3-14-9）。反映患者就诊时倾向三级医院，且三级专科医院超声医师日均承担工作负荷大。

2020 年江西省超声医师日均承担工作量较 2019 年较明显降低（图 3-14-10）。一方面，超声医患比的增加是其原因之一；另一方面，2020 年新冠肺炎疫情的突然暴发，导致医院就诊的患者相应减少。

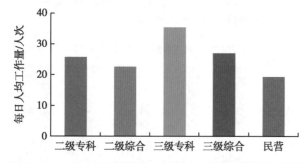

图 3-14-9 2020 年江西省各类医疗机构超声医师日均承担工作量

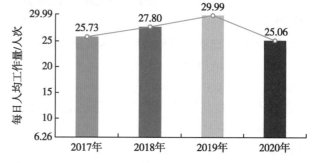

图 3-14-10 2017—2020 年江西省超声医师日均承担工作量变化

指标 2. 超声仪器质检率

本次调研显示，2020 年抚州市、宜春市、上饶市、景德镇市的超声仪器质检率低于平均值（96.54%）（图 3-14-11），尤其以抚州市超声仪器质检率最低。

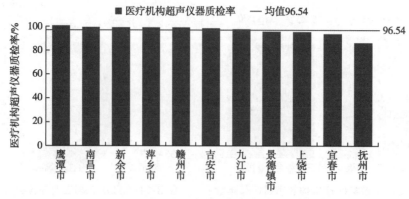

图 3-14-11 2020 年江西省各地市超声仪器质检率

指标 3. 住院超声检查 48 小时完成率

本次调研显示，2020 年江西省各地市住院超声检查 48 小时完成率全省平均水平为 85.90%，只有省会南昌市低于平均水平，且远低于平均水平（图 3-14-12）。根据 2020 年南昌市超声医患比在全省最低，而南昌市超声医师日均承担工作量最高，日均承担工作量明显高于各地市 5 人次以上，因此南昌市超声医师每日完成的工作量难以达到 48 小时内临床开具住院超声检查申请数量的一半。

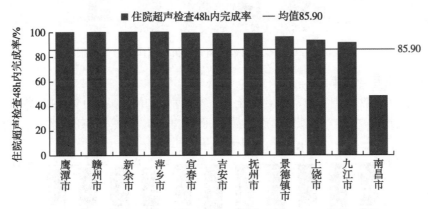

图 3-14-12　2020 年江西省各地市住院超声检查 48 小时完成率

本次调研显示，2020 年江西省不同类型医疗机构住院超声检查 48 小时内完成率以三级综合医院最低（图 3-14-13），分析其原因，考虑目前患者就诊仍主要选择三级综合医院。

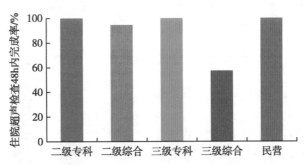

图 3-14-13　2020 年江西省不同类型医疗机构住院超声检查 48 小时内完成率

指标 4. 超声危急值通报率

本次调研显示，2020 年江西省各地市超声危急值通报率为 97.37%，全省超声危急值通报率均比较高，只有上饶市、九江市、萍乡市、南昌市略低于平均值（图 3-14-14），各类医疗机构超声危急值通报率也是比较高（图 3-14-15），反映本省超声危急值通报情况良好。

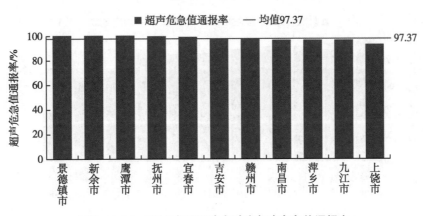

图 3-14-14　2020 年江西省各地市超声危急值通报率

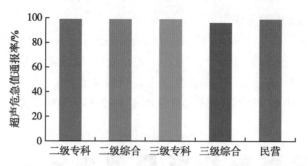

图 3-14-15　2020 年江西省各类医疗机构超声危急值通报率

指标 5. 超声报告书写合格率

本次调研显示,2020 年江西省各地市超声报告书写合格率平均值较高,为 98.49%(图 3-14-16),各地市超声报告书写合格率均在均值左右,以三级专科医院最高(图 3-14-17),反映本省超声报告书写整体较为规范。

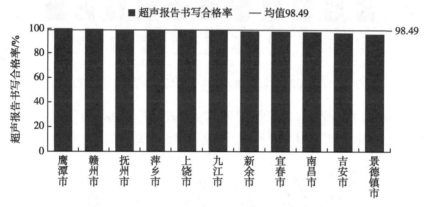

图 3-14-16　2020 年江西省各地市超声报告书写合格率

指标 6. 乳腺病变超声报告 BI-RADS(乳腺影像报告和数据系统)分类率

本次调研显示,2020 年江西省各地市乳腺病变超声报告 BI-RADS 分类率均值为 75.32%,除九江市、赣州市、景德镇市外,大部分地市乳腺病变超声报告 BI-RADS 分类率均高于均值(图 3-14-18),图中可以看出全省乳腺病变超声报告 BI-RADS 分类水平高低不一,尤以九江市最低,反映全省乳腺病变超声报告 BI-RADS 分类同质化程度还不高,需要加强重

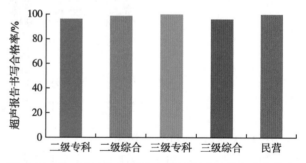

图 3-14-17　2020 年江西省各类型医疗机构超声报告书写合格率

点地市如九江市超声医师乳腺病变超声报告 BI-RADS 分类的培训。

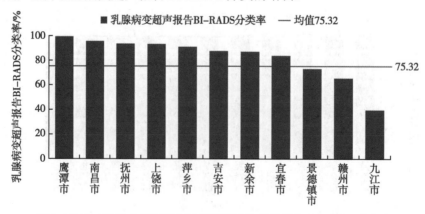

图 3-14-18　2020 年江西省各地市乳腺病变超声报告 BI-RADS 分类率

2020 年江西省各类医疗机构乳腺病变超声报告 BI-RADS 分类率中，专科医院、民营医院的乳腺病变超声报告 BI-RADS 分类率较高，综合医院相对较低（图 3-14-19）。分析其原因，可能到综合医院就诊患者病情相对更为复杂，本省综合医院的超声医师乳腺病变超声报告 BI-RADS 分类较专科医院与民营医院仍有差距。

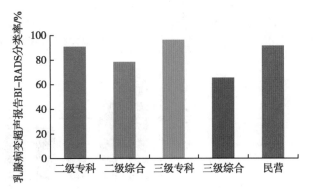

图 3-14-19　2020 年江西省各类医疗机构乳腺病变超声报告 BI-RADS 分类率

指标 7. 超声报告阳性率

本次调研显示，2020 年江西省各地市医疗机构超声阳性率平均值为 71.34%，萍乡市、南昌市、上饶市、九江市、赣州市、吉安市、景德镇市医疗机构超声阳性率高于平均值，新余市、鹰潭市、抚州市、宜春市医疗机构超声阳性率低于平均值（图 3-14-20）。

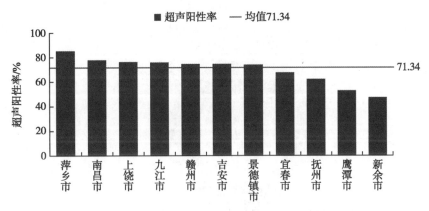

图 3-14-20　2020 年江西省各地市医疗机构超声阳性率

2020 年江西省不同类型医疗机构超声阳性率，以三级综合医院最高，三级专科医院最低（图 3-14-21）。考虑到三级综合医院就诊的患者病情复杂，超声阳性率高，而到三级专科医院就诊的患者病情比较单一，超声阳性率低，体检者可能居多。

指标 8. 胎儿重大致死性畸形在超声筛查中的检出率

本次调研显示，2020 年江西省胎儿重大致死性畸形在超声筛查中的检出率平均值为 0.06%，仅南

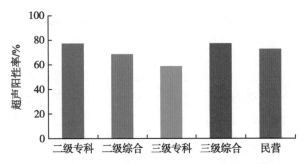

图 3-14-21　2020 年江西省不同类型医疗机构超声阳性率

昌市、景德镇市、九江市胎儿重大致死性畸形在超声筛查中的检出率高于平均值，尤以南昌市最高，远高于其他地市（图 3-14-22）。一是提示这 3 个地市的产前诊断水平相对较高，二是其他地市已诊断的阳性病例会前往省会城市南昌进一步诊断及就诊，提高了南昌市胎儿重大致死性畸形在超声筛查中的检出率。

本次调研显示，2020 年江西省胎儿重大致死性畸形在超声筛查中的检出率比例中，主要是严重的胸腹壁缺损内脏外翻（25.46%）、无脑儿（23.08%）及单腔心（20.42%），其他胎儿重大致死性畸形占比相对较少（图 3-14-23）。

指标 9. 超声诊断符合率

本次调研显示，2020 年江西省各地市医疗机构超声诊断符合率平均值为 87.19%，除赣州市、景德镇市、抚州市、上饶市外其他地市医疗机构超声诊断符合率均高于平均值（图 3-14-24），反映这几个地市超

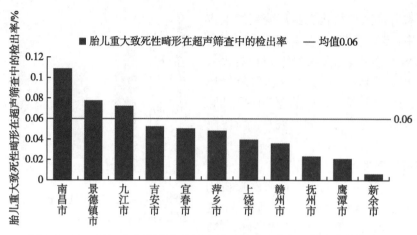

图 3-14-22　2020 年江西省胎儿重大致死性畸形在超声筛查中的检出率

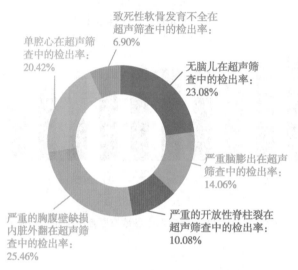

图 3-14-23　2020 年江西省胎儿重大致死性畸形在超声筛查中的检出率比例

声医师需进一步加强学习和培训,如开展超声检查适宜技术的培训、各级各类继续医学教育项目学习班等,以提高整体诊断水平。近两年全省超声诊断符合率稳步提高(图 3-14-25),说明我省整体超声质量与诊断水平不断上升。

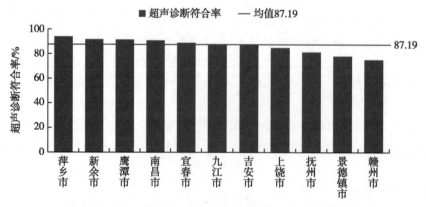

图 3-14-24　2020 年江西省各地市医疗机构超声诊断符合率

本次调研显示,2020 年江西省各类医疗机构超声诊断符合率以民营医院最高,最低为三级专科医院(图 3-14-26)。分析其原因,可能是三级专科医院(超声阳性率低、诊断符合率低、超声医师日均承担工作量相对最多)超声医师因承担的工作量比较多,对每一位患者的超声检查时间有限,难以进行详细的检查,因此存在超声诊断漏诊的相对较多。

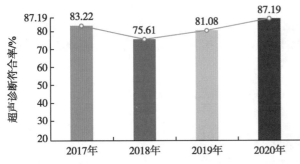

图 3-14-25　2017—2020 年江西省超声诊断符合率变化

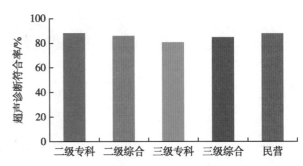

图 3-14-26　2020 年江西省各类医疗机构超声诊断符合率

指标 10. 乳腺癌超声诊断准确性

本次调研显示,2020 年江西省各地市乳腺癌超声诊断准确性平均值为 71.29%,除赣州市、抚州市、宜春市、新余市外,其他地市乳腺癌超声诊断准确性均高于平均值(图 3-14-27)。提示这几个地市尤其是赣州市、抚州市亟须加强超声医师乳腺亚专科超声的培训学习,以不断提高乳腺癌超声诊断水平。

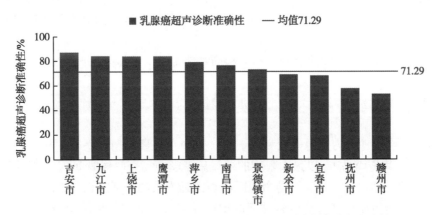

图 3-14-27　2020 年江西省各地市医疗机构乳腺癌超声诊断准确性

指标 11. 超声介入相关主要并发症发生率

本次调研显示,2020 年江西省各地市(部分地市数据)超声介入并发症总发生率平均值为 0.25%,以宜春市、上饶市超声介入并发症的总发生率较高(图 3-14-28),提示这两个地区超声介入的质量安全与水平有待提高,需加强超声医师介入操作培训,提高其质量与安全,最大限度的降低其并发症的发生。

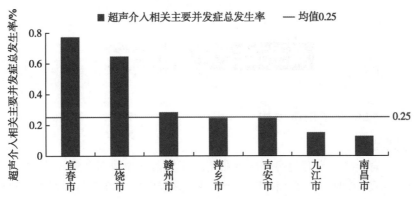

图 3-14-28　2020 年江西省各地市医疗机构超声介入相关主要并发症总发生率

本次调研显示江西省各类型介入相关主要并发症为出血、感染、邻近脏器损伤及神经损伤,其中绝大部分并发症为出血(70%)(图3-14-29),提示减少其并发症的发生仍要以预防出血为主。

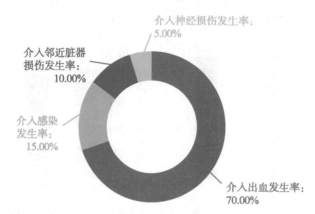

介入神经损伤发生率:5.00%
介入邻近脏器损伤发生率:10.00%
介入感染发生率:15.00%
介入出血发生率:70.00%

图3-14-29 2020年各类型介入相关主要并发症总发生率占比

二、问题分析及改进措施

(一)问题分析

1. 江西省超声医学医疗服务与质量安全水平参差不一,省会城市南昌市的医院超声整体水平高于地市。

2. 江西省超声医学从业人员数量不足,超声检查患者较多,尤其南昌市,以致患者超声检查等候时间相对较长。

3. 亚专科建设如乳腺癌超声诊断的水平需进一步提高、介入超声并发症的发生需进一步加强防范。

(二)改进措施

1. 加强江西省超声医师人力资源建设和培训。一是科主任要向所在医院积极反映,多方呼吁,增加医院超声医师数量,尤其是南昌市,以最大限度的缩短患者超声检查等候时间。二是要重点下移,加大省会城市三级医院超声医师对二级、民营和地市医院超声医师人员的培训及指导力度。

2. 运用PDCA管理方法扎实推进全省超声医学质量安全。加大超声医学技术继续在其亚专业向更广泛、更纵深、更精细、更准确领域不断推进,不断提高乳腺癌等疾病超声诊断水平,降低介入超声并发症,用心用情用力为人民服务,以最大限度地保障人民卫生健康和生命安全。

3. 加大各类医院超声信息化建设力度。各地市要建立更多更需更实的亚专科及其分支领域超声网络社交群等线上网络平台,最大限度地满足咨询会诊、答疑解惑、教学培训、交流讨论、病案分析、适宜技术推广、资源共享等,重点提高超声医师整体水平,解决地市特别是基层医院超声医师所急需要解决的专业问题。

第十五节 山 东 省

一、医疗服务与质量安全情况分析

(一)数据上报概况

2020年,山东省共有443家设有超声医学专业的医疗机构参与数据上报。其中,公立医院366家,包括三级综合医院102家(23.02%),二级综合医院191家(43.11%),三级专科医院23家(5.19%),二级专科医院50家(11.29%);民营医院77家(17.38%)。各地级市及各类别医院分布情况见表3-15-1。

表 3-15-1　2020年山东省超声专业医疗质量控制指标抽样医疗机构分布情况

单位：家

地市	二级专科	二级综合	三级专科	三级综合	民营	合计
滨州市	1	10	1	4	4	20
德州市	6	16	2	2	3	29
东营市	0	7	0	4	0	11
菏泽市	6	14	0	7	13	40
济南市	0	18	4	14	2	38
济宁市	8	16	1	6	3	34
聊城市	2	11	2	4	2	21
临沂市	5	12	3	6	4	30
青岛市	5	22	3	14	16	60
日照市	2	3	1	4	1	11
泰安市	2	13	1	6	2	24
威海市	2	3	1	6	1	13
潍坊市	7	15	1	7	15	45
烟台市	0	14	0	9	3	26
枣庄市	1	7	1	3	1	13
淄博市	3	10	2	6	7	28
全省	50	191	23	102	77	443

（二）超声医师人员配置情况

1. 超声医患比

2020 年，十一个地市（德州、泰安、威海、淄博、滨州、东营、潍坊、菏泽、烟台、聊城、日照）医患比高于山东省平均水平，其中德州市最高，为 2.02∶10 000，济南市最低，为 1.11∶10 000（图 3-15-1）。2017—2020年四年山东省超声医患比变化对比，2020 年每万人次患者拥有 1.43 名超声医师，高于前三年，反映了超声医师的需求仍较高。在 16 个地市中，临沂、枣庄、济南明显低于平均水平，反映了在人口多的地市，超声医师相对短缺（图 3-15-2）。

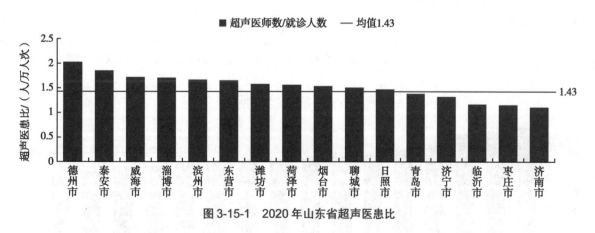

图 3-15-1　2020年山东省超声医患比

2. 各类医疗机构超声科医师学历分布情况

山东省各类医疗机构超声科医师学历分布中，以学士占比最高，为 55.05%，学士以下 20.27%，硕士 22.42%，博士 2.26%。反映出山东省超声医师学历以学士为主，硕士博士高学历占比较少（图 3-15-3）。

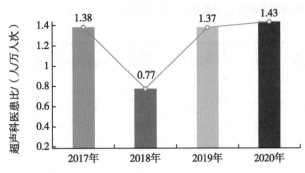

图 3-15-2　2017—2020 年山东省超声医患比变化

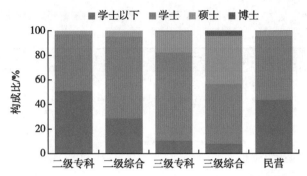

图 3-15-3　2020 年山东省各类医疗机构超声科医师学历分布情况

3. 各类医疗机构超声科医师职称分布情况

山东省各类医疗机构超声科医师职称分布中,以主治医师占比最高,为 43.9%,住院医师 38.04%,副主任医师 13.91%,主任医师 4.16%。反映了山东省超声医师职称分布以中初级为主,高级职称占比较低(图 3-15-4)。

4. 各类医疗机构超声科医师年龄分布情况

山东省各类医疗机构超声科医师年龄分布中,>25~35 岁占比最高,为 41.81%,>35~45 岁占 35.42%,>45 岁占 20.84%,≤25 岁占 1.92%。反映了山东省超声医师以中青年为主(图 3-15-5)。

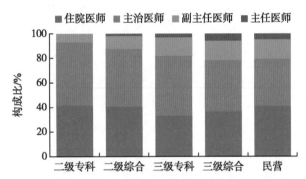

图 3-15-4　2020 年山东省各类医疗机构超声科医师职称分布情况

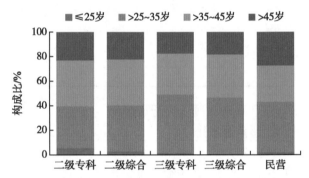

图 3-15-5　2020 年山东省各类医疗机构超声科医师年龄分布情况

(三)超声质控指标抽样调查结果

指标 1. 超声医师日均承担工作量

2020 年山东省各地市医疗机构每日人均超声工作量为 27.78 人次,高于平均水平的有 5 个地市,为济南市、枣庄市、临沂市、济宁市、青岛市,均为人口较多的地市,德州市最低,为 19.73 人次(图 3-15-6)。

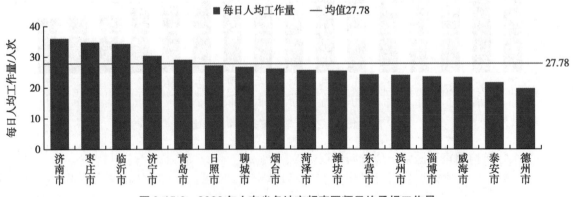

图 3-15-6　2020 年山东省各地市超声医师日均承担工作量

2020 年山东省不同类型医疗机构每日人均超声工作量,以三级综合和三级专科医院每日人均超声工作量较高为 30.51 人次和 32.85 人次;民营医院最低为 21.51 人次。提示三级综合和三级专科医院的超声工作负荷最大,明显高于民营医院(图 3-15-7)。

2017—2020 年,人均超声工作量基本持平(图 3-15-8)。

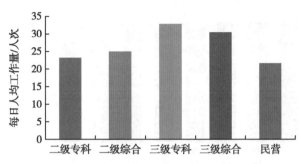

图 3-15-7　2020 年山东省各类医疗机构超声医师日均承担工作量

图 3-15-8　2017—2020 年山东省超声医师日均承担工作量变化

指标 2. 超声仪器质检率

该指标反映超声仪器质量安全,2020 年山东省超声仪器质检率达 97.11%,各市基本持平(图 3-15-9)。

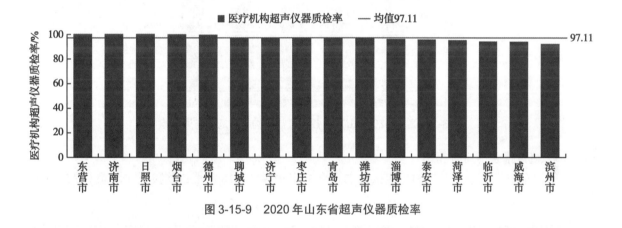

图 3-15-9　2020 年山东省超声仪器质检率

指标 3. 住院超声检查 48 小时完成率

2020 年住院超声检查 48 小时完成率为 94.35%,十二个地市高于平均值,分别为聊城市、烟台市、济宁市、淄博市、滨州市、济南市、临沂市、日照市、枣庄市、潍坊市、德州市、泰安市。东营市最低为 26.06%(图 3-15-10)。

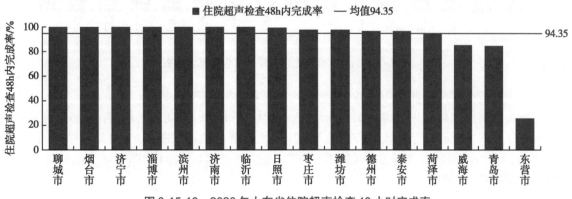

图 3-15-10　2020 年山东省住院超声检查 48 小时完成率

指标 4. 超声危急值通报率

2020 年危急值通报率均值为 95.06%，十二个地市高于平均值，分别为东营市、泰安市、潍坊市、菏泽市、日照市、聊城市、济宁市、德州市、淄博市、济南市、临沂市、烟台市（图 3-15-11）；不同类型医疗机构中，三级专科最高，民营最低（图 3-15-12）。

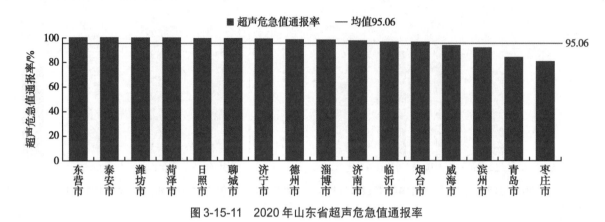

图 3-15-11　2020 年山东省超声危急值通报率

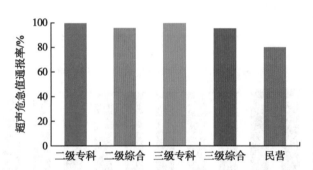

图 3-15-12　2020 年山东省各类医疗机构超声危急值通报率

指标 5. 超声报告书写合格率

2020 年山东省各地市医疗机构超声报告书写合格率 98.94%，16 家地市均接近平均值（图 3-15-13）。

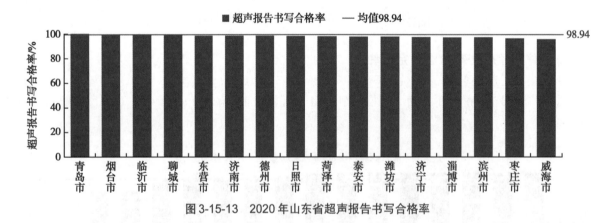

图 3-15-13　2020 年山东省超声报告书写合格率

指标 6. 乳腺病变超声报告 BI-RADS（乳腺影像报告和数据系统）分类率

2020 年乳腺病变超声报告 BI-RADS 分类率为 69.50%，十个地市高于平均值，分别为青岛市、威海市、东营市、日照市、济南市、济宁市、枣庄市、聊城市、德州市、淄博市（图 3-15-14）。不同类型医疗机构中，三级专科最高，民营最低，体现了与民营医院相比，公立医院更加规范化（图 3-15-15）。

指标 7. 超声报告阳性率

2020 年山东省各地市医疗机构门急诊超声报告阳性率平均 72.55%，9 家高于平均值，潍坊市和日照

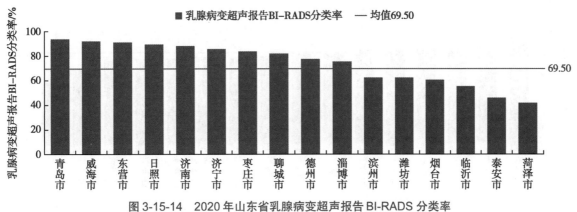

图 3-15-14　2020 年山东省乳腺病变超声报告 BI-RADS 分类率

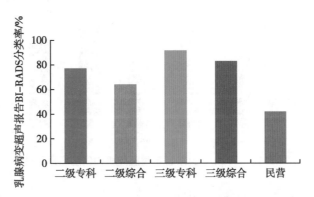

图 3-15-15　2020 年山东省各类医疗机构乳腺病变超声报告 BI-RADS 分类率

市较低；住院超声报告阳性率 80.68%，8 家高于平均值，烟台市、日照市较低。二级及三级综合医院在门急诊和住院超声报告阳性率方面，均高于专科医院和民营医院（图 3-15-16～图 3-15-19）。

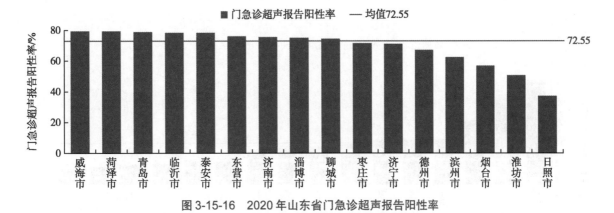

图 3-15-16　2020 年山东省门急诊超声报告阳性率

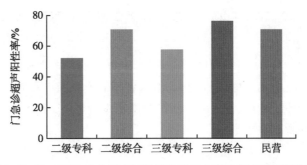

图 3-15-17　2020 年山东省各类医疗机构门急诊超声报告阳性率

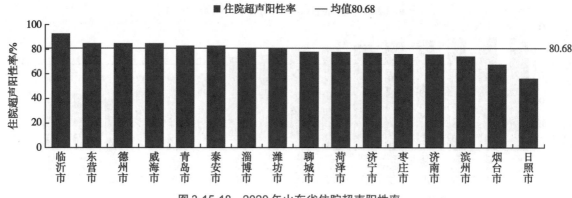

图 3-15-18　2020 年山东省住院超声阳性率

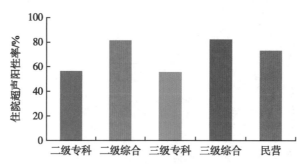

图 3-15-19　2020 年山东省各类医疗机构住院超声阳性率

指标 8. 胎儿重大致死性畸形在超声筛查中的检出率

2020 年山东省胎儿重大致死性畸形在超声筛查中的检出率为 0.04%，6 个地市高于平均值，分别为济南市、聊城市、烟台市、菏泽市、青岛市、潍坊市，枣庄市最低，为 0.015%（图 3-15-20）。在 2020 年山东省胎儿重大致死性畸形在超声筛查中的检出率比例中，无脑儿检出率最高为 24.03%，其次为严重开放性脊柱裂为 20.28%，检出率最低是致死性软骨不全为 9.03%（图 3-15-21）。

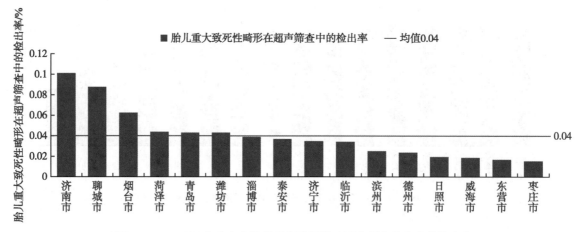

图 3-15-20　2020 年山东省胎儿重大致死性畸形在超声筛查中的检出率

指标 9. 超声诊断符合率

2020 年山东省各地市医疗机构超声诊断符合率平均 87.85%，14 家地市均接近平均值，德州市和菏泽市较低，分别为 82.94%，79.48%（图 3-15-22）。山东省不同类型医疗机构超声诊断符合率无明显差异（图 3-15-23）。2017—2020 年四年山东省超声诊断符合率基本持平（图 3-15-24）。

指标 10. 乳腺癌超声诊断准确性

2020 年山东省各地市医疗机构乳腺癌超声诊断准确性平均 81.34%，14 家地市均接近平均值，青岛市和菏泽市较低，分别为 73.67%、65.38%（图 3-15-25）。

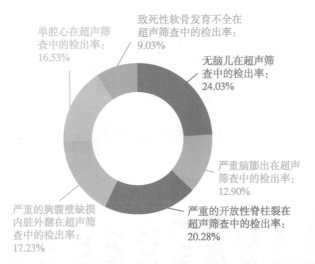

图 3-15-21　2020 年山东省胎儿重大致死性畸形在超声筛查中的检出率比例

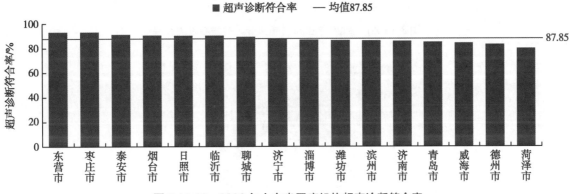

图 3-15-22　2020 年山东省医疗机构超声诊断符合率

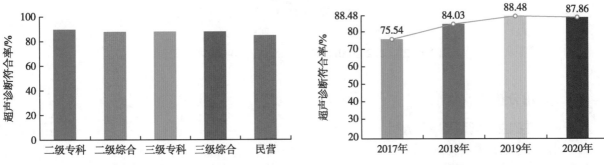

图 3-15-23　2020 年山东省各类医疗机构超声诊断符合率　　图 3-15-24　2017—2020 年山东省超声诊断符合率变化

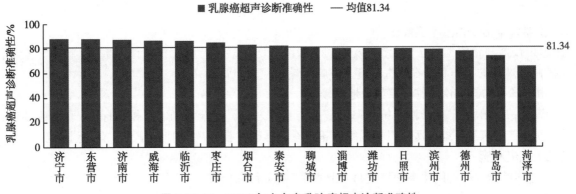

图 3-15-25　2020 年山东省乳腺癌超声诊断准确性

指标 11. 超声介入相关主要并发症发生率

2020 年山东省超声介入并发症总发生率为 0.28%,八个地市高于平均值,分别为东营市、烟台市、淄博市、泰安市、威海市、聊城市、滨州市、青岛市,济南市最低,为 0.12%(图 3-15-26)。在 2020 年山东省超声介入各类并发症构成比例中,介入出血发生率最高,为 75.99%,其次为介入感染,为 16.45%,发生率最低的是介入针道种植,为 0.33%(图 3-15-27)。

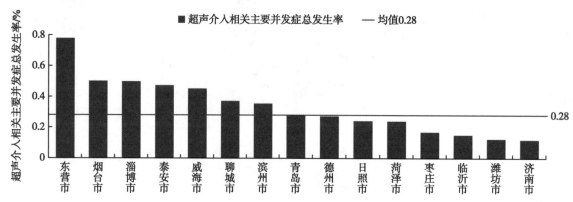

图 3-15-26　2020 年山东省超声介入并发症总发生率

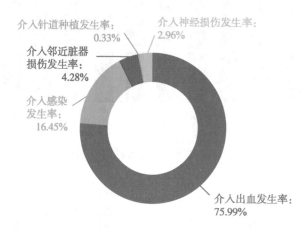

图 3-15-27　2020 年山东省超声介入各类并发症构成比例

二、问题分析及改进措施

(一)存在的主要问题及原因分析

1. 超声人才建设需要持续加强

职称分布中,以中级及初级医师占比高,较 2019 年有所改善,但仍人才短缺,高学历高职称超声医师仍较少。人员的数量和水平是超声质控的最有力保障,加强专业人才建设是提升超声诊疗质量,胜任高负荷工作的有力举措。

2. 仪器诊室与工作量不匹配

在超声仪器与诊室配置上,经济较发达的三级综合医院多年持续存在就诊人数多,超声诊室及仪器不足的问题,过高的工作负荷在很大程度上影响了超声检查质量。

3. 山东省平均超声诊断符合率部分地区较低

在精准医疗的时代,提升诊断符合率仍是工作重点之一。在新增加的质控指标中,乳腺癌超声诊断准确性 2020 年山东省各地市医疗机构乳腺癌超声诊断准确性较高,个别地市较低,有待进一步提高。

(二)改进措施

1. 加强规范培训,持续提高超声医师专业水平,规范行业标准

超声检查结果显著依赖于医师操作水平。临床需求日益增长,超声从业人员队伍发展迅速,规范的超声专业技能培训和行业标准是根本。2020 年 9 月，超声医学升级为二级学科，因此建立规范和完整的超声医学质量管理体系迫在眉睫。

2. 继续积极推进分级诊疗，提升全省超声专业诊疗规范化

从结构指标分析，三级及二级综合医院仍是患者就诊集中的医疗结构，超声科的工作负荷大，尤其在医患比低、仪器诊室设备缺少且患者数量大的地市更为突出。建议在增加三级及二级综合医院人员和设备数量的同时，加强对专科医院和民营医院的专业规范培训，如组织专业课程培训，实行远程会诊等。

3. 依托国家质控中心，联合哨点医院做好全省超声质控工作

在卫生健康行政部门及国家质控中心的指导下，发挥省级医院超声不同专业优势，共同制定超声质控细则和检查规范，提升全省超声诊疗水平。

第十六节 河 南 省

一、医疗服务与质量安全情况分析

（一）数据上报概况

2020 年，河南省共有 466 家设有超声医学专业的医疗机构参与数据上报。其中，公立医院 355 家，包括三级综合医院 58 家（12.5%），二级综合医院 214 家（45.9%），三级专科医院 16 家（3.4%），二级专科医院 67 家（14.4%）；民营医院 111 家（23.8%）。各地级市及各类别医院分布情况见表 3-16-1。

表 3-16-1　2020 年河南省超声专业医疗质量控制指标抽样医疗机构分布情况

单位：家

地市	二级专科	三级专科	二级综合	三级综合	民营	合计
安阳市	2	11	3	2	1	19
鹤壁市	1	3	0	1	2	7
济源市	1	1	0	1	0	3
焦作市	4	12	1	4	4	25
开封市	6	10	1	5	2	24
洛阳市	2	17	1	5	14	39
南阳市	12	23	0	4	9	48
平顶山市	5	15	1	4	2	27
三门峡市	2	9	0	3	1	15
商丘市	4	20	0	1	4	29
新乡市	6	14	0	5	3	28
信阳市	3	17	0	2	3	25
许昌市	2	10	0	3	4	19
郑州市	5	15	8	9	27	64
周口市	2	13	1	3	14	33
驻马店市	7	12	0	2	12	33
漯河市	2	7	0	2	1	12
濮阳市	1	5	0	2	8	16
全省	67	214	16	58	111	466

（二）超声医师人员配置情况

1. 超声医患比

超声医患比指的是每万人次就诊患者平均拥有的超声医师数，是医疗机构超声医疗质量的重要结构指标之一。河南省 2020 年超声医患比平均值为 1.49 人 / 万人次,各地市超声医患比见图 3-16-1。2017 年至 2020 年,2020 年超声医患比最高,每万人次患者患者仅拥有 1.49 名超声医师,超声医师在河南省仍处于短缺状态(图 3-16-2)。

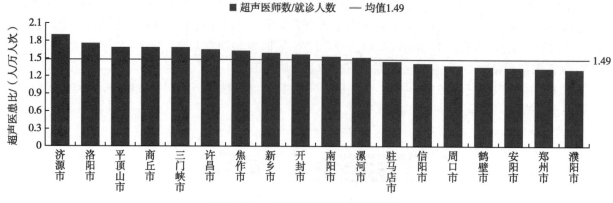

图 3-16-1　2020 年河南省超声医患比

2. 各类医疗机构超声科医师学历分布情况

河南省各类医疗机构中,医院等级越高,超声医师总体学历越高,硕士、博士研究生主要集中在三级医院,在二级及民营医院中学士及以下学位占比超 99%(图 3-16-3),反映出河南省超声科医师学历分布不均。

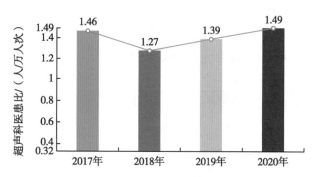

图 3-16-2　2017—2020 年河南省超声医患比变化

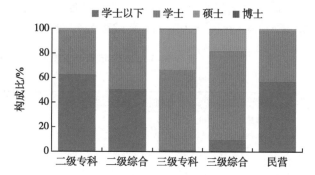

图 3-16-3　2020 年河南省各类医疗机构超声科医师学历分布情况

3. 各类医疗机构超声科医师职称分布情况

河南省各类医疗机构中超声科医师职称构成比例相似,住院医师及主治医师占多数,但是三级医院高级职称(副主任医师、主任医师)比例相对较高(图 3-16-4)。

4. 各类医疗机构超声科医师年龄分布情况

河南省各类医疗机构超声医学科医师年龄主要集中在 >25～35 岁及 >35～45 岁,占比超过 70%,可见中青年超声医师是超声医学科的"主力军"(图 3-16-5)。

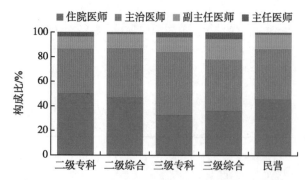

图 3-16-4　2020 年河南省各类医疗机构超声科医师职称分布情况

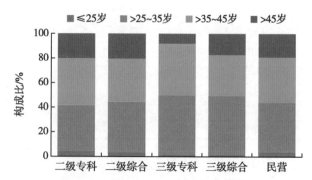

图 3-16-5　2020 年河南省各类医疗机构超声科医师年龄分布情况

（三）超声质控指标抽样调查结果

指标1. 超声医师日均承担工作量

超声医师日均承担工作量是每位超声医师的平均工作量，直接反映超声医师接诊能力和工作负荷，值越大表示工作强度越大。2020年河南省各市超声医师日均承担工作量平均值为26.21人次，其中郑州市为29.90人次，明显高于其他各市（图3-16-6）。不同类型医疗机构每日人均工作量平均值差别不大，二级专科27.57人次、二级综合25.37人次、三级专科28.0人次、三级综合27.11人次、民营医院25.17人次（图3-16-7）。2017—2019年日均承担工作量逐年增加，2020年明显下降，可能与2020年受疫情防控影响，患者量减少有关（图3-16-8）。

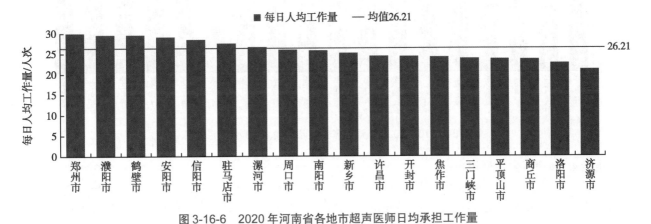

图3-16-6 2020年河南省各地市超声医师日均承担工作量

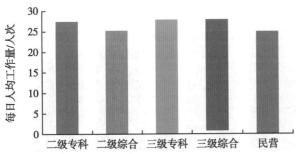

图3-16-7 2020河南省各类医疗机构超声医师日均承担工作量

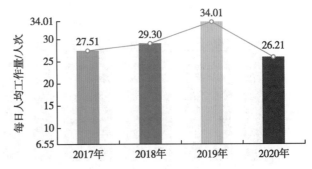

图3-16-8 2017—2020年河南省超声医师日均承担工作量变化

指标2. 超声仪器质检率

超声仪器质检率是反映超声仪器质量安全的重要指标，值越大说明超声仪器检查结果可信度越高。2020年河南省超声仪器质检率平均值为92.04%，其中新乡市73.22%，南阳市72.94%，明显低于平均值（图3-16-9）。

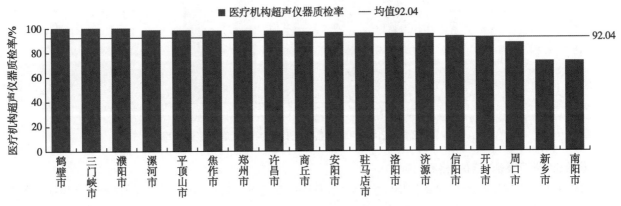

图3-16-9 2020年河南省超声仪器质检率

指标 3. 住院超声检查 48 小时完成率

住院超声检查 48 小时完成率反映的是住院患者超声检查等待的时间,值越大,说明等待的时间越短。河南省住院超声检查 48 小时完成率平均值为 98.46%,住院超声检查基本可做到 48 小时内完成,其中安阳市住院超声检查 48 小时完成率为 93.79%,略低于平均值(图 3-16-10)。

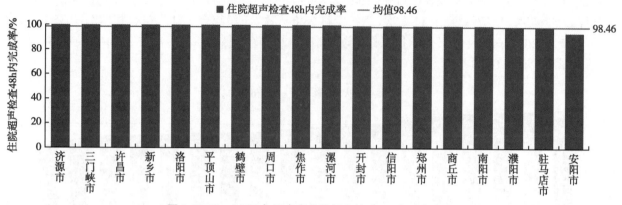

图 3-16-10　2020 年河南省住院超声检查 48 小时完成率

指标 4. 超声危急值通报率

危急值制度是医疗核心制度的重要指标,是超声检查过程中的重要质控指标。河南省超声危急值通报率平均值为 94.03%,其中驻马店市、开封市、南阳市、济源市危急值明显低于平均值(图 3-16-11),各类医疗机构危急值通报率未见明显差别,体现了河南省超声医学危急值度落实到位(图 3-16-12)。

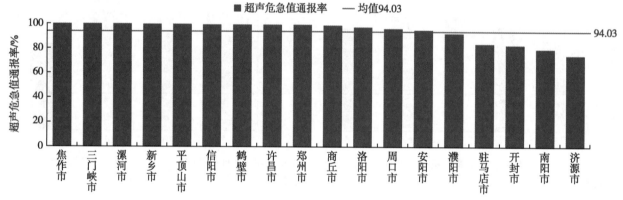

图 3-16-11　2020 年河南省超声危急值通报率

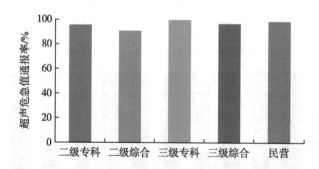

图 3-16-12　2020 年河南省各类医疗机构超声危急值通报率

指标 5. 超声报告书写合格率

报告单书写合格率是超声检查报告的重要指标,反映的是超声报告书写的合格性,值越大,代表报告单合格率越高。河南省超声报告书写合格率平均值为 92.31%,其中南阳市为 72.10%,远低于平均值(图 3-16-13)。

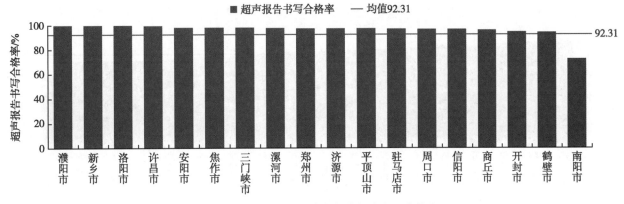

图 3-16-13　2020 年河南省超声报告书写合格率

指标 6. 乳腺病变超声报告 BI-RADS（乳腺影像报告和数据系统）分类率

乳腺病变超声报告 BI-RADS 分类率反映的是乳腺超声报告 BI-RADS 的使用情况及报告单的规范性。乳腺病变超声报告 BI-RADS 分类率 66.13%，其中新乡市、洛阳市、安阳市、南阳市、信阳市分类率均低于平均值（图 3-16-14）。在不同类型医疗机构中，乳腺病变超声报告 BI-RADS 分类率也有所不同，其中三级专科医院分类率最高，二级专科分类率最低（图 3-16-15）。

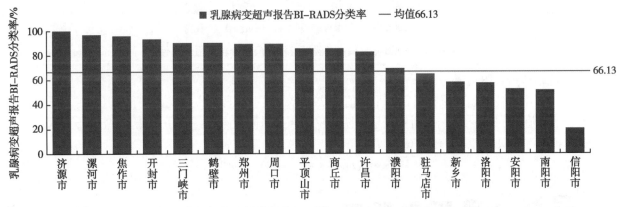

图 3-16-14　2020 年河南省乳腺病变超声报告 BI-RADS 分类率

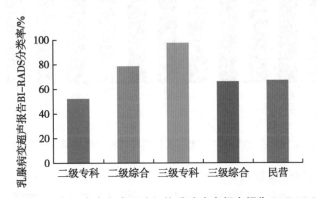

图 3-16-15　2020 年河南省各类医疗机构乳腺病变超声报告 BI-RADS 分类率

指标 7. 超声报告阳性率

1. 门急诊超声报告阳性率

超声报告阳性率体现了超声检查的价值，2020 年河南省门急诊超声报告阳性率平均值为 75.98%，其中南阳市门急诊超声报告阳性率为 57.53%，明显低于平均值（图 3-16-16）。专科医院门急诊超声报告阳性率较同级别综合医院及民营医院较低，可能是专科医院患者来源相对局限，同时承担了较多的正常产检及妇科筛查的缘故（图 3-16-17）。

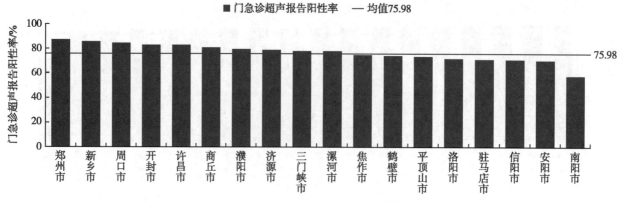

图 3-16-16　2020 年河南省门急诊超声报告阳性率

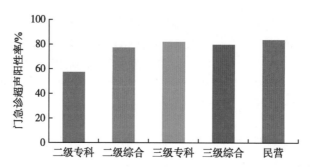

图 3-16-17　2020 年河南省各类医疗机构门急诊超声报告阳性率

2. 住院超声报告阳性率

2020 年河南省住院超声报告阳性率平均值为 79.90%，其中驻马店市住院超声报告阳性率为 57.26%，明显低于平均值（图 3-16-18）。专科及民营医院住院超声报告阳性率比综合医院低，可能与专科医院及民营医院患者来源局限性有关（图 3-16-19）。

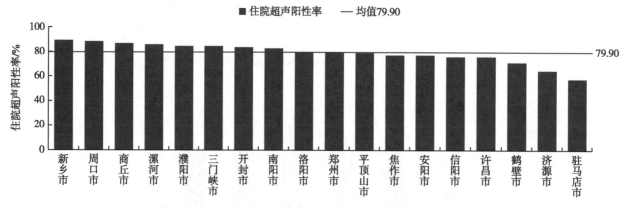

图 3-16-18　2020 年河南省各类医疗机构住院超声报告阳性率

指标 8. 胎儿重大致死性畸形在超声筛查中的检出率

胎儿重大致死性畸形在超声筛查中的检出率反映胎儿重大致死性出现缺陷超声检出情况。图 3-16-20 可见河南省 2020 年河南省胎儿重大致死性畸形在超声筛查中的检出率各地市差异明显，其中最高为济源市 0.34%，最低为焦作市 0.027%，可能是因为相关患者量少及专科专业水平差异性有关。其中 2020 河南省胎儿重大致死性畸形在超声筛查中的检出率比例

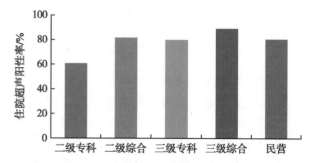

图 3-16-19　2020 年河南省各类医疗机构住院超声报告阳性率

有所差异,单腔心检出率最高 23.55%,致死性软骨发育不全检出率最低 7.78%(图 3-16-21)。

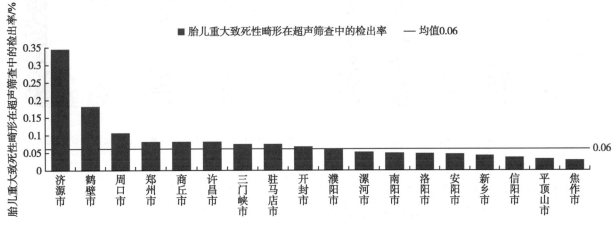

图 3-16-20 2020 年河南省胎儿重大致死性畸形在超声筛查中的检出率

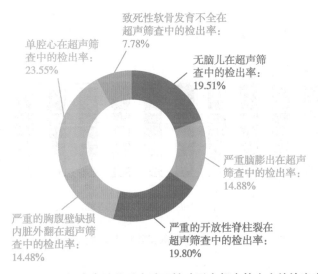

图 3-16-21 2020 河南省胎儿重大致死性畸形在超声筛查中的检出率比例

指标 9. 超声诊断符合率

超声诊断符合率是反映一定时期内超声科室诊断水平的重要指标,河南省各地市医疗机构超声诊断符合率平均值为 85.72%,河南省各地市超声诊断符合率未见明显差异(图 3-16-22),2020 年河南省各类医疗机构超声诊断符合率中,三级专科医院较其他类型医疗机构超声诊断符合率低(图 3-16-23)。2017 年至 2020 年,河南省超声诊断符合率逐年提高(图 3-16-24)。

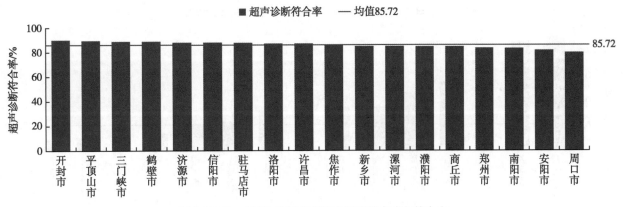

图 3-16-22 2020 年河南省医疗机构超声诊断符合率

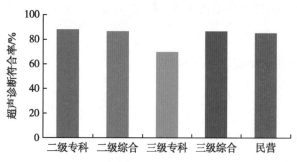

图 3-16-23 2020 年河南省各类医疗机构超声诊断符合率

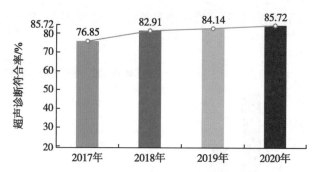

图 3-16-24 2017—2020 年河南省超声诊断符合率变化

指标 10. 乳腺癌超声诊断准确性

2020 年河南省乳腺癌超声诊断准确性平均值为 75.31%,各地市超声诊断准确性有所不同,其中最高为开封市,92.63%,最低为濮阳市,46.71%(图 3-16-25)。

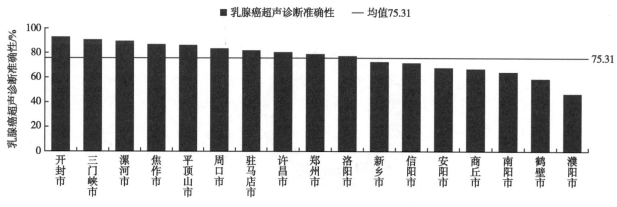

图 3-16-25 2020 年河南省乳腺癌超声诊断准确性

指标 11. 超声介入相关主要并发症发生率

超声介入相关主要并发症发生率是反映医疗机构开展超声介入安全性指标,能加强医师对潜在并发症认识及提供有效的防治措施。2020 年河南省超声介入并发症总发生率平均值为 0.32%,各地市存在差异,其中开封市最高,1.39%,最低为濮阳市,0.12%(图 3-16-26)。所有超声介入相关主要并发症中,出血发生率最高(图 3-16-27)。

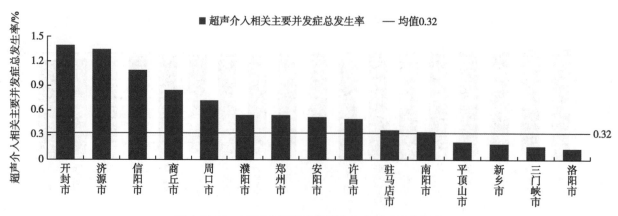

图 3-16-26 2020 年河南省超声介入并发症总发生率

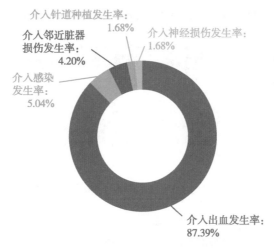

图 3-16-27　2020 年河南省超声介入各类并发症构成比例

二、问题分析及改进措施

（一）存在的主要问题及原因分析

1. 河南省各地市质控开展情况存在明显差异,目前河南省各地市成立了 11 个超声医学质控中心,其中市级 10 个,县级 1 个,部分地区质控开展比较早,各项措施落实到位,部分地区仍未能意识到超声质控的重要性,缺乏质控思维,质控工作停滞不前。

2. 超声医师工作量大,医师数量仍然不足,尤其是三级医院,存在过高的工作负荷,片面地缩短住院预约时间,会造成平均检查时间较短,超声检查质量下降。

3. 质控标准化难度大,表现在两个方面:其一,缺乏各专业统一的质控指南与规范,造成标准不一;其二,并不能严格执行现有指南规范,或对指南理解不到位,比如乳腺病变超声报告 BI-RADS 分类率,各地市差异明显。

（二）改进措施

1. 加强人才队伍建设,重视人才培养,尤其是对规培生及新入职医师进行重点培训,壮大超声医学队伍。

2. 对已成立的质控中心加强培训与现场督导工作。同时督促各地市加快推进成立地市级超声医学质量控制中心。

3. 对现有规范进行重点培训,督导、调研、同时组织专家逐步撰写超声各领域质量控制规范指南及考核标准。

第十七节　湖　北　省

一、医疗服务与质量安全情况分析

（一）数据上报概况

2020 年,湖北省共有 187 家设有超声医学专业的医疗机构参与数据上报。其中,公立医院 175 家,包括三级综合医院 72 家(38.50%),二级综合医院 67 家(35.83%),三级专科医院 11 家(5.88%),二级专科医院 25 家(13.37%);民营医院 12 家(6.42%)。各地级市及各类别医院分布情况见表 3-17-1。

表 3-17-1 2020 年湖北省超声专业医疗质量控制指标抽样医疗机构分布情况

单位：家

地市	二级专科	三级专科	二级综合	三级综合	民营	合计
鄂州市	0	1	0	2	1	4
恩施土家族苗族自治州	5	0	6	5	2	18
黄冈市	2	1	11	3	0	17
黄石市	0	1	1	5	1	8
荆门市	1	0	2	3	0	6
荆州市	1	1	2	5	0	9
潜江市	0	0	0	1	1	2
十堰市	5	0	8	4	0	17
随州市	0	0	4	3	0	7
天门市	1	0	1	1	0	3
武汉市	0	3	1	24	4	32
仙桃市	1	0	0	2	1	4
咸宁市	2	1	6	2	1	12
襄阳市	2	1	6	4	0	13
孝感市	2	1	8	3	0	14
宜昌市	3	1	11	5	1	21
全省	25	11	67	72	12	187

（二）超声医师人员配置情况

1. 超声医患比

鄂州、随州、恩施等地市州超声医患比相对较高，最高 2.28 人 / 万人次；潜江、襄阳、荆州等市超声医患比相对较低，最低 1.09 人 / 万人次。由于地区发展不均衡，医患比最高的地区和最低的地区相差较大，为其 2.10 倍。全省医患比均值为 1.69 人 / 万人次，相当于 2020 年湖北省平均每名超声医师完成约 5 917.16 人次的超声检查工作量（图 3-17-1）。

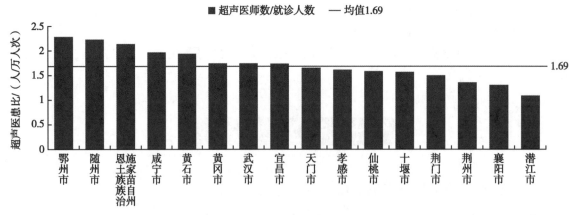

图 3-17-1 2020 年湖北省超声医患比

2017—2020 年湖北省超声医患比在 2017 年和 2020 年较高，2018 年和 2019 年较低，说明湖北省超声医师在 2018 年和 2019 年完成的年度平均工作量较高，分别为 8 000.00 人次和 7 936.51 人次；2020 年湖北省超声医患比高于既往三年，为近四年来最高，间接说明湖北省超声医师 2020 年服务患者的人次相对较少，约 5 917.16 人次，也少于 2017 年的 6 172.84 人次。提示 2020 年湖北省因疫情影响严重，超声医师工作强度和患者就医的需求均处于相对较低水平(图3-17-2)。

2. 各类医疗机构超声科医师学历分布情况

2020年湖北省各医疗机构超声医学科医师学历分布情况,二级专科医院中超声医师学历以学士以下学历居多,占65.12%,二级综合、三级专科、三级综合和民营医院超声医师学历均以学士学历占比居多,依次分别为55.31%、68.52%、53.32%和70.15%。硕士学历超声医师在三级综合医院和三级专科医院较多,比例分别为32.89%和26.54%,民营医院和二级综合医院硕士学历医师较少,比例分别为4.48%和1.43%,二级专科医院无硕士学历医师。博士学历超声医师集中在三级综合医院,比例约6.57%,其次为三级专科医院1.85%,二级综合医院0.20%,二级专科医院和民营医院无博士学历超声医师(图3-17-3)。

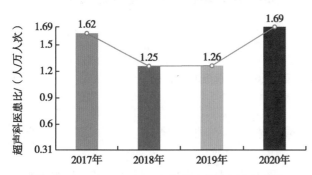

图3-17-2 2017—2020年湖北省超声医患比变化

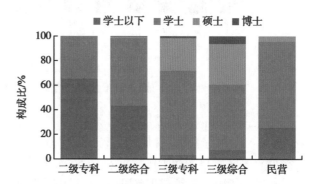

图3-17-3 2020年湖北省各类医疗机构超声科医师学历分布情况

3. 各类医疗机构超声科医师职称分布情况

2020年湖北省各医疗机构超声医学科医师职称情况,各类型医疗机构中超声医师职称构成比表现出相同的趋势,均以住院医师和主治医师居多,二者之和占总人数的比例在各类型医院范围约78.15%～86.96%。副主任医师较少,在各类型医院中比例相差较小,范围约12.17%～17.30%,主任医师比例最少,在各类型医院中比例约0.87%～6.25%,主任医师比例表现为民营>三级综合>三级专科>二级综合>二级专科医院(图3-17-4)。

4. 各类医疗机构超声科医师年龄分布情况

2020年湖北省各医疗机构超声医学科医师年龄构成情况,二级专科医院以>35～45岁医师占比最大,约37.04%;二级综合、三级专科、三级综合和民营医院均以>25～35岁医师比例最大,分别为35.90%、45.00%、50.82%和45.24%。各类型医疗机构中均以25岁及以下医师比例最少,为1.19%～4.70%;45岁以上高年资医师在各类型医疗机构中比例较少,为15.42%～29.63%(图3-17-5)。

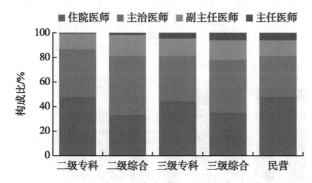

图3-17-4 2020年湖北省各类医疗机构超声科医师职称分布情况

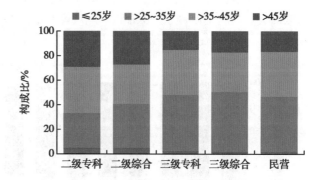

图3-17-5 2020年湖北省各类医疗机构超声科医师年龄分布情况

(三)超声质控指标抽样调查结果

指标1. 超声医师日均承担工作量

超声医师日均承担工作量在潜江、襄阳和荆州等市较高,最高36.67人次,鄂州、随州和恩施等地相对较低,最低 17.50 人次。全省超声医师日均承担工作量 23.52 人次(图 3-17-6)。

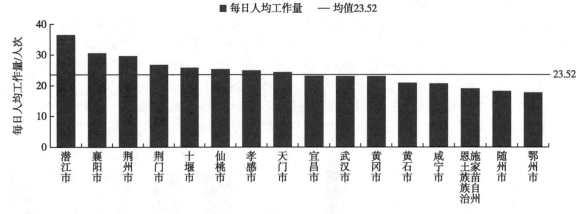

图 3-17-6　2020 年湖北省各地市超声医师日均承担工作量

不同医疗机构人均每日工作量由高到低排序为三级综合>二级综合>民营>三级专科>二级专科医院,反映出三级综合医院和二级综合医院每日人均工作量相对较大,分别为 24.58 人次和 23.31 人次,而二级专科医院每日人均工作量仅为 16.50 人次(图 3-17-7)。

2017—2019 年三年湖北省超声医师日均承担工作量呈逐年上升趋势,2019 年达 37.10 人次,但 2020 年我省因疫情影响很大,超声医师日均承担工作量仅为 23.52 人次,甚至低于 2017 年的 24.84 人次(图 3-17-8)。

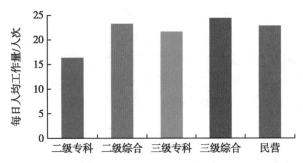

图 3-17-7　2020 年湖北省各类医疗机构超声医师日均承担工作量

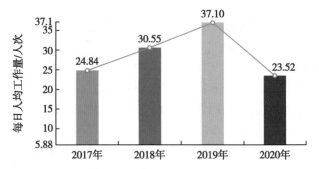

图 3-17-8　2017—2020 年湖北省超声医师日均承担工作量变化

指标 2. 超声仪器质检率

超声仪器质检率在鄂州、荆门、襄阳等地较高,均为 100%,其余地区均不足 100%;天门、潜江、黄石等地区较低,最低仅为 60.00%;全省医疗机构超声仪器质检率均值为 97.64%。2020 年由于各种原因,我省大部分地区没有及时、完整进行超声仪器质检,需要在今后提高超声仪器质检率,以保障超声仪器质量安全(图 3-17-9)。

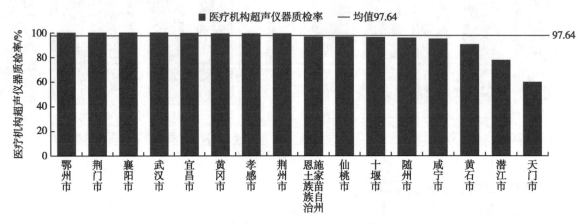

图 3-17-9　2020 年湖北省超声仪器质检率

指标3. 住院超声检查48小时完成率

住院超声检查48小时完成率仅在鄂州、黄石、荆门和咸宁等四市为100%,其余地市州均未能在48小时内完成;荆州、襄阳、武汉等地住院超声检查48小时完成率较低,分别为93.67%、93.79%和95.65%,全省均值约98.54%(天门市仅3家医院上报质控数据,且该项数据均不完整,故未列出)(图3-17-10)。

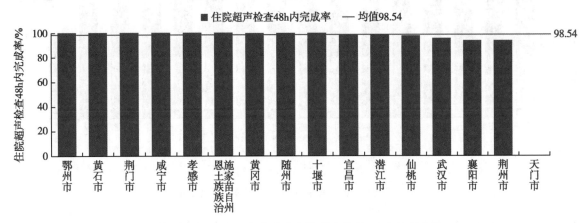

图3-17-10　2020年湖北省住院超声检查48小时完成率

指标4. 超声危急值通报率

超声危急值通报率仅在黄石、潜江和宜昌等三个地区为100%,湖北省其余地区均未达到100%,其中咸宁和襄阳两个地区较低,分别仅为61.11%和77.19%,全省均值仅为94.70%。提示部分地区对最新超声危急值知晓和重视程度不够,需要在今后的工作中着重加强超声危急值普及和上报情况,力争做到危急值100%通报,最大程度保障医疗安全(图3-17-11)。

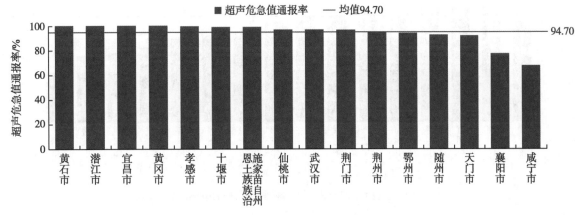

图3-17-11　2020年湖北省超声危急值通报率

超声危急值通报率在三级专科医院为100%,其次为二级专科医院98.01%,民营医院为97.14%,三级综合医院为96.28%,二级综合医院超声危急值通报率相对较少,仅约91.53%(图3-17-12)。提示各级医院,尤其是二级综合医院需要进一步强化超声危急值通报率,以最大程度保障患者医疗安全。

指标5. 超声报告书写合格率

超声报告书写合格率全省各地市州均未达到100%,其在潜江、鄂州、天门等地较高,最高约99.34%,黄石地区超声报告书写合格率较低,仅为66.85%,其余地区差别较小。全省超声报告书写合格率均值仅为96.07%,意味着每天可能有近4%的不合

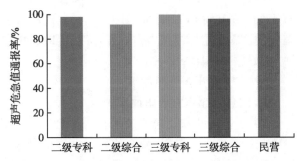

图3-17-12　2020年湖北省各类医疗机构超声危急值通报率

格报告会出现。提示各地区超声医学科仍然需要加强报告书写规范和审核，以减少或避免不合格报告出现，提高患者及时准确诊治的效率（图3-17-13）。

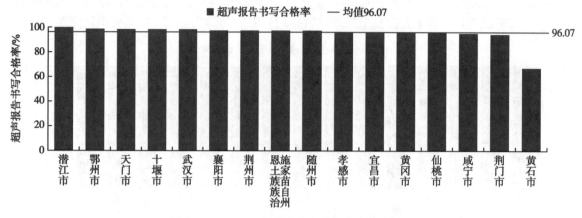

图 3-17-13　2020 年湖北省超声报告书写合格率

指标 6. 乳腺病变超声报告 BI-RADS（乳腺影像报告和数据系统）分类率

乳腺病变超声报告 BI-RADS 分类率在武汉、荆州和黄冈等市较高，最高约 97.62%；而天门、潜江和咸宁等市较低，最低仅约 40.38%，全省乳腺病变超声报告 BI-RADS 分类率均值 85.95%（图 3-17-14）。提示部分地区乳腺病变超声报告 BI-RADS 分类率较低，仍需要加强学习，紧跟超声医学不断发展的需要，提升超声 BI-RADS 分类率，更好服务临床。

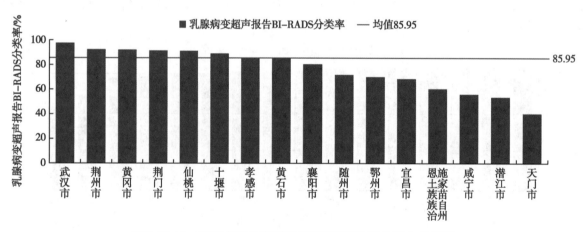

图 3-17-14　2020 年湖北省乳腺病变超声报告 BI-RADS 分类率

乳腺病变超声报告 BI-RADS 分类率在三级专科医院最高，约 98.90%，三级综合医院为 91.60%，其余类型医疗机构乳腺病变超声报告 BI-RADS 分类率均不足 80%，二级专科、民营和二级综合医院分别约 78.53%、73.36% 和 72.47%（图 3-17-15）。提示二级医院和民营医院整体需要大力提升超声 BI-RADS 分类率，更好服务临床及患者。

指标 7. 超声报告阳性率

1. 门急诊超声报告阳性率

2020 年湖北省门急诊超声报告阳性率在随州、荆州、十堰等地区较高，最高约 83.00%，而鄂州、黄冈、荆门等地较低，最低仅约 38.78%，全省门急诊超声报告阳性率均值约 75.97%（图 3-17-16）。

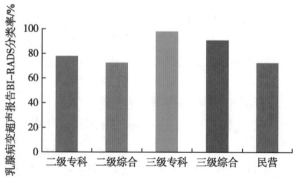

图 3-17-15　2020 年湖北省各类医疗机构乳腺病变超声报告 BI-RADS 分类率

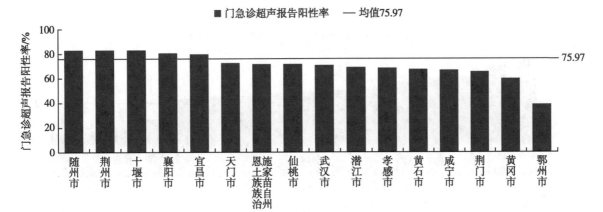

图 3-17-16　2020 年湖北省门急诊超声报告阳性率

　　门急诊超声报告阳性率排序为民营 > 三级综合 > 二级综合 > 三级专科 > 二级专科医院，依次分别为 81.51%、78.99%、75.86%、62.90% 和 57.79%（图 3-17-17）。

2. 住院超声报告阳性率

　　2020 年湖北省住院超声报告阳性率在襄阳、随州、十堰等地区较高，最高约 86.56%，而潜江、黄石、咸宁等地较低，最低约 67.04%，全省住院超声报告阳性率均值约 76.73%，（图 3-17-18）。全省住院超声报告阳性率均值仅比门急诊超声报告阳性率均值高 0.76%。

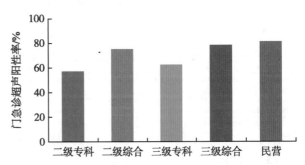

图 3-17-17　2020 年湖北省各类医疗机构门急诊超声报告阳性率

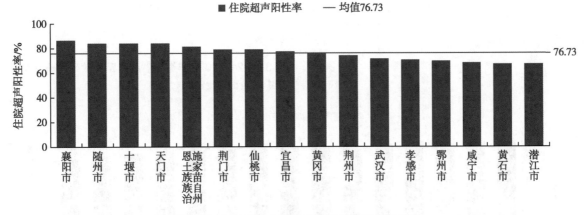

图 3-17-18　2020 年湖北省住院超声报告阳性率

　　住院超声报告阳性率在各类型医疗机构中趋势同门急诊超声报告阳性率，均表现为民营 > 三级综合 > 二级综合 > 三级专科 > 二级专科医院，依次分别为 85.33%、76.43%、76.28%、72.67% 和 57.71%（图 3-17-19）。

指标 8. 胎儿重大致死性畸形在超声筛查中的检出率

　　2020 年湖北省胎儿重大致死性畸形超声筛查检出率在襄阳、仙桃、荆州等地区较高，最高约 0.09%，而孝感、宜昌、十堰等地较低，最低约 0.03%，全省胎儿重大致死性畸形超声筛查检出率均值约 0.06%（图 3-17-20）。

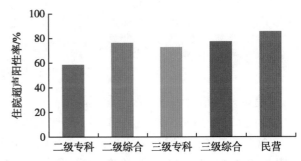

图 3-17-19　2020 年湖北省各类医疗机构住院超声报告阳性率

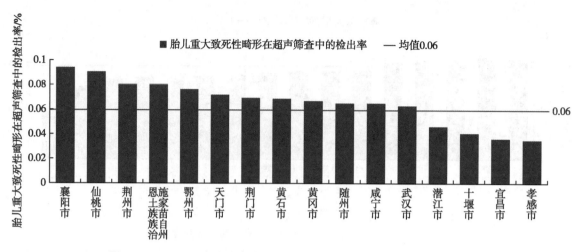

图 3-17-20　2020 年湖北省胎儿重大致死性畸形在超声筛查中的检出率

2020 年湖北省胎儿重大致死性畸形超声筛查共检出 454 例，其中最多为严重的胸腹壁缺损内脏外翻，共检出 102 例，占比约 22.47%；其余依次为无脑儿 91 例（20.04%）、严重脑膨出 87 例（19.16%）、严重的开放性脊柱裂 70 例（15.42%）、单腔心 67 例（14.76%）和致死性软骨发育不全 37 例（8.15%）（图 3-17-21）。

指标 9. 超声诊断符合率

全省超声诊断符合率总体均值约 88.08%。符合率较高的地区有孝感、荆门和鄂州等市，最高约 93.16%；而随州、荆州和黄石等地符合率较低，最低约 78.47%（图 3-17-22）。

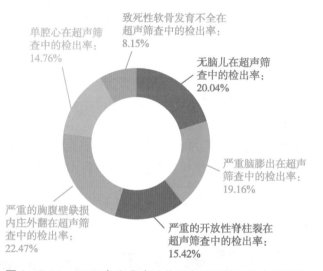

图 3-17-21　2020 年湖北省胎儿重大致死性畸形在超声筛查中的检出率比例

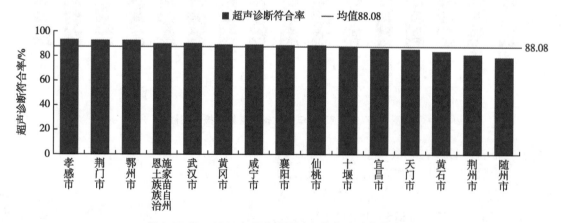

图 3-17-22　2020 年湖北省医疗机构超声诊断符合率

超声诊断符合率在三级专科医院最高约 92.36%，三级综合和二级综合医院超声诊断符合率 >85%，分别为 89.75% 和 87.94%，而民营和二级专科医院相对较低，分别为 82.30% 和 80.77%（图 3-17-23）。

2017—2020 年湖北省超声诊断符合率逐年增高，从 2017 年的 81.11%，上升到 2020 年的 88.08%（图 3-17-24）。提示我省超声诊断水平不断提升，2020 年作为新冠疫情的重灾区，湖北超声医师们仍然保持了较高的超声诊断符合率。

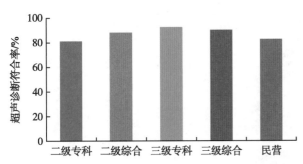

图 3-17-23　2020 年湖北省各类医疗机构超声诊断符合率

图 3-17-24　2017—2020 年湖北省超声诊断符合率变化

指标 10. 乳腺癌超声诊断准确性

2020 年湖北省乳腺癌超声诊断准确性均值约 65.83%。其中仙桃、襄阳、鄂州等地市乳腺癌超声诊断准确性较高，最高约 95.00%；而黄冈、天门、荆门等地市乳腺癌超声诊断准确性较低，最低仅约 48.47%（图 3-17-25）。提示我省乳腺癌超声诊断水平参差不齐，需要不断学习最新专家共识，进一步统一、规范乳腺病变超声报告 BI-RADS 分类方法，提高我省乳腺癌超声诊断准确性。

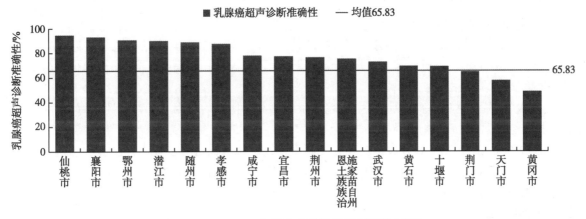

图 3-17-25　2020 年湖北省乳腺癌超声诊断准确性

指标 11. 超声介入相关主要并发症发生率

2020 年湖北省超声介入相关主要并发症发生率在天门、孝感、襄阳等地较高，最高约 1.26%；而黄石、潜江、恩施等地并发症发生率较低，最低仅约 0.11%；全省超声介入相关并发症发生率均值约 0.38%（图 3-17-26）。

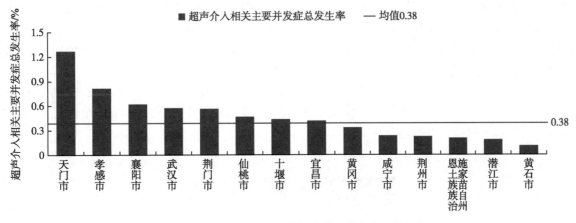

图 3-17-26　2020 年湖北省超声介入并发症总发生率

2020 年我省超声介入并发症构成比显示，介入出血发生率最高，约 83.58%（168 例），其余依次为介入感染发生率约 11.44%（23 例）、邻近脏器损伤发生率 3.98%（8 例）、针道种植发生率 0.50%（1 例）和神经损伤发生率 0.50%（1 例）（图 3-17-27）。介入出血发生率最高，提示超声介入需要常规预防出血的发生。

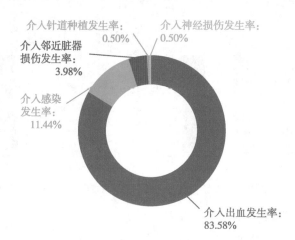

介入针道种植发生率：0.50%

介入神经损伤发生率：0.50%

介入邻近脏器损伤发生率：3.98%

介入感染发生率：11.44%

介入出血发生率：83.58%

图 3-17-27　2020 年湖北省超声介入各类并发症构成比例

二、问题分析及改进措施

（一）存在的主要问题及原因分析

1. 超声危急值通报率未达到 100%。全省只有三个地区为 100%，其余地区危急值通报率均未达到 100%，最低仅为 61.11%。分析原因主要是对最新超声危急值内容知晓程度不高，对危急值及时上报的重要性认识不足。

2. 超声报告书写合格率有待提高。全省超声报告书写合格率均值为 96.07%，提示每天可能有近 4% 的不合格报告会出现，且在部分地区报告书写合格率仅为 66.85%。需加强报告的严格审核。

3. 乳腺病变超声 BI-RADS 分类率及乳腺癌超声诊断准确性需进一步提高。全省乳腺病变超声报告 BI-RADS 分类率均值 85.95%，最低仅 40.38%；同时乳腺癌超声诊断准确性仅 65.83%。可能原因主要是未掌握规范的 BI-RADS 分类方法。

（二）改进措施

1. 针对超声危急值上报率未达到 100% 的问题，利用各种质控培训、巡讲或会议宣讲超声危急值内容和及时上报的重要性，首先通过向省质控中心委员、地市级质控中心和哨点医院传达最新超声危急值种类，务必每家医院反馈危急值内容 100% 知晓，其次通过加强报告工作站功能，如增加危急值功能键，与临床联网，及时有效反馈，最大程度保障医疗安全。

2. 针对"超声报告书写合格率有待提高"的问题，组织编写了"超声报告规范化书写质控"和"超声报告质控评分表"初稿供大家交流学习，以不断完善超声报告；同时加强质控委员单位、地区质控中心和哨点医院的作用，通过他们来展开质控工作，强化报告书写规范和签发审核的重要性，避免出现不合格报告，提高超声报告合格率。

3. 针对乳腺病变超声报告 BI-RADS 分类率较低、乳腺癌超声诊断准确性低的问题，拟通过组织省超声质控专家在各站点巡讲，或地区质控中心、哨点医院以点带面的方式，辐射提升周边地区超声 BI-RADS 分类的规范性，最终提高乳腺癌超声诊断准确率。

第十八节　湖 南 省

一、医疗服务与质量安全情况分析

（一）数据上报概况

2020 年，湖南省共有 393 家设有超声医学专业的医疗机构参与数据上报。其中，公立医院 303 家，包括三级综合医院 67 家（17.05%），二级综合医院 156 家（39.69%），三级专科医院 16 家（4.07%），二级专科医院 64 家（16.28%）；民营医院 90 家（22.90%）。各地市及各类别医院分布情况见表 3-18-1。

表 3-18-1　2020 年湖南省超声专业医疗质量控制指标抽样医疗机构分布情况

单位：家

地市	二级专科	二级综合	三级专科	三级综合	民营	合计
常德市	6	10	1	10	2	29
长沙市	2	8	5	13	12	40
郴州市	5	17	0	6	2	30
衡阳市	6	15	1	6	8	36
怀化市	9	21	2	3	7	42
娄底市	2	8	1	3	8	22
邵阳市	5	11	0	6	17	39
湘潭市	2	8	1	3	3	17
湘西土家族苗族自治州	5	10	0	1	2	18
益阳市	5	11	1	4	1	22
永州市	10	18	1	3	12	44
岳阳市	5	13	1	4	10	33
张家界市	0	2	0	1	0	3
株洲市	2	4	2	4	6	18
全省	64	156	16	67	90	393

（二）超声医师人员配置情况

1. 超声医患比

2020 年湖南省 393 家超声医学专业的医疗机构中，超声医患比均值为 1.72 人 / 万人次，株洲市超声医患比最高（2.26 人 / 万人次），长沙市最低（1.44 人 / 万人次）；其中永州市等 9 个市高于均值，衡阳市等 5 个市低于均值，如图 3-18-1 所示。

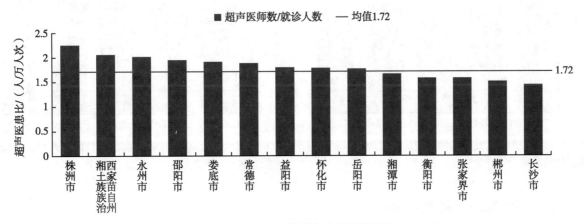

图 3-18-1　2020 年湖南省超声医患比

2017 年至 2019 年，湖南省各地市超声科超声医患比均值逐年下降，2017 年均值为 1.63 万人次，2018 年均值为 1.54 人 / 万人次，2019 年仅为 1.45 人 / 万人次，2020 年湖南省各地市超声科湖超声医患比均值上升至 1.72 人／万人次，如图 3-18-2 所示。

2. 各类医疗机构超声科医师学历分布情况

2020 年湖南省各类超声医学专业的医疗机构中，二级专科、二级综合、三级专科、三级综合以及民营医院超声科医师学历占比从高到低依次为：学士以下（79.53%）、学士以下（53.75%）、学上（58.94%）、学上（60.84%）、学士以下（62.70%），如图 3-18-3 所示。

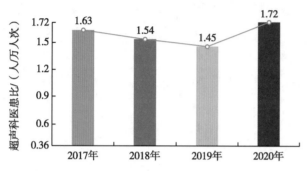

图 3-18-2 2017—2020 年湖南省超声医患比变化

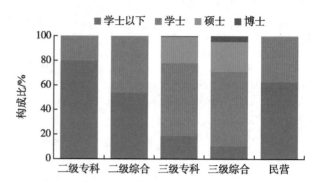

图 3-18-3 2020 年湖南省不同类型医疗机构超声医学科医师学历构成情况

3. 各类型医疗机构超声科医师职称分布情况

2020 年湖南省各类超声医学专业的医疗机构中，二级专科、二级综合、三级专科、三级综合以及民营医院科室医师职称占比从高到低依次为住院医师 + 主治医师（43.46%+49.12%）、住院医师 + 主治医师（42.66%+44.18%）、主治医师 + 副主任医师（41.03%+2.92%）、住院医师 + 主治医师（27.13%+44.70%）、住院医师 + 主治医师（47.50%+37.50%），如图 3-18-4 所示。

4. 各类医疗机构超声科医师年龄分布情况

2020 年湖南省各类超声医学专业的医疗机构中，超声科医师年龄层以中青年为主，年龄层次集中于 >25~45 岁，该阶段构成比超过 80%，其中以 >25~35 岁年龄层次的构成比最高，超过 40%，其次是构成比超过 36% 的 >35~45 岁年龄层次，大于 45 岁年龄层次构成比接近 14%，小于等于 25 岁的年龄层次占比最少，如图 3-18-5 所示。

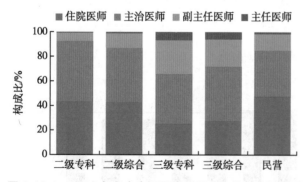

图 3-18-4 2020 年湖南省不同类型医疗机构超声医学科医师职称构成比

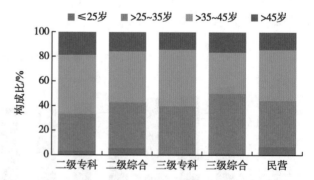

图 3-18-5 2020 年湖南省各类医疗机构超声科医师年龄分布情况

（三）超声质控指标抽样调查结果

指标 1. 超声医师日均承担工作量

2020 年湖南省各地市超声科每日人均工作量均值为 22.80 人次，每日人均工作量最高的市区为长沙市（27.58 人次），其次为郴州市（25.89 人次），最低的为株洲市（17.63 人次）；其中张家界市等 5 个市高于均值，岳阳市等 9 个市低于均值，如图 3-18-6 所示。

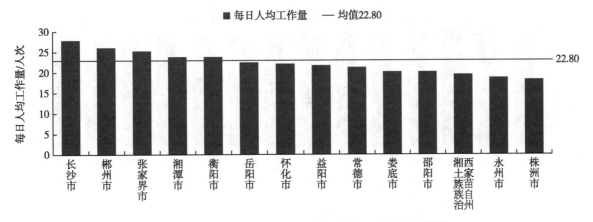

图 3-18-6　2020 年湖南省各地市超声医师日均承担工作量

2020 年湖南省超声医学专业的医疗机构中，二级专科、二级综合、三级专科、三级综合以及民营医院超声医师日均承担工作量分别为 17.80、18.24、28.20、28.51、15.70，如图 3-18-7 所示。

2017 年至 2019 年，湖南省各地市超声科每日人均超声工作量均值有所上涨，2017 年每日人均超声工作量均值为 25.11 人次，2018 年每日人均超声工作量均值为 26.42 人次，2019 年每日人均超声工作量增长为 29.94 人次，2020 年每日人均工作量均值下降至 22.80 人次，如图 3-18-8 所示。

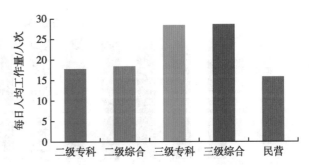

图 3-18-7　2020 年湖南省各类医疗机构超声医师日均承担工作量

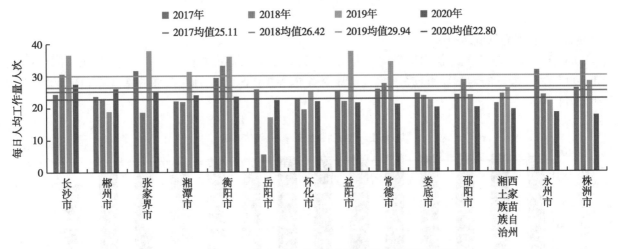

图 3-18-8　2017—2020 年湖南省超声医师日均承担工作量变化

指标 2. 超声仪器质检率

2020 年湖南省医疗机构超声仪器质检率均值为 96.54%，其中娄底市、张家界市、株洲市质检率均达 100%，其余各市质检率接近，最低的为永州市（91.85%），如图 3-18-9 所示。

指标 3. 住院超声检查 48 小时完成率

2020 年湖南省医疗机构住院超声检查 48 小时完成率均值为 98.71%，其中张家界市等 5 个市完成率均高达 99%，湘西土家族苗族自治州等 4 个市低于 90%，其中最低的为益阳市（59.61%），如图 3-18-10 所示。

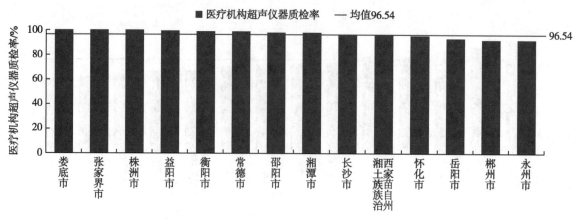

图 3-18-9　2020 年湖南省超声仪器质检率

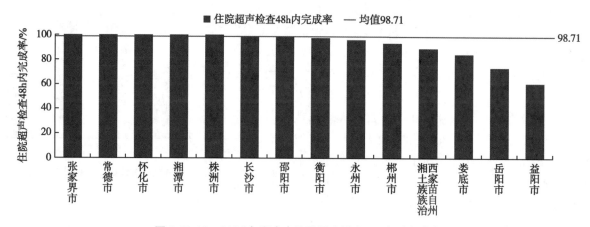

图 3-18-10　2020 年湖南省住院超声检查 48 小时完成率

指标 4. 超声危急值通报率

2020 年湖南省超声危急值通报率均值为 95.02%，通报率最高的市区为张家界市（100%），其次为岳阳市（99.83%），最低的为常德市（76.18%），其中怀化市等 10 个市高于均值，永州等 4 个市低于均值，如图 3-18-11 所示。

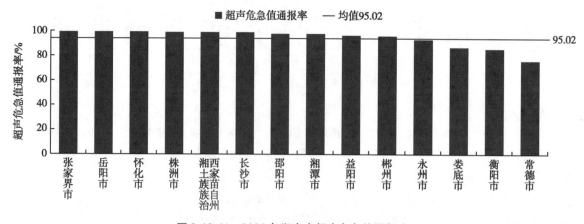

图 3-18-11　2020 年湖南省超声危急值通报率

2020 年湖南省超声医学专业的医疗机构中，二级专科、二级综合、三级专科、三级综合以及民营医院超声危急值通报率分别为 97.11%、94.33%、98.84%、92.45%、99.46%，其中民营医院略高于其他医疗机构，如图 3-18-12 所示。

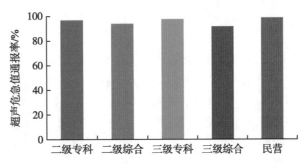

图 3-18-12 2020 年湖南省各类医疗机构超声危急值通报率

指标 5. 超声报告书写合格率

2020 年湖南省医疗机构超声报告书写合格率均值为 97.29%,合格率最高的市区为娄底市(99.78%),其次为湘西土家族苗族自治州(99.56%),张家界市最低,明显低于其他各市(64.46%),衡阳市等 7 个市高于均值,湘潭等 7 个市低于均值,如图 3-18-13 所示。

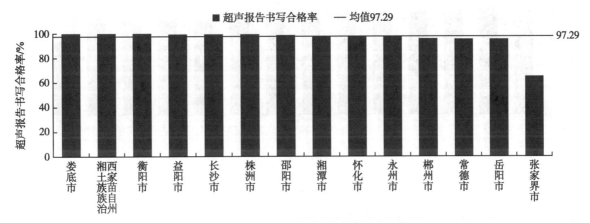

图 3-18-13 2020 年湖南省超声报告书写合格率

指标 6. 乳腺病变超声报告 BI-RADS(乳腺影像报告和数据系统)分类率

2020 年湖南省医疗机构乳腺病变超声报告 BI-RADS 分类率均值为 82.29%,分类率最高的市区为张家界市(100%),其次为常德市(98.42%),最低的为永州市(42.22%);其中娄底市等 11 个市高于均值,怀化市等 3 个市低于均值,如图 3-18-14 所示。

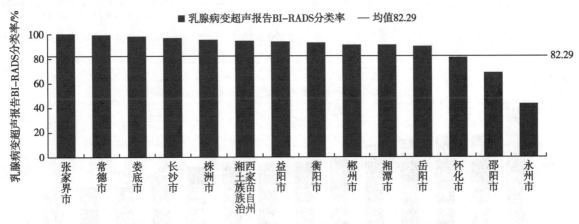

图 3-18-14 2020 年湖南省乳腺病变超声报告 BI-RADS 分类率

2020 年湖南省超声医学专业的医疗机构中,二级专科、二级综合、三级专科、三级综合以及民营医院乳腺病变超声报告 BI-RADS 分类率分别为 45.96%、93.65%、99.93%、87.75%、96.87%,其中二级专科医院明显低于其他医疗机构,如图 3-18-15 所示。

指标 7. 超声报告阳性率
门急诊超声报告阳性率

2020 年湖南省医疗机构门急诊超声报告阳性率均值为 77.79%，阳性率最高的市区为株洲市（86.33%），其次为张家界市（83.13%），衡阳市明显低于其他各市（60.78%）；邵阳市等 9 个市高于均值，长沙市等 5 个市低于均值，如图 3-18-16 所示。

2020 年二级专科、二级综合、三级专科、三级综合以及民营医院门急诊超声报告阳性率分别为 77.73%、78.94%、41.74%、78.58%、66.70%，其中三级专科医院明显低于其他医疗机构，如图 3-18-17 所示。

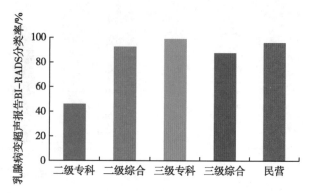

图 3-18-15　2020 年湖南省各类医疗机构乳腺病变超声报告 BI-RADS 分类率

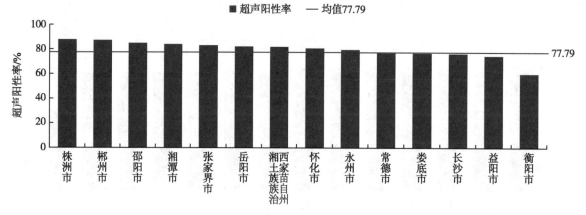

图 3-18-16　2020 年湖南省超声报告阳性率

指标 8. 胎儿重大致死性畸形在超声筛查中的检出率

2020 年湖南省医疗机构胎儿重大致死性畸形在超声筛查中的检出率均值为 0.07%，检出率最高的市区为邵阳市（0.12%），其次为娄底市（0.09%），最低的郴州市（0.04%）；其中张家界市等 5 个市高于均值，余 9 个市低于均值，如图 3-18-18 所示。

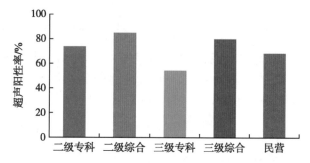

图 3-18-17　2020 年湖南省各类医疗机构超声报告阳性率

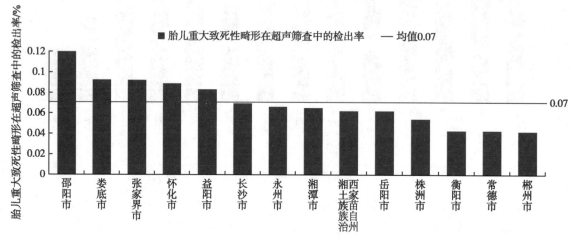

图 3-18-18　2020 年湖南省胎儿重大致死性畸形在超声筛查中的检出率

各类胎儿重大致死性畸形中,无脑儿、严重脑膨出、严重的开放性脊柱裂、严重的胸腹壁缺损内脏外翻、单腔心、致死性软骨发育不全在超声筛查中的检出率分别为22.76%、15.19%、18.79%、17.75%、17.75%、7.76%,如图3-18-19所示。

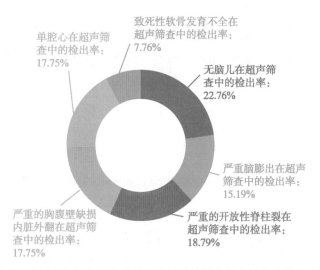

图3-18-19　2020年湖南省胎儿重大致死性畸形在超声筛查中的检出率比例

指标9. 超声诊断符合率

2020年湖南省各地市超声诊断符合率均值为85.24%,永州市(77.68%)超声诊断符合率最低,其余各地级市超声诊断符合率接近,如图3-18-20所示。

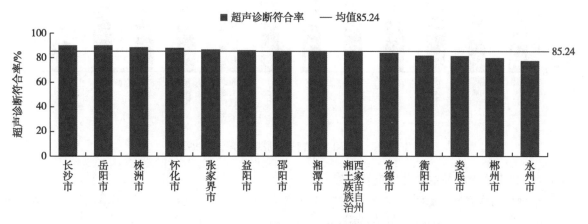

图3-18-20　2020年湖南省医疗机构超声诊断符合率

2020年湖南省超声医学专业的医疗机构中,二级专科、二级综合、三级专科、三级综合以及民营医院超声诊断符合率分别为89.27%、84.16%、86.05%、86.42%、82.74%,各类型机构医院超声诊断符合率接近,如图3-18-21所示。

2017—2020年,湖南省各地市超声科超声诊断符合率未见明显波动,2017年超声诊断符合率均值为79.61%,2018年超声诊断符合率均值为85.91%,2019年超声诊断符合率均值为85.26%,2020年超声诊断符合率均值为85.24%,如图3-18-22所示。

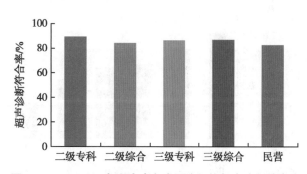

图3-18-21　2020年湖南省各类医疗机构超声诊断符合率

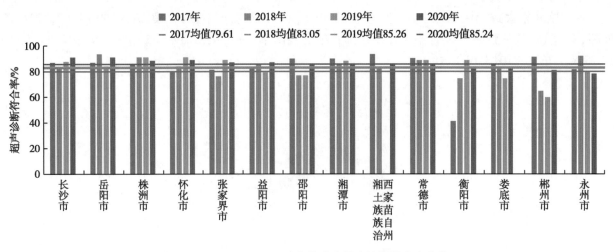

图 3-18-22　2017—2020 年湖南省超声诊断符合率变化

指标 10. 乳腺癌超声诊断准确性

2020 年湖南省医疗机构乳腺癌超声诊断准确性均值为 67.60%，准确性最高的市区为长沙市（84.14%），其次为湘潭市（78.94%），最低的为娄底市（24.52%）；其中邵阳市等 6 个市高于均值，怀化市等 6 个市低于均值，如图 3-18-23 所示。

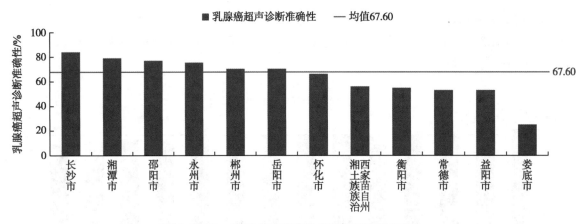

图 3-18-23　2020 年湖南省乳腺癌超声诊断准确性

指标 11. 超声介入相关主要并发症发生率

2020 年湖南省医疗机构超声介入相关主要并发症发生率均值为 0.36%，发生率最高的市区为株洲市（1.21%），其次为益阳市（1.00%），最低的为郴州市（0.19%），如图 3-18-24 所示。

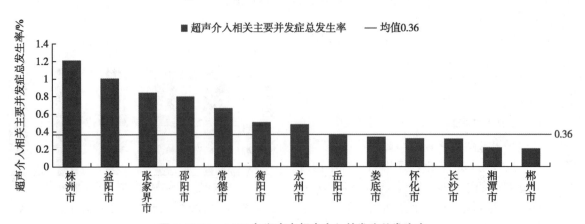

图 3-18-24　2020 年湖南省超声介入并发症总发生率

各类型介入相关主要并发症中,介入出血、介入感染、介入邻近脏器损伤、介入针道种植以及介入神经损伤发生率分别为:82.76%、8.97%、4.83%、0.69%、2.76%,介入出血发生率明显高于其余介入相关主要并发症,如图3-18-25所示。

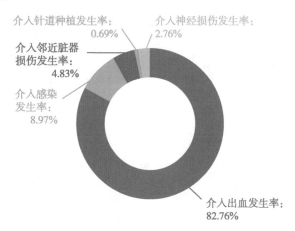

图3-18-25　2020年超声省超声介入各类并发症构成比例

二、问题分析及改进措施

(一)存在的主要问题及原因分析

湖南省二级医院及民营医院超声工作量、超声诊断符合率等值低于三级医院,主要原因可能是超声医师职称、年龄、学历的差异,说明人才储备是学科竞争力的基本要素。

2020年,湖南省共有393家设有超声医学专业的医疗机构参与数据上报,较前几年增加。各地区间医疗机构上报数目以及各地区内不同医疗机构上报数目断层现象较前几年也有所改善,数据更加全面,说明质控工作的推广开展更加全面深入。

(二)改进措施

加强超声医学专业学科带头人的培训,以继续提升超声医学整体水平;注重提升二级医院以及民营医院超声医师诊断水平,加强骨干医师的培养,开展集中超声规范培训,加强超声亚专科的细化管理和质控工作,三级医院应互相分享学科人才管理的经验;同时湖南省全省范围定期开展优秀病例讨论活动,普及疑难病例的诊断,提高超声诊断符合率。

第十九节　广　东　省

一、医疗服务与质量安全情况分析

(一)数据上报概况

2020年,广东省共有497家设有超声医学专业的医疗机构参与数据上报,其中,公立医院412家,包括三级综合医院125家(30.3%),二级综合医院188家(48.3%),三级专科医院31家(7.5%),二级专科医院57家(13.8%);民营医院85家(20.6%)。各地级市及各类别医院分布情况见表3-19-1。

表3-19-1　2020年广东省超声专业医疗质量控制指标抽样医疗机构分布情况

单位:家

地市	二级专科	三级专科	二级综合	三级综合	民营	合计
广州市	7	25	7	24	17	80
深圳市	3	8	8	25	10	54

续表

地市	二级专科	三级专科	二级综合	三级综合	民营	合计
佛山市	1	25	3	10	9	48
东莞市	0	26	2	6	11	45
惠州市	3	4	2	6	6	21
湛江市	4	6	0	6	5	21
江门市	4	11	0	3	1	19
梅州市	4	10	0	2	3	19
韶关市	1	13	1	2	2	19
河源市	6	8	0	1	3	18
清远市	2	9	1	4	2	18
中山市	0	12	1	4	1	18
揭阳市	3	7	0	3	4	17
汕头市	2	5	1	7	2	17
肇庆市	5	7	2	2	0	16
茂名市	2	5	1	7	0	15
珠海市	1	5	1	4	3	14
阳江市	4	4	0	3	1	12
潮州市	3	2	0	2	4	11
云浮市	2	3	1	3	0	9
汕尾市	0	4	0	1	1	6
全省	57	199	31	125	85	497

（二）超声医师人员配置情况

1. 超声医患比

广东省超声医患比近三年来逐渐升高，说明近年来超声医师培养力度加大，超声医师人数逐渐增多。但不同地区间差别仍较大，特别是在佛山、东莞、广州、深圳等经济较发达城市，应加大超声医师培养（图3-19-1、图3-19-2）。

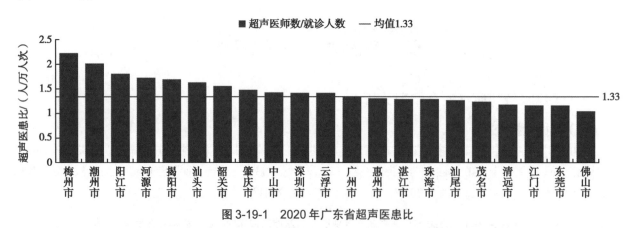

图 3-19-1　2020年广东省超声医患比

2. 各类医疗机构超声科医师学历分布情况

三级医院医师的学历相对较高，硕士、博士比例超过20%，学士比例超过50%。而二级医院和民营医院医师学历相对偏低，学士以下学历医师比例甚至超过50%。因此有必要加强二级医院和民营医院超声医师培训，提高基层医院超声医师素质（图3-19-3）。

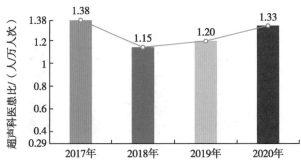

图 3-19-2　2017—2020 年广东省超声医患比变化

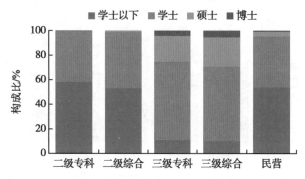

图 3-19-3　2020 年广东省各类医疗机构超声科医师学历分布情况

3. 各类医疗机构超声科医师职称分布情况

不同类型医疗机构超声医师职称分布情况较平均，但三级医院超声医师高级职称普遍稍高，主治医师及以上级别的医师超过接近 70%，而二级医院及民营医院住院医师比例较高，接近 %。因此需要加强基层医院继续教育及职称的提高（图 3-19-4）。

4. 各类医疗机构超声科医师年龄分布情况

各级医院超声医师年龄构成比基本类似，以青年医师为主，35 岁以下的青年医师比例较高，接近 50%（图 3-19-5）。

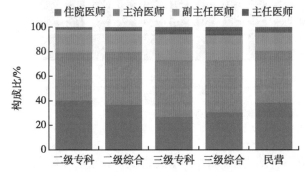

图 3-19-4　2020 年广东省各类医疗机构超声科医师职称分布情况

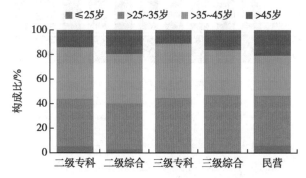

图 3-19-5　2020 年广东省各类医疗机构超声科医师年龄分布情况

（三）超声质控指标抽样调查结果

指标 1. 超声医师日均承担工作量

全省 2020 年超声人均工作量为 29.85 人次，以佛山、东莞等地较高。2017 年至 2019 年逐年增加，2020 年受疫情影响有所下降。三级医院以及民营医院每日人均工作量最高，而二级医院相对较低（图 3-19-6～图 3-19-8）。

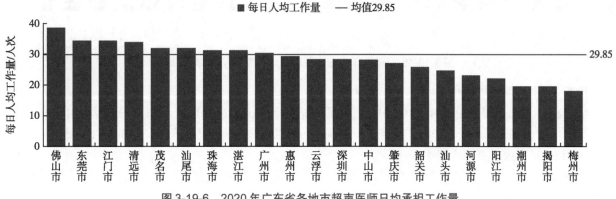

图 3-19-6　2020 年广东省各地市超声医师日均承担工作量

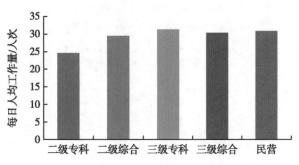

图 3-19-7 2020 年广东省各类医疗机构超声医师日均承担工作量

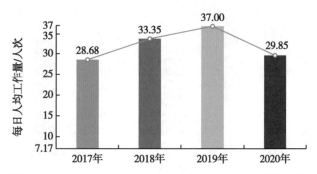

图 3-19-8 2017—2020 年广东省超声医师日均承担工作量变化

指标 2. 超声仪器质检率

广东省超声仪器质检率平均为 95.07%，而在汕头、湛江、中山、揭阳等市质检率较低，需加强管理，提高质检率，保证检查质量（图 3-19-9）。

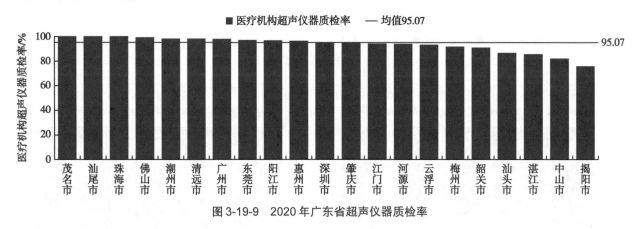

图 3-19-9 2020 年广东省超声仪器质检率

指标 3. 住院超声检查 48 小时完成率

2019 年广东省内各地级市住院超声 48 小时内完成率平均为 92.84%。清远市最低，可能与人均工作量较高有关（图 3-19-10）。

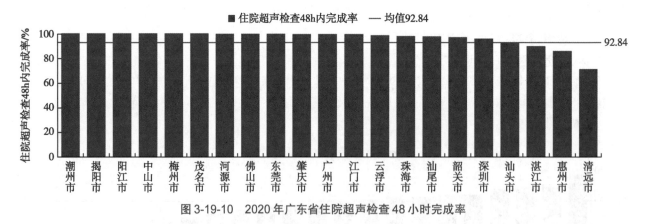

图 3-19-10 2020 年广东省住院超声检查 48 小时完成率

指标 4. 超声危急值通报率

全省超声危急值平均通报率为 97.00%，不同类型医疗机构上报率接近。但部分地区如中山、惠州、湛江等市危急值报告率低于平均值，需进一步加强制度落实，提高危急值上报率（图 3-19-11、图 3-19-12）。

指标 5. 超声报告书写合格率

全省超声报告书写合格率为 96.91%，云浮市合格率较低，需要加强该市超声报告书写质控，提高报告质量（图 3-19-13）。

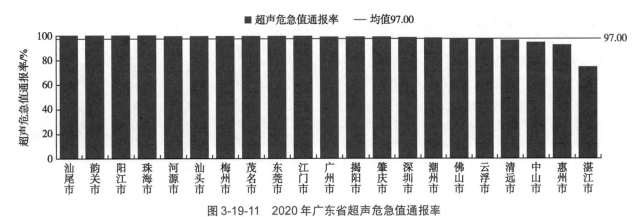

图 3-19-11　2020 年广东省超声危急值通报率

图 3-19-12　2020 年广东省各类医疗机构超声危急值通报率

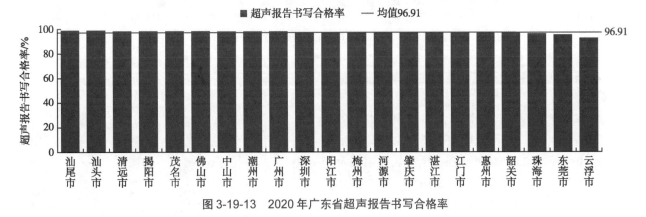

图 3-19-13　2020 年广东省超声报告书写合格率

指标 6. 乳腺病变超声报告 BI-RADS（乳腺影像报告和数据系统）分类率

广东省乳腺病变超声报告 BI-RADS 分类报告率为 82.71%，主要是梅州、茂名、揭阳、汕头等市报告率偏低，仅为 60% 左右，因此需要加强上述市医院乳腺超声报告分类的培训，提高分类报告率。而在不同类型医院中，二级综合医院的报告率最低，因此应加强该级别医院的培训（图 3-19-14、图 3-19-15）。

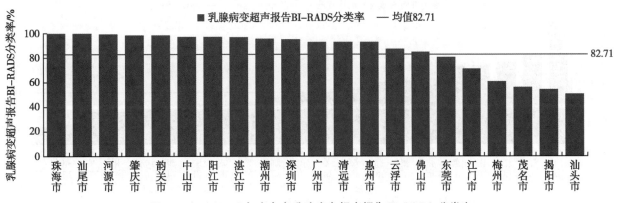

图 3-19-14　2020 年广东省乳腺病变超声报告 BI-RADS 分类率

指标 7. 超声报告阳性率

全省门急诊超声报告阳性率为 67.93%，相对较低，最高揭阳市也仅为 80% 左右，最低揭阳市仅为 52.64%，今后应加强全省超声阳性报告的上报，不断提高超声报告阳性率的比例。在不同类型医院中，专科医院的上报比例较低，需要进一步提高（图 3-19-16、图 3-19-17）。

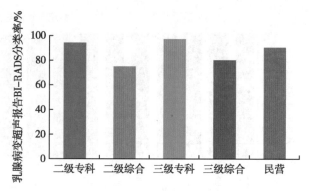

图 3-19-15　2020 年广东省各类医疗机构乳腺病变超声报告 BI-RADS 分类率

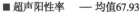
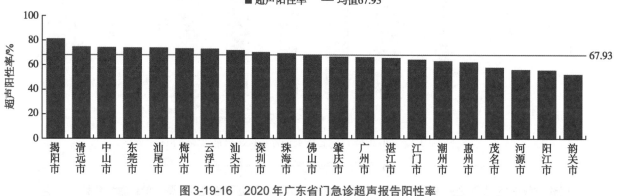

图 3-19-16　2020 年广东省门急诊超声报告阳性率

指标 8. 胎儿重大致死性畸形在超声筛查中的检出率

广东省胎儿重大致死性畸形在超声筛查中的检出率平均为 0.05%，不同地区差别较大，在潮州、汕头等市检出率不足 0.02%，因此在该地区加强培训及产前超声筛查的质控十分必要（图 3-19-18、图 3-19-19）。在重大致死性畸形检出比率中以无脑儿最为多见，占比为 24.27%。

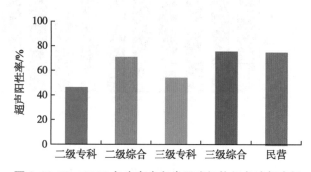

图 3-19-17　2020 年广东省各类医疗机构门急诊超声报告阳性率

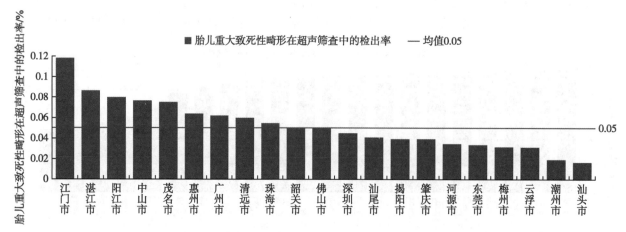

图 3-19-18　2020 年广东省胎儿重大致死性畸形在超声筛查中的检出率

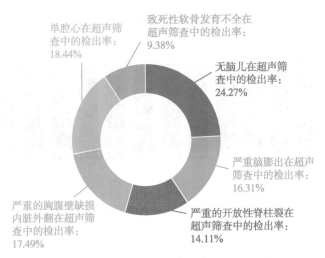

图 3-19-19　2020 年广东省胎儿重大致死性畸形在超声筛查中的检出率比例

指标 9. 超声诊断符合率

2020 年全省超声诊断符合率可以达到 87.30%，且近四年来基本持平，诊断符合率较高，在揭阳、江门等市，符合率仅为 70% 左右，需要加强培训（图 3-19-20）。不同医疗机构四年来诊断符合率基本持平，二级医院相对较低（图 3-19-21、图 3-19-22）。

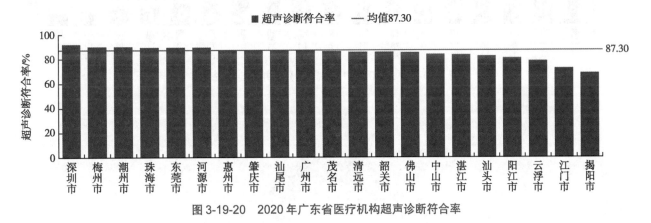

图 3-19-20　2020 年广东省医疗机构超声诊断符合率

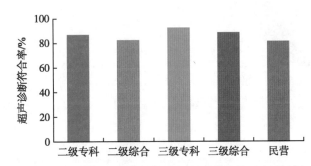

图 3-19-21　2020 年广东省各类医疗机构超声诊断符合率

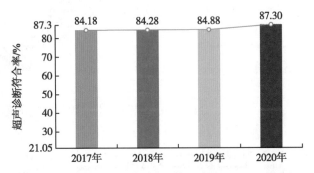

图 3-19-22　2017—2020 年广东省超声诊断符合率变化

指标 10. 乳腺癌超声诊断准确性

全省乳腺癌超声诊断准确率平均为 75.20%，但不同城市间差异较大。最低的河源市准确率仅为 44%，急需必要的培训（图 3-19-23）。

指标 11. 超声介入相关主要并发症发生率

全省超声介入并发症平均发生率为 0.37%，不同地级市间差异较大，揭阳、韶关等市发生率超过 1%，需要加强培训（图 3-19-24）。而在并发症类型上，出血占 78.0%（图 3-19-25）。

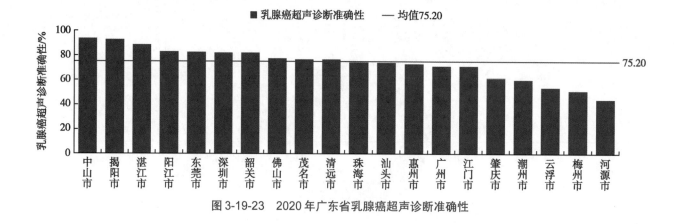

图 3-19-23   2020 年广东省乳腺癌超声诊断准确性

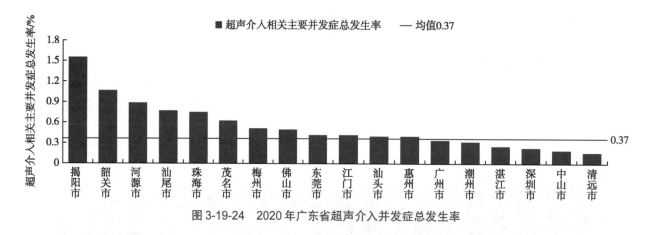

图 3-19-24   2020 年广东省超声介入并发症总发生率

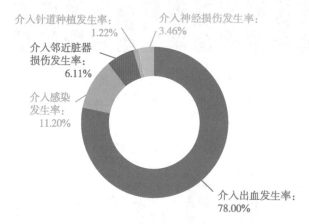

图 3-19-25   2020 年广东省超声介入各类并发症构成比例

二、问题分析及改进措施

（一）存在的主要问题及原因分析

1. 超声人才建设需要加强。广东省近三年来超声医患比逐年增高，且 2020 年增加幅度较大，一方面与近年来省内超声医师培养力度加大有关，此外有可能与 2020 年疫情原因导致就诊人数下降有关。但省内各地级市之间超声医患比以及人均工作量等方面仍差别较大，在东莞、佛山等地仍需继续加大超声医师的招聘与培养力度。2020 年广东省各级医疗机构超声医师的学历、职称、以及年龄分布等情况与前两年类似，短时间内难以有较大变动，仍需加强二级医院和民营医院人才梯队的建设，提高高学历、高级职称医师的比例。

2．在工作量方面，2020 年全省超声医师日均承担工作量较 2019 年下降超过 20%，与疫情就诊人数减少有关。

3．全省超声仪器质检率及危急值报告率均较高。仪器质检率平均值超过 95%，绝大部分地级市超声仪器质检率均能超过 90%，需要进一步保持，并加强揭阳、中山等市对超声仪器质检的质控。全省危急值通报率平均为 97%，绝大部分地级市均能达到 100% 上报，在湛江、惠州等通报率较低的城市，改善上报流程、完善危急值上报的质控十分必要。

4．超声医疗质量地区间差异较大。全省超声报告书写合格率较高，接近 97%，需要继续保持，并持续质控。乳腺病变超声报告 BI-RADS 分类是 2020 年新增加指标，但在汕头、揭阳、茂名、梅州等市报告分类率较低，需要加强培训及质控，以规范乳腺超声报告。胎儿重大致死性畸形的超声筛查检出率在不同地级市之间差别较大，说明产前超声诊断水平在不同城市之间差别较大，接下来的全省超声质控工作重心应加强产前超声培训。全省乳腺癌超声诊断准确率平均为 75.20%，同样在不同城市间差异较大，在梅州、河源等市仅为 50% 左右，需要加强在上述城市的质控与培训。在介入并发症方面，清远、中山、广州、深圳等介入超声开展较早的城市，并发症发生率相对较低，而在揭阳、韶关、河源等市介入并发症发生率接近 1%，远高于平均水平，因此，应加强培训，规范介入超声的开展。

（二）改进措施

1．提高超声医师的临床准入及水平，扩大超声医师的招收规模。

2．加大医疗设备投入，提高设备采购效率、使用效率，增加超声检查诊间数量。

3．加强不同地域、不同级别医疗机构间超声医师间的交流、学习、帮扶，促进共同提高超声专业医师水平。

4．成立区域医疗联盟，利用信息技术手段，建立健全远程疑难病例会诊及讨论制度。

5．有针对性地对各地级市相对薄弱的超声诊疗项目进行定点帮扶指导，提高全省平均水平。

第二十节 广西壮族自治区

一、医疗服务与质量安全情况分析

（一）数据上报概况

2020 年，广西壮族自治区共有 225 家设有超声医学专业的医疗机构参与数据上报，其中，公立医院 206 家，包括三级综合医院 51 家（22.67%），二级综合医院 101 家（44.89%），三级专科医院 15 家（6.67%），二级专科医院 39 家（17.33%），民营医院 19 家（8.44%）。各地级市及各类别医院分布情况见表 3-20-1。

表 3-20-1　2020 年广西壮族自治区超声专业医疗质量控制指标抽样医疗机构分布情况

单位：家

地市	二级专科	三级专科	二级综合	三级综合	民营	合计
百色市	3	1	13	2	0	19
北海市	1	0	3	3	0	7
崇左市	3	0	8	1	0	12
防城港市	3	0	3	2	0	8
桂林市	3	1	10	7	4	25
贵港市	2	1	5	3	2	13
河池市	5	1	8	3	5	22
贺州市	0	1	2	1	1	5

续表

地市	二级专科	三级专科	二级综合	三级综合	民营	合计
来宾市	1	0	10	2	0	13
柳州市	4	2	10	4	4	24
南宁市	4	5	11	7	3	30
钦州市	2	1	5	5	0	13
梧州市	3	1	5	6	0	15
玉林市	5	1	8	5	0	19
全省	39	15	101	51	19	225

（二）超声医师人员配置情况

1. 超声医患比

2020 年广西壮族自治区医疗机构超声科医患比为 1.35∶10 000。各地市医疗机构超声科医患比见图 3-20-1，其中防城港市超声科医患比最高，为 2.0∶10 000，玉林市最低，为 1.09∶10 000。从图中可看出，百色市、贺州市、柳州市、玉林市的医患比较低，说明该地区的医疗需求巨大，超声医师数量相对短缺。

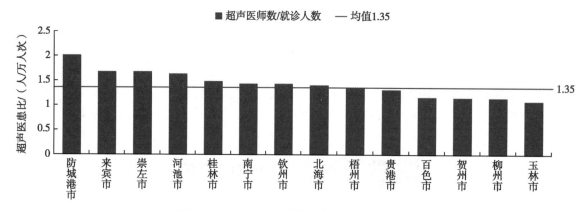

图 3-20-1　2020 年广西壮族自治区超声医患比

2017 年至 2019 年，超声医患比逐年下降，提示广西超声医师逐渐流失或超声检查的患者数量稳步增加；2020 年，超声医患比有所上升，其医患比为 1.35 人 / 万人次（图 3-20-2）。

2. 各类医疗机构超声科医师学历分布情况

2020 年广西壮族自治区各类医疗机构超声科医师学历分布情况见图 3-20-3，其中三级医疗机构（三级综合及三级专科）医疗机构以硕士及学士为主，而二级医疗机构（二级综合及二级专科）及民营医疗机构则以学士及学士学历以下医师为主。博士学历医师主要集中于三级医疗机构。这些数据说明二级医疗机构及民营医疗机构高学历医师仍短缺。

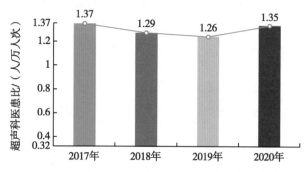

图 3-20-2　2017—2020 年广西壮族自治区超声医患比变化

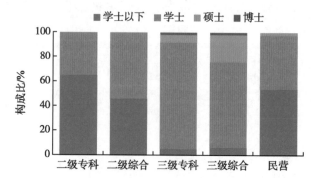

图 3-20-3　2020 年广西壮族自治区各类医疗机构超声科医师学历分布情况

3. 各类医疗机构超声科医师职称分布情况

2020 年广西壮族自治区各类医疗机构超声科医师职称分布情况见图 3-20-4，其中三级医疗机构及民营医疗机构高级职称至低级职称基本呈"金字塔"形分布，即住院医师及主治医师人数最多，其次为副主任医师，主任医师最少。二级医疗机构（含二级专科及二级综合）高级职称医师人数较少，其中主任医师缺失，副主任医师比例偏低。

4. 各类医疗机构超声科医师年龄分布情况

2020 年广西壮族自治区各类医疗机构超声科医师年龄分布情况见图 3-20-5，其中三级医疗机构医师年龄构成比良好，以 >25～35 岁及 >35～45 岁医师为主。二级医疗机构及民营医疗机构，尤其是民营医疗机构 >45 岁医师所占比例偏大，提示这一类型医疗机构超声医师存在一定的老龄化。

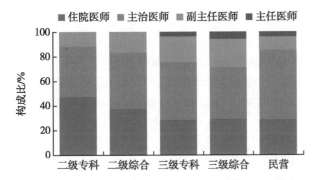

图 3-20-4　2020 年广西壮族自治区各类医疗机构超声科医师职称分布情况

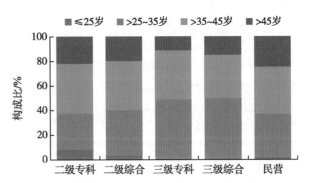

图 3-20-5　2020 年广西壮族自治区各类医疗机构超声科医师年龄分布情况

（三）超声质控指标抽样调查结果
指标 1. 超声医师日均承担工作量

2020 年广西壮族自治区各地市超声医师日均承担工作量见图 3-20-6，2020 年广西壮族自治区各地市超声医师日均承担工作量平均为 29.15 人次。其中玉林市超声科日均工作量最高，为 36.65 人次，防城港市最低，为 19.83 人次。从图中可看出，玉林市、柳州市超声工作量最大，提示该地区的病源量大、就诊人数众多。

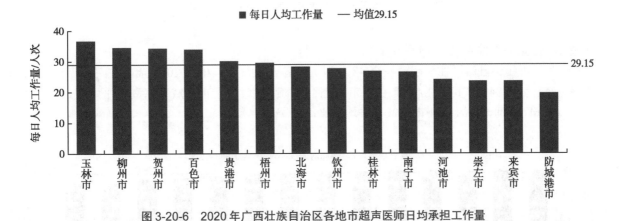

图 3-20-6　2020 年广西壮族自治区各地市超声医师日均承担工作量

2020 年广西壮族自治区各类医疗机构超声医师日均承担工作量见图 3-20-7，综合类医疗机构高于专科医疗机构，民营医疗机构最低；其中三级综合医院超声医师日均承担工作量最高，高达 31.36 人次；民营医院超声医师日均承担工作量最低，为 21.90 人次。

2017—2020 年四年间广西壮族自治区超声医师日均承担工作量变化见图 3-20-8。2017—2019 年广西每日人均超声工作量呈持续上升趋势，而 2020 年日均承担工作量下降较明显，仅为 29.15 人次，可能与疫情影响就诊有关。

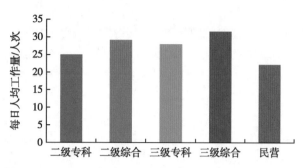

图 3-20-7 2020 年广西壮族自治区各类医疗机构超声医师日均承担工作量

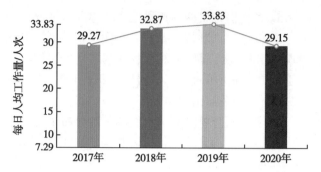

图 3-20-8 2017—2020 年广西壮族自治区超声医师日均承担工作量变化

指标 2. 超声仪器质检率

2020 年广西壮族自治区超声仪器质检率见图 3-20-9，各地区平均超声仪器质检率为 95.26%。其中贺州市该比值最低，仅为 76.74%；来宾市最高，为 100%。从图中可看出，来宾市、南宁市、玉林市、河池市、防城港市的仪器质检率明显高于平均水平，而柳州市及贺州市低于平均水平较显著，可能与该地区仪器质检重视程度偏低有关。

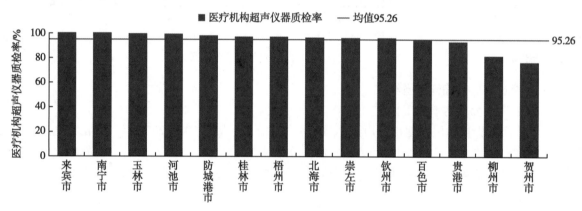

图 3-20-9 2020 年广西壮族自治区超声仪器质检率

指标 3. 住院超声检查 48 小时完成率

2020 年广西壮族自治区住院超声检查 48 小时完成率见图 3-20-10，2020 年全区住院超声检查 48 小时完成率平均为 98.04%。其中北海市、百色市、玉林市、贵港市、南宁市完成率略高于平均值，而贺州市、防城港市、梧州市、河池市及钦州市略低于平均水平。

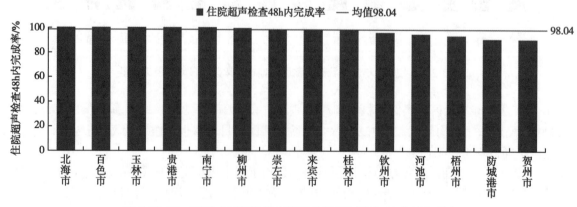

图 3-20-10 2020 年广西壮族自治区住院超声检查 48 小时完成率

指标 4. 超声危急值通报率

2020 年广西壮族自治区超声危急值通报率见图 3-20-11，全区超声危急值通报率平均为 96.82%。其中防城港市、贺州市及梧州市超声危急值通报率均为 100%，北海市通报率最低，为 84.42%。提示不同地区危急值上报的重视程度仍存在差异。

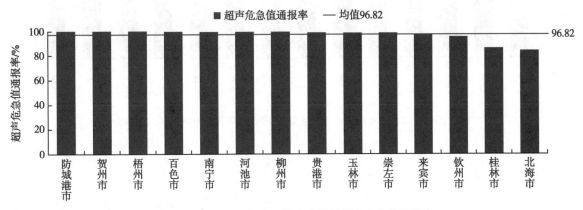

图 3-20-11 2020 年广西壮族自治区超声危急值通报率

2020 年广西壮族自治区各类医疗机构超声危急值通报率见图 3-20-12，其中公立医疗机构，含二级与三级综合及专科医疗机构的危急值通报率均达 99% 以上。民营医疗机构危急值通报率明显偏低，为 82.48%。

指标 5. 超声报告书写合格率

2020 年广西壮族自治区超声报告书写合格率见图 3-20-13。2020 年广西壮族自治区医疗机构超声报告合格率平均为 98.10%。其中贵港市、南宁市的合格率略高于平均水平，分别为 99.73%、99.12%；桂林市合格率最低，为 93.38%。

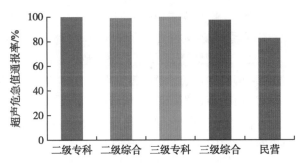

图 3-20-12 2020 年广西壮族自治区各类医疗机构超声危急值通报率

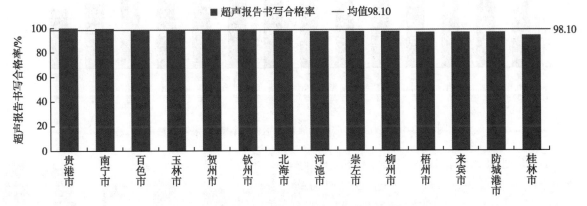

图 3-20-13 2020 年广西壮族自治区超声报告书写合格率

指标 6. 乳腺病变超声报告 BI-RADS（乳腺影像报告和数据系统）分类率

2020 年广西壮族自治区乳腺病变超声报告 BI-RADS 分类率见图 3-20-14，全区乳腺病变超声报告 BI-RADS 分类率平均为 89.38%。百色市、贺州市、贵港市、柳州市、钦州市、北海市、来宾市乳腺病变超声报告 BI-RADS 分类率明显高于平均水平，而崇左市、玉林市、南宁市、桂林市明显低于平均水平。其中百色市分类率最高，为 99.81%，崇左市最低，为 69.03%。

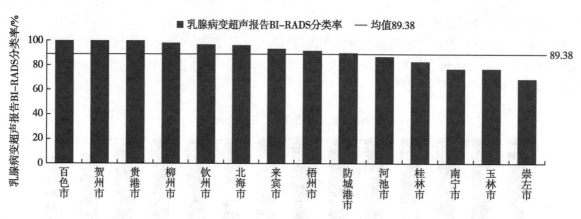

图 3-20-14　2020 年广西壮族自治区腺病变超声报告 BI-RADS 分类率

2020 年广西壮族自治区各类医疗机构乳腺病变超声报告 BI-RADS 分类率见图 3-20-15,其中二级专科医疗机构最高,其次为综合类医疗机构与民营医疗机构,三级专科医疗机构相对偏低。其中二级专科医疗机构为 99.00%,三级专科医疗机构为 81.16%。

指标 7. 超声报告阳性率

1. 门急诊超声报告阳性率

2020 年广西壮族自治区门急诊超声报告阳性率见图 3-20-16,全区门急诊超声报告阳性率平均为 70.86%。钦州市、河池市、贺州市、柳州市门急诊超声报告阳性率明显高于平均水平,而百色市、北海市、桂林市、梧州市明显低于平均水平。其中钦州市门急诊超声报告阳性率最高,为 81.95%,百色市最低,为 53.99%。

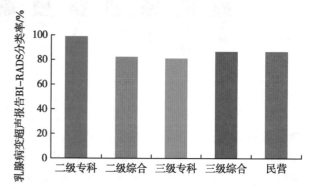

图 3-20-15　2020 年广西壮族自治区各类医疗机构乳腺病变超声报告 BI-RADS 分类率

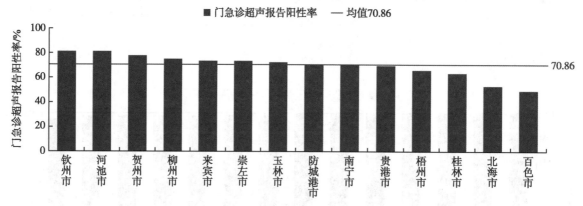

图 3-20-16　2020 年广西壮族自治区门急诊超声报告阳性率

2020 年广西壮族自治区各类医疗机构门急诊超声报告阳性率见图 3-20-17,其中民营医疗机构及三级综合医疗机构较高,分别为 78.89%、74.98%;而二级及三级专科医疗机构较低,分别为 61.27%、63.83%。

2. 住院超声报告阳性率

2020 年广西壮族自治区住院超声报告阳性率见图 3-20-18,全区住院超声报告阳性率平均为 75.81%。柳州市、崇左市、河池市、钦州市住院超声报告阳性

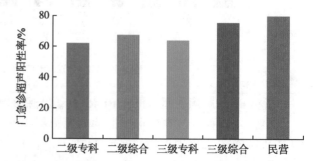

图 3-20-17　2020 年广西壮族自治区各类医疗机构门急诊超声报告阳性率

率明显高于平均水平，而百色市、贵港市、防城港市、北海市、贺州市、桂林市、梧州市明显低于平均水平。其中柳州市住院超声报告阳性率最高，为87.02%，百色市最低，为62.42%。

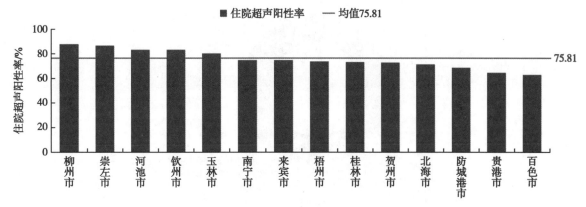

图 3-20-18　2020 年广西壮族自治区住院超声报告阳性率

2020 年广西壮族自治区各类医疗机构住院超声报告阳性率见图 3-20-19，其中民营医疗机构及综合医疗（二级和三级）机构较高，分别为 81.89%、76.41%、75.21%；而专科医疗机构（二级和三级）较低，分别为 71.73%、68.38%。

指标 8. 胎儿重大致死性畸形在超声筛查中的检出率

2020 年广西壮族自治区胎儿重大致死性畸形在超声筛查中的检出率见图 3-20-20，2020 年全区胎儿重大致死性畸形在超声筛查中的检出率平均为

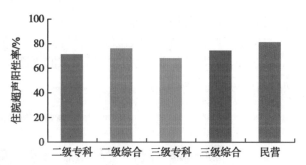

图 3-20-19　2020 年广西壮族自治区各类医疗机构住院超声报告阳性率

0.04%。其中桂林市、梧州市、贵港市、防城港市、来宾市、玉林市、柳州市、贺州市、河池市检出率高于全区平均水平，钦州市、百色市、北海市、南宁市、崇左市检出率低于平均水平。其中桂林市最高为 0.065%，钦州市最低为 0.021%。

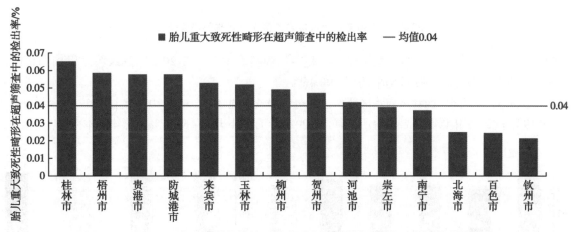

图 3-20-20　2020 年广西壮族自治区胎儿重大致死性畸形在超声筛查中的检出率

2020 年广西壮族自治区胎儿重大致死性畸形不同病种在超声筛查中的检出率比例见图 3-20-21。检出畸形主要包括无脑儿、严重的脑膨出、开放性脊柱裂、严重的胸腹壁缺损内脏外翻、单腔心、致死性软骨发育不全。其中以单腔心检出率占比最高，为 27.48%；其次为无脑儿、严重的胸腹壁缺损内脏外翻及严重的脑膨出，占比分别为 20.61%、17.30%、14.50%。

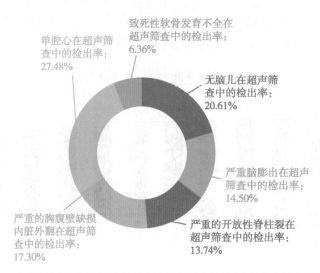

图 3-20-21　2020 年广西壮族自治区胎儿重大致死性畸形不同病种在超声筛查中的检出率比例

指标 9. 超声诊断符合率

2020 年广西壮族自治区医疗超声诊断符合率平均为 83.37%。各地市医疗机构超声诊断符合率见图 3-20-22，其中崇左市、钦州市、梧州市的诊断符合率较高，分别为 92.86%、92.66%、91.60%；北海市诊断符合率最低，为 62.11%。

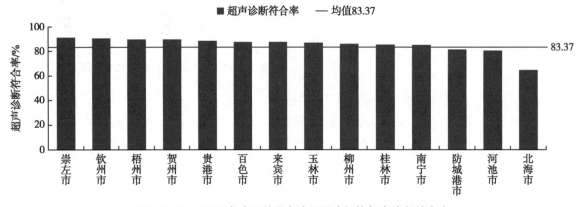

图 3-20-22　2020 年广西壮族自治区医疗机构超声诊断符合率

2020 年广西壮族自治区不同类型医疗机构超声诊断符合率见图 3-20-23，各级医疗机构的诊断符合率大体相当，其中二级专科医疗机构略高，为 90.46%。

2017—2020 年四年间广西壮族自治区超声诊断符合率变化见图 3-20-24，2018 年较 2017 年诊断符合率明显提高，2019 年较 2018 年诊断符合率有所下降，而 2020 年有所上升，为 83.37%。总体基本持平，变化不大。

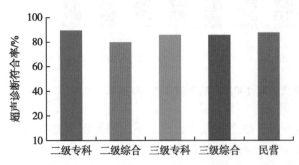

图 3-20-23　2020 年广西壮族自治区各类医疗机构超声诊断符合率

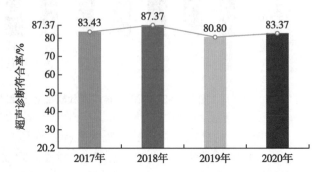

图 3-20-24　2017—2020 年广西壮族自治区超声诊断符合率变化

指标 10. 乳腺癌超声诊断准确性

2020 年广西壮族自治区乳腺癌超声诊断准确性见图 3-20-25，各地市医疗超声诊断符合率平均为 68.13%。崇左市、柳州市、河池市、贵港市、南宁市、钦州市乳腺癌诊断符合率高于平均水平，桂林市、来宾市、百色市、梧州市、玉林市符合率低于平均水平。其中崇左市诊断准确性最高，为 91.83%，桂林市诊断准确性最低，为 51.0%。

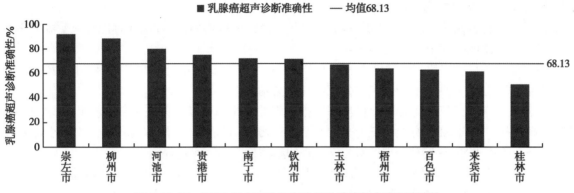

图 3-20-25　2020 年广西壮族自治区乳腺癌超声诊断准确性

指标 11. 超声介入相关主要并发症发生率

2020 年广西壮族自治区超声介入并发症总发生率平均为 0.62%。各地市医疗机构超声介入并发症总发生率见图 3-20-26，其中柳州市、桂林市、玉林市、贵港市介入相关主要并发症发生率高于平均水平，北海市、贺州市、南宁市、梧州市、百色市及钦州市介入相关主要并发症发生率低于平均水平。

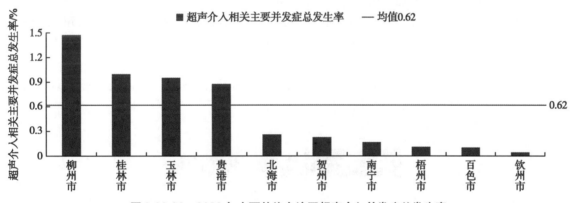

图 3-20-26　2020 年广西壮族自治区超声介入并发症总发生率

2020 年广西壮族自治区超声介入各类并发症构成比例见图 3-20-27，介入并发症主要包括出血、感染、邻近脏器损伤、针道种植及神经损伤。出血发生率居于所有并发症之首，占 78.57%，其次为感染为 13.87%，邻近脏器损伤、介入神经损伤及针道种植发生率占比分别为 3.36%、3.78% 及 0.42%。

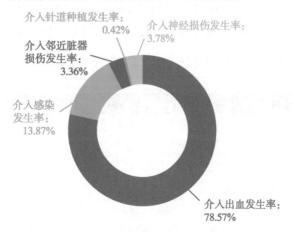

图 3-20-27　2020 年广西壮族自治区超声介入各类并发症构成比例

二、问题分析及改进措施

（一）存在的主要问题及原因分析

1. 各地区医患比存在差异，其中百色市、贺州市、柳州市、玉林市的医患比较低，说明该地区的医疗需求巨大，超声医师数量相对短缺。

2. 二级医疗机构及民营医疗机构医师学历相对三级医疗机构偏低，高级职称医师人数相对偏少，高学历人才缺失，医师结构存在一定老龄化。

3. 不同地区医疗机构超声医师日均承担工作量存在差异，三级综合医院超声医师日均承担工作量高于其他类型医疗机构，说明患者更倾向于到三级综合医院就诊。

4. 民营医疗机构及三级综合医疗机构超声报告阳性率相对偏高。崇左市、玉林市、南宁市、桂林市乳腺病变超声报告 BI-RADS 分类率低于平均水平。钦州市、百色市、北海市胎儿重大致死性畸形超声筛查检出率低于平均水平，说明部分地区对特定病种的超声诊断水平有待提高。

5. 不同地区及不同类型医疗机构危急值上报例数存在差异，民营医疗机构危急值通报率偏低，说明民营医疗机构对危急值的通报重视度不够。

6. 各地区超声诊断符合率、乳腺癌超声诊断准确性及介入相关主要并发症发生率存在明显差异。

（二）改进措施

1. 加强基层医疗机构医疗力量，加大医师的培养力度。通过多种形式组织继续教育学习，并派遣医师到上级医院进修学习；此外，还需积极鼓励和大力支持医师接受硕士、博士教育，提高自身学历学识水平，从多个层面提高超声医师专业素质。

2. 加强超声诊断规范的推广与培训。通过线上、线下等多种教学培训的形式开展超声医学学术活动，尤其是各种超声新技术、胎儿畸形产前诊断、乳腺癌诊疗及介入诊疗技术的学术培养，并结合管理和考核，以确保学习、培养的有效性。

3. 提高基层医疗机构危急值普及。加强危急值普及和危急值上报率偏低的医疗机构地区及医疗机构类型（如民营医疗机构）危急值的上报意识。

第二十一节　海　南　省

一、医疗服务与质量安全情况分析

（一）数据上报概况

2020 年，海南省共有 42 家设有超声医学专业的医疗机构参与数据上报，其中，公立医院 36 家，包括三级综合医院 10 家（23.81%），二级综合医院 19 家（45.24%），三级专科医院 2 家（4.76%），二级专科医院 5 家（11.90%）；民营医院 6 家（14.29%）。各地级市及各类别医院分布情况见表 3-21-1。

表 3-21-1　2020 年海南省超声专业医疗质量控制指标抽样医疗机构分布情况

单位：家

地市	二级专科	二级综合	三级专科	三级综合	民营	合计
白沙黎族自治县	0	1	0	0	0	1
保亭黎族苗族自治县	0	1	0	0	0	1
昌江黎族自治县	0	1	0	0	0	1
澄迈县	0	1	0	0	0	1
定安县	0	1	0	0	0	1
东方市	0	2	0	0	0	2

续表

地市	二级专科	二级综合	三级专科	三级综合	民营	合计
海口市	0	2	2	4	4	12
乐东黎族自治县	0	2	0	0	0	2
临高县	0	1	0	0	0	1
陵水黎族自治县	0	1	0	0	0	1
琼海市	1	0	0	2	0	3
琼中黎族苗族自治县	0	1	0	0	0	1
三亚市	1	0	0	2	2	5
屯昌县	0	1	0	0	0	1
万宁市	1	2	0	0	0	3
文昌市	1	1	0	0	0	2
五指山市	0	1	0	0	0	1
儋州市	1	0	0	2	0	3
全省	5	19	2	10	6	42

（二）超声医师人员配置情况

1. 超声医患比

超声医患比：全省医患比均值为 1.38∶10 000，其中琼海市比值最高，为 2.42∶10 000，白沙黎族自治县最低，为 0.37∶10 000；8 个市县医患比值在均值以上，低于全省平均水平的有 9 个市县（图 3-21-1）。2017—2020 年海南省超声医患比呈下降上升下降趋势。全省超声医患比见图 3-21-2。

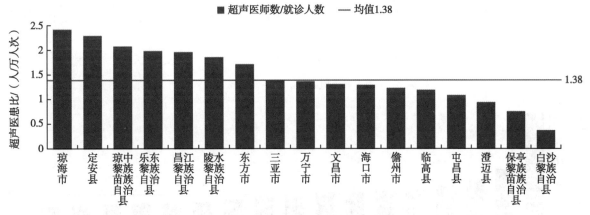

图 3-21-1　2020 年海南省超声医患比

2. 各类医疗机构超声科医师学历分布情况

学士以下分布最高为二级综合医院（39.29%）；学士分布最高为三级专科医院（82.86%）；硕士分布最高为三级综合医院（16.22%）；仅三级综合医院有博士分布，为 1.35%（图 3-21-3）。

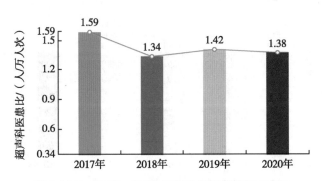

图 3-21-2　2017—2020 年海南省超声医患比变化

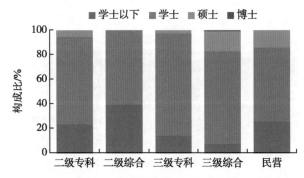

图 3-21-3　2020 年海南省各类医疗机构超声科医师学历分布情况

3. 各类医疗机构超声科医师职称分布情况

二级专科医院住院医师分布最高,为52.94%;三级综合医院主治医师分布最高,为45.63%;三级综合副主任医师分布最高,为23.30%;民营医院主任医师分布最高为11.11%;二级专科医院主任医师分布为0%(图3-21-4)。

4. 各类医疗机构超声科医师年龄分布情况

三级专科、三级综合及民营医院超声医师≤25岁分布为0%;二级专科医院>25~35岁分布最多为58.33%:三级专科医院>35~45岁分布最多为45.71%;民营医院>45岁分布最多为29.63%(图3-21-5)。

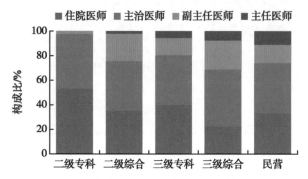

图 3-21-4 2020年海南省各类医疗机构超声科医师职称分布情况

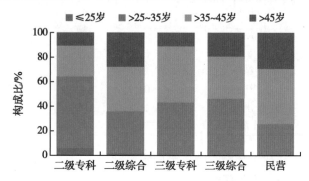

图 3-21-5 2020年海南省各类医疗机构超声科医师年龄分布情况

(三)超声质控指标抽样调查结果

指标1. 超声医师日均承担工作量

全省超声医师日均承担工作量均值为28.78人次;白沙黎族自治县最高,为108.21人次,9个市县高于均值;琼海市最低,为16.48人次(图3-21-6)。不同类型医疗机构中三级专科医院最高,为33.43人次;二级综合医院最低,为26.52人次(图3-21-7)。2017—2020年日均工作量先逐年上升后下降(图3-21-8)。

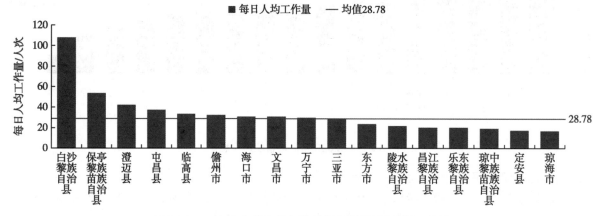

图 3-21-6 2020年海南省各地市超声医师日均承担工作量

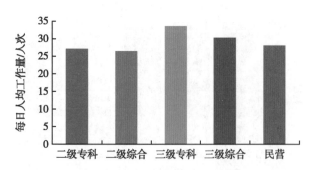

图 3-21-7 2020年海南省各类医疗机构超声医师日均承担工作量

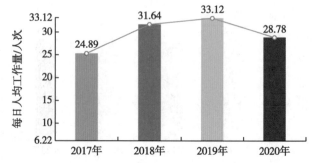

图 3-21-8 2017—2020年海南省超声医师日均承担工作量变化

指标 2. 超声仪器质检率

全省超声仪器质检率均值为 97.98%，15 个市县高于均值，其中 14 个市县达 100%，2 个市县低于均值，万宁市最低，为 78.57%（图 3-21-9）。

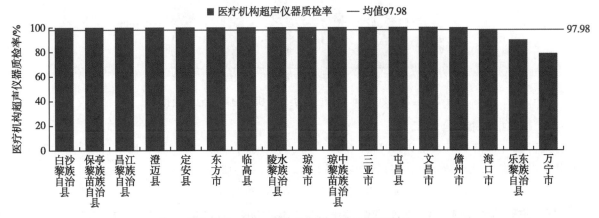

图 3-21-9　2020 年海南省超声仪器质检率

指标 3. 住院超声检查 48 小时完成率

全省均值为 95.53%，8 个市县高于均值，其中昌江黎族自治县、定安县完成率达 100%；6 个市县低于均值，东方市最低，为 78.33%（图 3-21-10）。

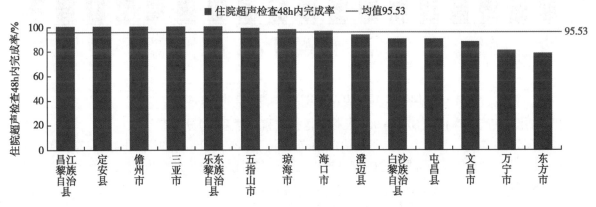

图 3-21-10　2020 年海南省住院超声检查 48 小时完成率

指标 4. 超声危急值通报率

全省均值为 93.67%，15 个市县高于均值，12 个市县危急值通报率达 100%。乐东黎族自治县低于均值，为 59.20%（图 3-21-11）。不同类型医疗机构中二级专科医院及三级专科医院危急值通报率达 100%；二级综合医院危急值通报率最低，为 88.32%（图 3-21-12）。

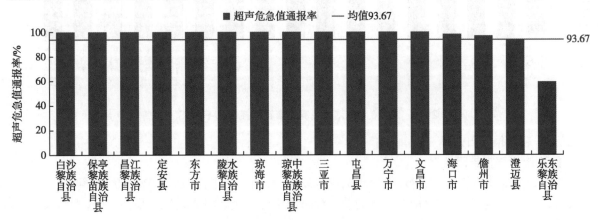

图 3-21-11　2020 年海南省超声危急值通报率

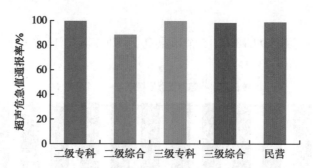

图 3-21-12　2020 年海南省各类医疗机构超声危急值通报率

指标 5. 超声报告书写合格率

全省报告书写合格率均值为 97.40%，8 个市县高于平均水平，其中琼中黎族自治县最高，为 100%；10 个市县低于平均水平，乐东黎族自治县最低，为 73.40%（图 3-21-13）。

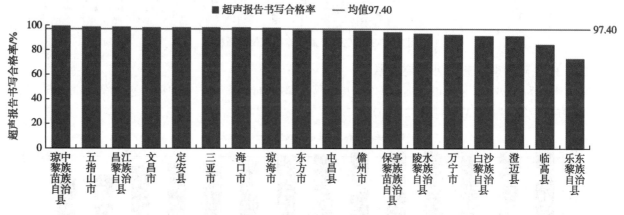

图 3-21-13　2020 年海南省超声报告书写合格率

指标 6. 乳腺病变超声报告 BI-RADS(乳腺影像报告和数据系统) 分类率

全省均值为 91.54%；12 个市县高于均值；8 个市县达 100%；5 个市县低于均值，乐东黎族自治县最低，为 45.43%（图 3-21-14）。不同类型医疗机构中三级专科医院分类率达 100%；二级综合医院最低，为 72.42%（图 3-21-15）。

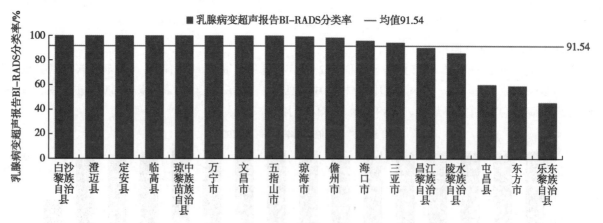

图 3-21-14　2020 年海南省乳腺病变超声报告 BI-RADS 分类率

指标 7. 超声报告阳性率

1. 门急诊超声报告阳性率

全省报告阳性率均值为 71.28%，7 个市县高于均值，最高为万宁市，达 100%；10 个市县低于均值，屯昌县最低，为 52.50%（图 3-21-16）。不同类型医疗机构中民营医院报告阳性率最高，三级专科医院最低，分别为 89.36% 和 53.33%（图 3-21-17）。

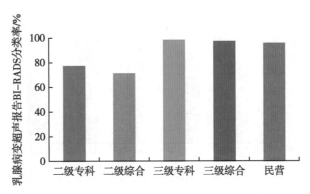

图 3-21-15　2020 年海南省各类医疗机构乳腺病变超声报告 BI-RADS 分类率

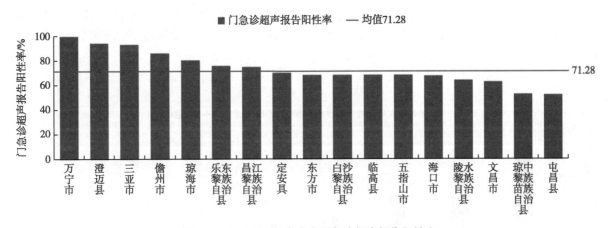

图 3-21-16　2020 年海南省门急诊超声报告阳性率

2. 住院超声报告阳性率

全省报告阳性率均值为 73.30%；10 个市县高于均值，其中澄迈县最高，为 97.00%；6 个市县低于均值，其中澄迈县最低，为 54.17%（图 3-21-18）。不同类型医疗机构中三级综合阳性率最高，为 83.60%；民营医院最低，为 57.67%（图 3-21-19）。

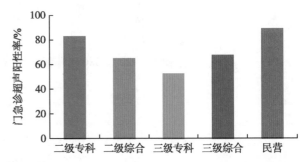

图 3-21-17　2020 年海南省各类医疗机构门急诊超声报告阳性率

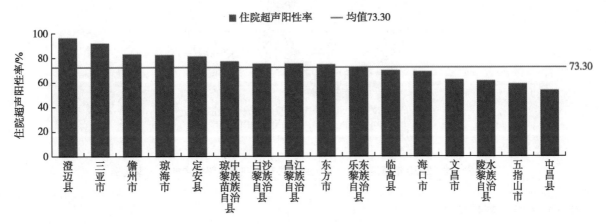

图 3-21-18　2020 年海南省住院超声报告阳性率

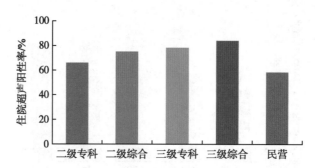

图 3-21-19 2020 年海南省各类医疗机构住院超声报告阳性率

指标 8. 胎儿重大致死性畸形在超声筛查中的检出率

全省检出率均值为 0.03%；5 个市县高于均值，最高三亚市为 0.13%；3 个市县低于均值，乐东黎族自治县最低，为 0.01%（图 3-21-20）。其中，单腔心在超声筛查中的检出率占比最高，为 28.57%；致死性软骨发育不全检出率占比最低，为 8.57%（图 3-21-21）。

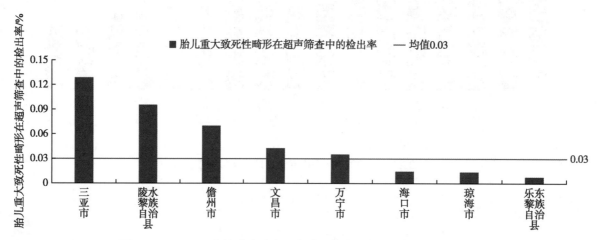

图 3-21-20 2020 年海南省胎儿重大致死性畸形在超声筛查中的检出率

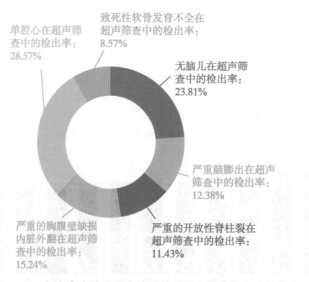

图 3-21-21 2020 年海南省胎儿重大致死性畸形在超声筛查中的检出率比例

指标 9. 超声诊断符合率

全省超声诊断符合率均值为 87.86%，最高昌江黎族自治县为 94.50%，最低临高县为 68.13%；7 个市县高于全省平均水平（图3-21-22）。不同类型医疗机构中，三级专科医院最高，为93.75%；二级综合医院最低，为83.06%（图3-21-23）。2017—2020年超声诊断符合率呈逐年增高趋势（图3-21-24）。

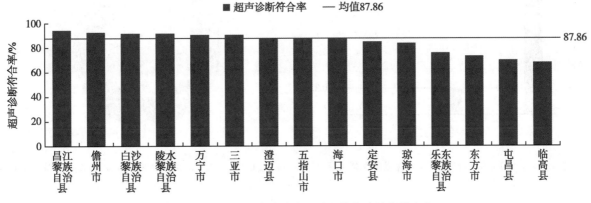

图 3-21-22　2020 年海南省医疗机构超声诊断符合率

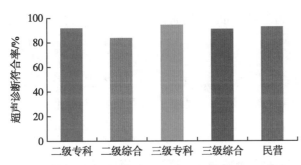

图 3-21-23　2020 年海南省各类医疗机构超声诊断符合率

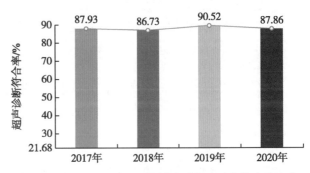

图 3-21-24　2017—2020 年海南省超声诊断符合率变化

指标 10. 乳腺癌超声诊断准确性

　　7 个市县上报数据，全省乳腺癌超声诊断准确性均值 80.52%，最高陵水黎族自治县为 93.00%；最低文昌市为 28.57%；3 个市县均高于全省平均水平。

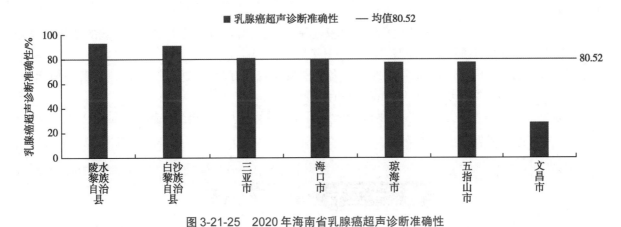

图 3-21-25　2020 年海南省乳腺癌超声诊断准确性

指标 11. 超声介入相关主要并发症发生率

　　3 个市县上报数据，全省均值 0.32%，最高文昌市为 1.40%；海口市最低，为 0.30%（图3-21-26）；介入出血发生率最高，为 83.87%，介入神经损伤发生率最低，为 0（图3-21-27）。

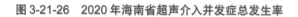

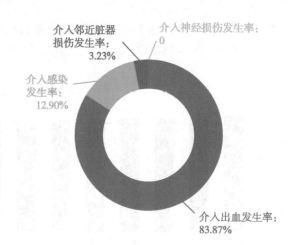

图 3-21-26　2020 年海南省超声介入并发症总发生率　　图 3-21-27　2020 年海南省超声介入各类并发症构成比例

二、问题分析及改进措施

(一)存在的主要问题及原因分析

1. 全省各医疗机构超声从业人员整体学历结构普遍偏低,除高学历医师严重不足,部分医院甚至是三级医院缺乏具有执业资质的超声医师。人员配置和资质方面的问题严重影响专业发展,亚专业设置更是严重不足。

2. 科室在基础管理方面的缺陷和不足。部分医院尤其是二级医院超声科质控工作存在严重缺陷,自去年进行了第一次全省范围内质控督导之后,绝大多数综合医院建立了基本的科室质控体系,但具体工作开展情况尚待完善,大部分二级医院未开展规范的图像和报告质控,个别医院甚至至今未开展任何形式的科室层面的质量控制工作。

3. 部分质控数据统计失真的问题。基层医院的超声从业人员普遍缺乏基本的统计学知识,绝大部分二级医院和部分三级医院质控数据统计人员不能准确理解真阳性和真阴性的内涵,造成相关指标统计数据错误,继而指标值数据失真的情况。

4. 超声新技术和介入性超声开展情况不佳,专业能力有待于进一步提高。

(二)改进措施

1. 指导各市县医院超声科完善各项管理制度,建立科室质控体系,逐步开展、规范科室图像和报告质量控制工作。

2. 加强基层医院超声科科室质控培训。根据基层医院超声科科室质控工作普遍薄弱的现状,开展全省范围的超声图像及报告质控培训。

3. 组织质控指标填报培训。每年组织各级各类医院质控指标填报人员进行培训,讲解各指标的意义、计算方法,提高质控数据填报准确性,减少统计误差。

4. 鼓励各三级医院尤其是三甲医院积极开展省级继续教育项目,每年全省超声专业至少 3～5 项,提高基层超声医师的专业水平和业务能力。

第二十二节　重 庆 市

一、医疗服务与质量安全情况分析

(一)数据上报概况

2020 年,重庆市共有 176 家设有超声医学专业的医疗机构参与数据上报。其中,公立医院 117 家,包括三级综合医院 26 家（14.77%），二级综合医院 62 家（35.23%），三级专科医院 4 家（2.27%），二级专科医院 25 家（14.20%）；民营医院 59 家（33.52%）。各地级市及各类别医院分布情况见表 3-22-1。

表 3-22-1　2020 年重庆直辖市超声专业医疗质量控制指标抽样医疗机构分布情况

单位：家

区县	二级专科	三级专科	二级综合	三级综合	民营	合计
巴南区	1	0	4	0	1	6
北碚区	1	0	2	1	0	4
长寿区	1	0	4	0	2	7
城口县	0	0	1	0	0	1
大渡口区	0	0	2	0	3	5
大足区	0	0	1	1	1	3
垫江县	1	0	0	1	0	2
丰都县	1	0	1	0	1	3
奉节县	1	0	1	0	3	5
涪陵区	1	0	1	2	2	6
合川区	1	0	2	0	2	5
江北区	0	0	1	0	6	7
江津区	1	0	1	1	0	3
九龙坡区	1	0	6	1	4	12
开州区	1	0	1	1	1	4
梁平区	0	0	0	1	0	1
南岸区	1	0	3	1	2	7
南川区	1	0	1	1	2	5
彭水苗族土家族自治县	1	0	1	0	0	2
黔江区	1	0	1	1	2	5
荣昌区	0	0	2	0	2	4
沙坪坝区	1	1	2	2	7	13
石柱土家族自治县	0	0	1	0	0	1
铜梁区	1	0	1	1	3	6
万州区	0	1	4	1	1	7
巫山县	1	0	1	0	1	3
巫溪县	1	0	1	0	0	1
武隆区	1	0	1	0	1	3
秀山土家族苗族自治县	0	0	1	0	0	1
永川区	1	0	1	2	0	4
酉阳土家族苗族自治县	0	0	1	0	0	1
渝北区	1	1	6	1	10	19
渝中区	0	1	0	4	0	5
云阳县	0	0	2	1	0	3
忠县	1	0	1	0	0	2
潼南区	1	0	1	0	0	2
璧山区	1	0	1	1	1	4
綦江区	1	0	1	1	1	4
全市	25	4	62	26	59	176

（二）超声医师人员配置情况

1. 超声医患比

超声医患比指的是每万人次就诊患者平均拥有的超声医师数。重庆市 2020 年各区县超声科医患比平均为 1.41：10 000，不同区县超声医患比不平衡，部分地区超声医师短缺，其中铜梁区超声医患比最高，为 2.16：10 000；酉阳土家族苗族自治县超声医患比最低，仅为 0.84：10 000。重庆市各区县超声医患比分布情况见图 3-22-1。2017 年、2018 年、2019 年和 2020 年重庆市超声医患比分别为 1.54：10 000、1.29：10 000、1.32：10 000 和 1.41：10 000，四年重庆市超声医患比呈逐年下降后有所上升趋势，四年重庆市超声医患比变化见图 3-22-2。

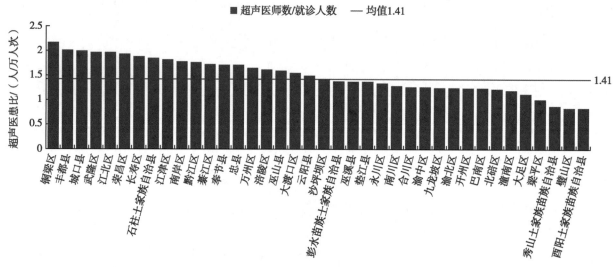

图 3-22-1　2020 年重庆市各区县超声医患比

2. 各类医疗机构超声科医师学历分布情况

2020 年重庆市不同类型医疗机构超声科博士学历占 1.87%，硕士学历占 11.24%，学士学历占 55.35%，学士以下学历占 31.55%，各医疗机构以学士学历占比例较大，其次为学士以下学历，硕士及以上学历医师较少，并且不同类型医疗机构超声医师学历参差不齐，硕士及以上学历主要集中于三级医院，见图 3-22-3。

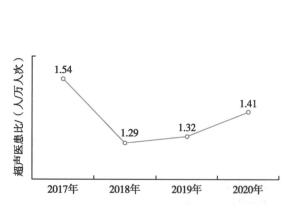

图 3-22-2　2017—2020 年重庆市超声医患比变化

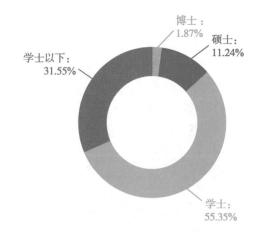

图 3-22-3　2020 年重庆市超声医学科医师学历构成情况

3. 各类医疗机构超声科医师职称分布情况

2020 年重庆市超声科医师职称分布主任医师占 3.16%，副主任医师占 13.86%，主治医师占 36.45%，住院医师占 46.53%，各机构以住院医师占的比例较大，其次为主治医师，见图 3-22-4。

4. 各类医疗机构超声科医师年龄分布情况

2020 年重庆市超声科医师年龄分布 >45 岁占 15.80%，>35～45 岁占 29.49%，>25～35 岁占 50.49%，≤25 岁占 4.22%，各医疗机构青年医师占的比例最大，为超声诊断的主力军。超声医学科医师年龄构成比情况见图 3-22-5。

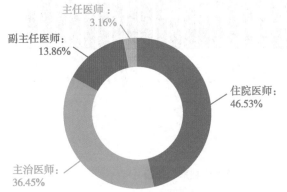

图 3-22-4　2020 年重庆市超声医学科医师职称构成比

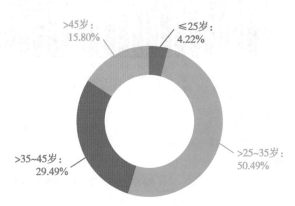

图 3-22-5　2020 年重庆市超声医学科医师年龄构成比

（三）超声质控指标抽样调查结果

指标 1. 重庆市医疗机构超声仪器质检率

2020 年重庆市医疗机构超声仪器质检率均值为 96.40%，其中有 25 个区县的质检率达到了 100%，垫江县最低，为 76.47%，见图 3-22-6。

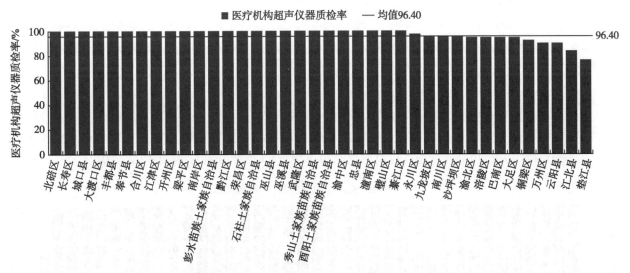

图 3-22-6　2020 年重庆市医疗机构超声仪器质检率

指标 2. 超声医师日均承担工作量

2020 年重庆市各区县超声科每日人均工作量为 27.99 人次，酉阳土家族苗族自治县最高为 47.35 人次，铜梁区最低为 18.43 人次，各区县医疗机构每日人均超声工作量分布见图 3-22-7。重庆市二级专科医院超声科每日人均工作量为 23.20 人次；二级综合医院超声科每日人均工作量为 26.86 人次；三级专科医院超声科每日人均工作量为 37.18 人次；三级综合医院超声科每日人均工作量为 30.71 人次；民营医院超声科每日人均工作量为 20.03 人次。三级专科医院每日人均工作量明显高于二级医院、民营医院，不同类型医疗机构每日人均超声工作量分布情况见图 3-22-8。2017 年、2018 年、2019 年和 2020 年重庆市超声科每日人均工作量分别为 26.66 人次、30.85 人次、33.72 人次、27.99 人次，四年每日人均工作量呈逐年上升趋势后有所下降，2017—2020 年四年重庆市每日人均超声工作量变化见图 3-22-9。

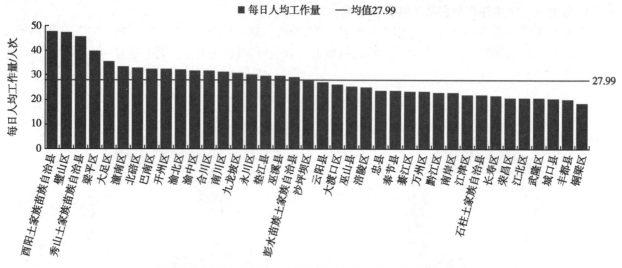

图 3-22-7　2020 年重庆市各区县医疗机构每日人均超声工作量

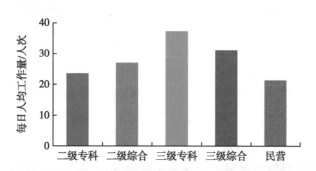

图 3-22-8　2020 年重庆市不同类型医疗机构每日人均超声工作量

图 3-22-9　2017—2020 年重庆市超声医师日均承担工作量变化

指标 3. 住院超声检查 48 小时完成率

2020 年重庆市医疗机构住院超声检查 48 小时内完成率均值为 97.60%，其中有 19 个区县住院超声检查 48 小时内完成率达到了 100%，除南川区最低为 59.55% 外，其余区县住院超声检查 48 小时内完成率均达到了 97.60% 以上，2020 年重庆市医疗机构住院超声检查 48 小时内完成率见图 3-22-10。

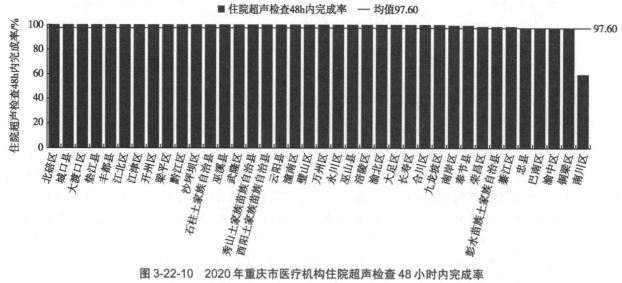

图 3-22-10　2020 年重庆市医疗机构住院超声检查 48 小时内完成率

指标 4. 超声危急值通报率

2020 年重庆市超声危急值通报率均值为 99.71%，其中有 32 个区县超声危急值通报率达到了 100%，璧山区超声危急值通报率最低为 95.65%，见图 3-22-11。

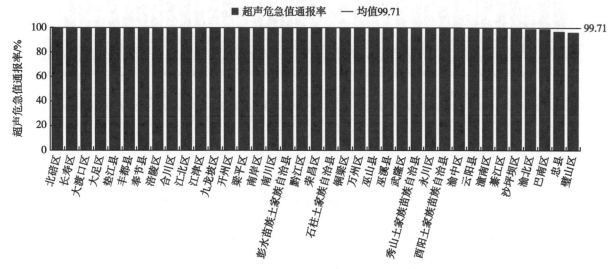

图 3-22-11　2020 年重庆市超声危急值通报率

指标 5. 超声报告书写合格率

2020 年重庆市超声报告书写合格率均值为 95.02%，其中梁平区超声报告书写合格率最高达到了 99.33%，武隆区超声报告书写合格率最低为 80.67%，其余 34 个区县超声报告书写合格率均达到了 92.28% 以上，见图 3-22-12。

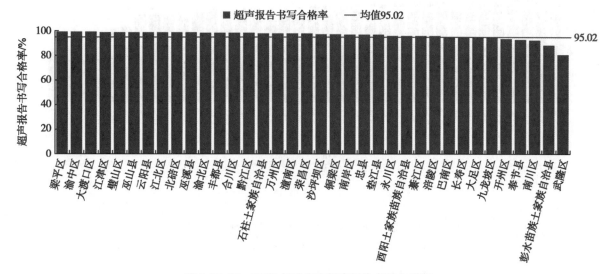

图 3-22-12　2020 年重庆市超声报告书写合格率

指标 6. 乳腺病变超声报告 BI-RADS（乳腺影像报告和数据系统）分类率

2020 年重庆市医疗机构乳腺病变超声报告 BI-RADS 分类率均值为 94.67%，其中 12 个区县乳腺病变超声报告 BI-RADS 分类率达到了 100%，除大足区乳腺病变超声报告 BI-RADS 分类率最低，为 30% 外，其余 30 个区县乳腺病变超声报告 BI-RADS 分类率均达到了 91.46% 以上，见图 3-22-13。

指标 7. 超声报告阳性率

2020 年重庆市各区县医疗机构超声报告的阳性率平均为 75.17%，垫江县超声报告阳性率最高，为 88.20%，武隆区超声报告阳性率最低，为 40.44%，见图 3-22-14。重庆市二级专科医院的报告阳性率为

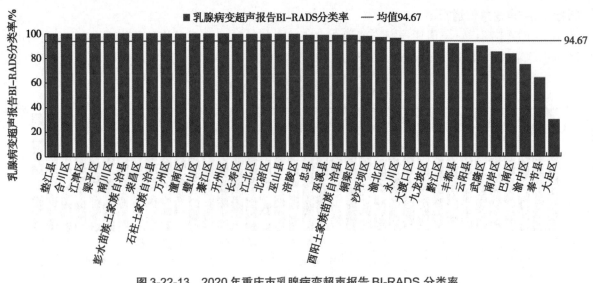

图 3-22-13　2020 年重庆市乳腺病变超声报告 BI-RADS 分类率

73.83%；二级综合医院的超声报告阳性率为 82.03%；三级专科医院超声报告阳性率为 58.25%；三级综合医院超声报告阳性率为 81.87%；民营医院超声报告阳性率为 67.92%。专科医院超声报告阳性率均明显低于综合医院，见图 3-22-15。2017 年、2018 年、2019 年和 2020 年重庆市超声报告阳性率分别为 58.07%、73.33%、75.13% 和 75.17%，2017—2020 四年重庆市超声报告阳性率呈上升趋势，其中 2020 年、2019 年和 2018 年较 2017 年阳性率明显增高，四年间超声报告阳性率变化见图 3-22-16。

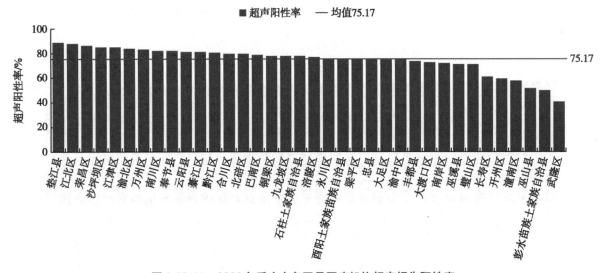

图 3-22-14　2020 年重庆市各区县医疗机构超声报告阳性率

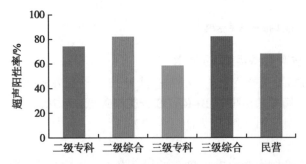

图 3-22-15　2020 年重庆市不同类型医疗机构超声报告阳性率

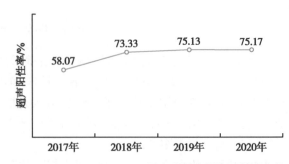

图 3-22-16　2017—2020 重庆市超声报告阳性率变化

指标 8. 超声诊断符合率

2020 年重庆市各区县医疗机构超声诊断符合率为 86.57%,荣昌区超声诊断符合率最高,为 94.67%,南川区超声诊断符合率最低,为 70%,见图 3-22-17。二级专科医院超声诊断符合率为 91.12%,二级综合医院超声诊断符合率为 85.91%,三级专科医院超声诊断符合率为 92.57%,三级综合医院超声诊断符合率为 85.95%,民营医院超声诊断符合率为 85.82%,见图 3-22-18。2020 年超声诊断符合率(86.57%)较 2019 年(84.73%)和 2018 年(82.13%)略上升,见图 3-22-19。

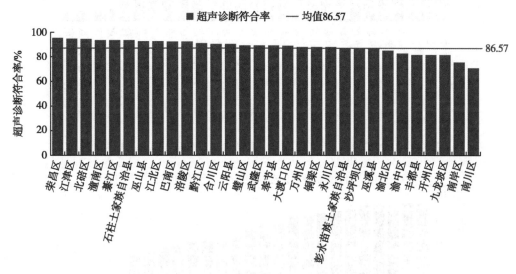

图 3-22-17　2020 年重庆市医疗机构超声诊断符合率

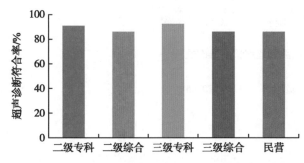

图 3-22-18　2020 年重庆市各类医疗机构超声诊断符合率

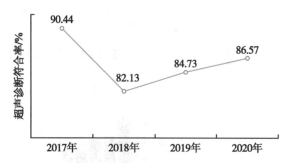

图 3-22-19　2017—2020 年重庆市各类医疗机构超声诊断符合率变化

指标 9. 胎儿重大致死性畸形在超声筛查中的检出率

2020 年重庆市医疗机构胎儿重大致死性畸形在超声筛查中的检出率平均为 0.07%,石柱土家族自治县胎儿重大致死性畸形在超声筛查中的检出率最高,为 0.25%,铜梁区胎儿重大致死性畸形在超声筛查中的检出率最低,为 0.02%,见图 3-22-20。

指标 10. 乳腺癌超声诊断准确性

2020 年重庆市医疗机构乳腺癌超声诊断准确性平均为 55.48%,九龙坡区乳腺癌超声诊断准确性最高,为 93.13%,荣昌区乳腺癌超声诊断准确性最低,为 28.83%,见图 3-22-21。

指标 11. 超声介入相关主要并发症发生率

2020 年重庆市超声介入相关主要并发症发生率平均为 0.46%,巫溪县超声介入相关主要并发症发生率最高,为 1.98%,万州区超声介入相关主要并发症发生率最低,为 0.04%,见图 3-22-22。

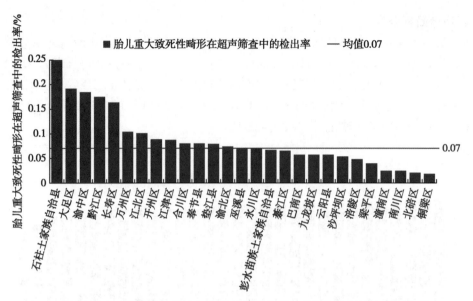

图 3-22-20   2020 年重庆市医疗机构胎儿重大致死性畸形在超声筛查中的检出率

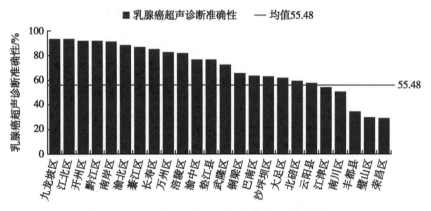

图 3-22-21   2020 年重庆市乳腺癌超声诊断准确性

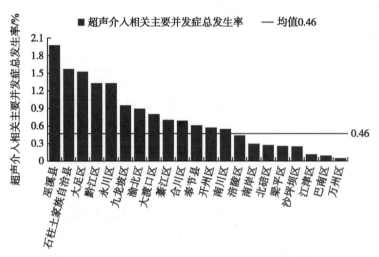

图 3-22-22   2020 年重庆市超声介入并发症总发生率

二、问题分析及改进措施

（一）存在的主要问题及原因分析

1. 重庆市超声医师数量总体不足，不同区县及不同类型医院超声医师配置仍不平衡。

2. 个别区县医院乳腺病变超声报告 BI-RADS 分类率、乳腺癌超声诊断准确性及胎儿重大致死性畸形在超声筛查中的检出率较低，有待进一步提高。

（二）改进措施

1. 加大超声专业人员培养力度。

2. 继续加速推进区县级超声质控分中心网络的建设工作，扩大哨点医院范围，对哨点医院进行超声专业质控的指导和培训，规范进行质控数据的填报。

3. 针对性开展继续教育与规范化培训活动，专家深入基层进行乳腺超声、产前超声等检查指南与规范等现场培训和指导，切实提高部分区县的超声诊疗水平。

第二十三节 四 川 省

一、医疗服务与质量安全情况分析

（一）数据上报概况

2020 年，四川省共有 406 家设有超声医学专业的医疗机构参与数据上报。其中，公立医院 339 家，包括三级综合医院 128 家（31.53%），二级综合医院 131 家（32.26%），三级专科医院 25 家（6.16%），二级专科医院 55 家（13.55%）；民营医院 67 家（16.50%）（表 3-23-1）。较 2019 年抽样医疗机构三级医院占比有所增加，民营医院占比有所减少（图 3-23-1）。

表 3-23-1　2020 年四川省超声专业医疗质量控制指标抽样医疗机构分布情况

单位：家

地市	二级专科	二级综合	三级专科	三级综合	民营	合计
阿坝藏族羌族自治州	2	6	1	2	1	12
巴中市	2	2	0	3	0	7
成都市	2	25	11	31	22	91
达州市	4	3	1	4	3	15
德阳市	2	1	2	6	3	14
甘孜藏族自治州	1	14	0	1	0	16
广安市	1	6	0	4	2	13
广元市	3	7	1	6	3	20
乐山市	4	10	1	3	5	23
凉山彝族自治州	2	11	1	7	0	21
眉山市	5	5	1	2	5	18
绵阳市	6	7	2	12	1	28
南充市	3	5	0	7	4	19
内江市	1	4	2	6	1	14
攀枝花市	1	2	1	3	0	7
遂宁市	3	7	0	3	3	16
雅安市	0	1	0	3	2	6
宜宾市	5	2	0	7	1	15
资阳市	2	3	0	6	0	11
自贡市	3	6	1	4	8	22
泸州市	3	4	0	8	3	18
全省	55	131	25	128	67	406

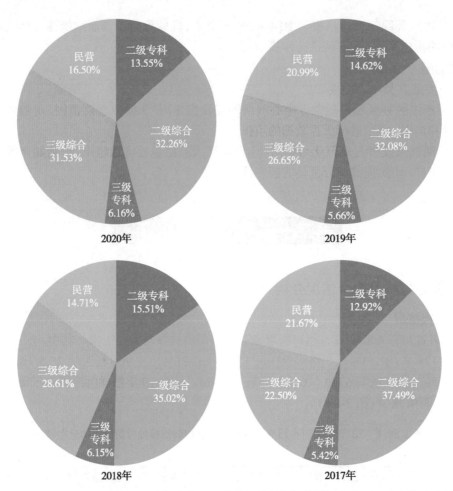

图 3-23-1 2017—2020 年四川省超声专业医疗质量控制指标抽样不同类型医疗机构占比情况

（二）超声医师人员配置情况

1. 超声医患比

超声医患比指的是每万人次超声检查平均拥有超声医师人数，反映超声医师负荷量和医师配置情况。2020 年四川省各市州平均医患比为 1.37 人 / 万人次。广安、凉山、攀枝花等 9 个市州，平均超声医患比小于 1.37 人 / 万人次，医师工作量相对较大，超声医师配置率相对偏低；甘孜、阿坝、广元等 11 个市州的平均超声医患比大于 1.37 人 / 万人次，医师工作量相对偏低，超声医师配置率相对较高，但受医疗机构等级占比、仪器设备更新速度、身兼数职超声医师占比情况的影响（图 3-23-2）。纵观近四年，发现 2020 年超声医患比最高，主要是受疫情影响，各地超声检查量均有所降低（图 3-23-3）。

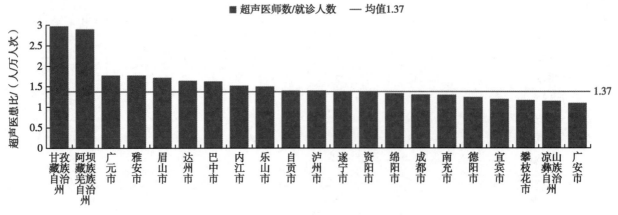

图 3-23-2 2020 年四川省超声医患比

2. 各类医疗机构超声科医师学历分布情况

2020 年四川省超声医师在三级综合、三级专科医院中学士学历占比分别约 67.03%、45.16%，硕士学历占比分别为 10.06%、26.23%，博士学历占比分别为 1.19%、6.45%，学士以下学历人数占比分别为 21.27%、20.16%；在二级综合、二级专科及民营医院学士以下学历人数占比分别为 58.47%、72.68%、69.91%，学士学历占比分别约 40.82%、27.32%、28.76%，硕士学历占比分别约 0.71%、0、0.89%，博士学历占比分别约 0、0、0.44%，对比发现医院等级越高，超声医师总体学历越高，硕博研究生主要集中在三级医院，学士及以上学位在三级医院中占比超过 78%（2019 年为 63%），占主导地位，在二级和民营医疗机构中学士以下学历占比超过 58%（2019 年超 60%），占主导地位（图 3-23-5）。与 2019 年相比，在三级医院中博士、硕士学历占比有所增加，在二级及民营医院中博士、硕士占比变化不明显，总体看抽查医院中学士以下学历人数占比有所降低，学士及学士以上学位占比有所增加，反应我省超声医师总体学历水平在提升。

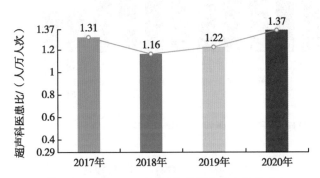

图 3-23-3　2017—2020 年省超声医患比变化

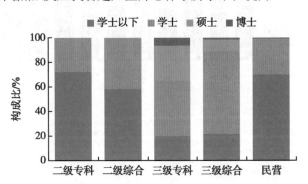

图 3-23-4　2020 年四川省各类医疗机构超声科医师学历分布情况

3. 各类医疗机构超声科医师职称分布情况

2020 年四川省抽样医疗机构超声科以住院医师和主治医师占主导地位，除三级综合医院外占比均超过 80%，三级综合医院高级职称占比最高，约 24.5%，超声医师队伍职称总体比例分布合理，属于成长型队伍（图 3-23-5）。

4. 各类医疗机构超声科医师年龄分布情况

2020 年四川省抽样医疗机构中 >25～45 岁超声医师人数占 73%，占主导地位，三级医院高于二级医院和民营医院；>45 岁超声医师占比民营医院最高，约 24.58%，三级专科医院最低，占比约 12.55%（图 3-23-6）。

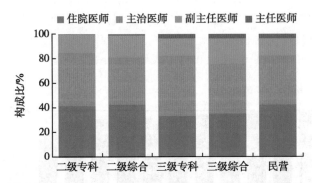

图 3-23-5　2020 年四川省各类医疗机构超声科医师职称分布情况

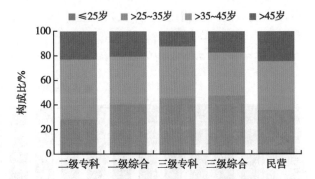

图 3-23-6　2020 年四川省各类医疗机构超声科医师年龄分布情况

（三）超声质控指标抽样调查结果

指标 1. 超声医师日均承担工作量

每日人均超声工作量反映平均每位超声医师的平均工作量，直接反映超声医师接诊能力和工作负荷。四川省超声医师人均工作量各市州的平均值约 28.84（2019 年 35.50）人次，广安、凉山、攀枝花等 9 个市州的超声人均工作量大于均值,甘孜、阿坝、广元等 12 个市州小于均值,甘孜藏族自治州 13.42(2019 年 12.08)人次,阿坝藏族羌族自治州 13.79(2019 年 16.58)人次,明显少于其他市州(图 3-23-7)。不同类型医疗机构比较,三级综合 32.38(2019 年 47.5)人次,三级专科 32.49(2019 年 34.44)人次,二级综合 22.34(2019 年 38.49)人次,二级专科 22.34(2019 年 29.23)人次,民营 24.38(2019 年 31.36)人次,综合类医疗机构大于专科医疗机构,各类医疗机构与 2019 年均有所降低(见图 3-23-8),受疫情影响,2020 年每日人均工作量为近四年最低(图 3-23-9)。

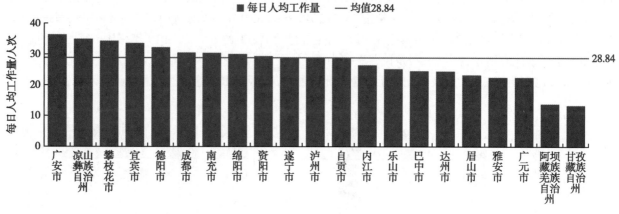

图 3-23-7　2020 年四川省各地市超声医师日均承担工作量

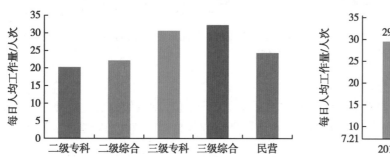

图 3-23-8　2020 年四川省各类医疗机构超声医师日均承担工作量

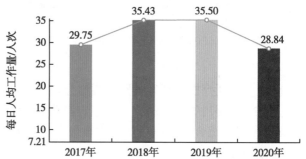

图 3-23-9　2017—2020 年四川省超声医师日均承担工作量变化

指标 2. 超声仪器质检率

超声仪器的质量是决定超声图像质量的重要决定因素,所以定期对超声设备进来质量检测是保障超声诊断质量的重要措施,超声仪器质检率即单位时间内完成成像质量质检的超声仪器数,占同期本机构在用超声仪器总数的比例。四川省 2020 年医疗机构超声仪器平均质检率为 96.82%,德阳、乐山、绵阳、内江、攀枝花、雅安 6 个市的质检率为 100%,甘孜藏族自治州最低,约 80.43%(图 3-23-10)。

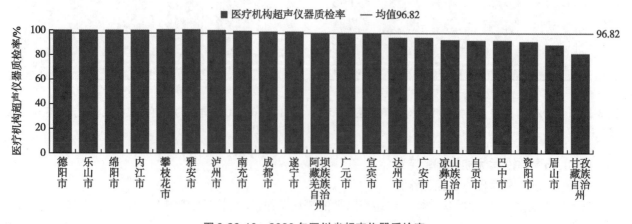

图 3-23-10　2020 年四川省超声仪器质检率

指标 3. 住院超声检查 48 小时完成率

住院超声检查 48 小时完成率反应住院超声检查预约等待时间,完成率越高,等待时间越短,患者周转时间越短。由图 3-23-11 可以看出,四川省住院超声检查 48 小时完成率平均值约 95.35%,攀枝花市最高,为 100%,遂宁等 13 个市州完成率超过 99%,雅安市完成率最低,约 75.77%。按医疗机构类别分析住院超声检查 48 小时完成率,三级综合 96.38%,三级专科约 100%,二级综合 94.09%,二级专科 99.79%,民营 87.41%,同级别医疗机构综合医院完成率低于专科医院,民营医院完成率最低(图 3-23-12)。

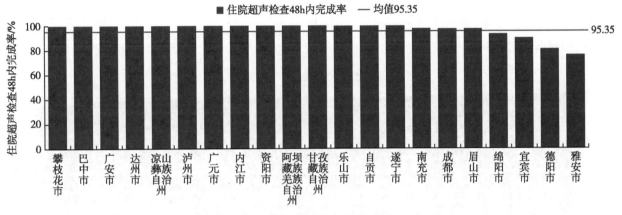

图 3-23-11　2020 年四川省住院超声检查 48 小时完成率

指标 4. 超声危急值通报率

危急值通报率反映对危急患者的重视度和危急患者的处理规范程度,由图 3-23-13 可以看出 2020 年四川省各市州危急值通报率的平均值约 97.57%,巴中、达州、广安、眉山、攀枝花、遂宁、雅安 7 个市为 100%,南充等 6 个市通报率均大于 99%,绵阳、宜宾相对较低,分别约 83.50%、83.56%;按不同类型医疗机构比较,三级综合 99.36%,三级专科 100%,二级综合 94.79%,二级专科 89.59%,民营 99.26%,三级医疗机构高于二级医疗机构,二级专科医疗机构最低(图 3-23-14)。

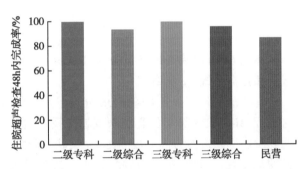

图 3-23-12　2020 年四川省各类医疗机构住院超声检查 48 小时完成率

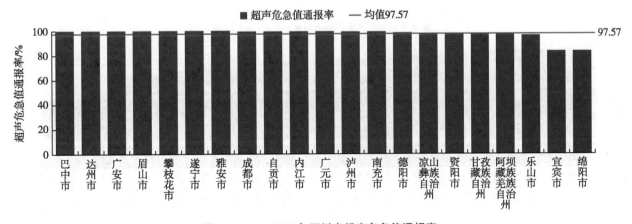

图 3-23-13　2020 年四川省超声危急值通报率

指标 5. 超声报告书写合格率

超声报告书写合格率反映超声检查报告书写质量，2020 年四川省各市州超声报告书写符合率的平均值约 96.87%，攀枝花、阿坝、遂宁、绵阳 4 个市州符合率大于 99%，南充市最低约 91.20%（图 3-23-15）；按不同类型医疗机构比较超声报告书写合格率，三级综合 97.25%，三级专科 98.24%，二级综 97.34%，二级专科 98.37%，民营 93.60%，各医疗机构报告书写合格率差异不大，专科医院稍高于综合性医院，民营医疗机构最低（图 3-23-16）。

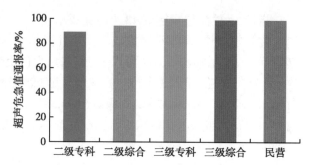

图 3-23-14　2020 年四川省各类医疗机构超声危急值通报率

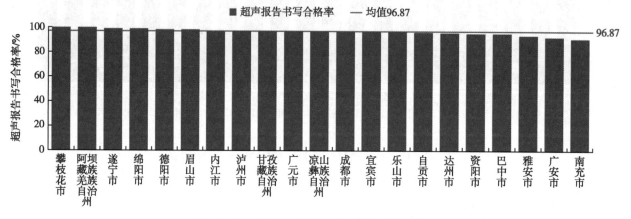

图 3-23-15　2020 年四川省超声报告书写合格率

指标 6. 乳腺病变超声报告 BI-RADS（乳腺影像报告和数据系统）分类率

乳腺病变超声报告 BI-RADS 分类率是单位时间内进行 BI-RADS 分类的乳腺病变超声报告数，占同期乳腺病变超声报告的总数的比例，反映乳腺超声报告的规范性。2020 年四川省乳腺病变超声报告 BI-RADS 分类率均值约 84.30%，遂宁、达州、巴中、南充、绵阳、广安、泸州 7 个市州符合率大于 90%，宜宾、甘孜、乐山 3 个市州低于 60%（图 3-23-17）；按不同类型医疗机构比较乳腺病变超声报告 BI-RADS 分类率，三级综合 86.19%，三级专科 91.59%，二级综

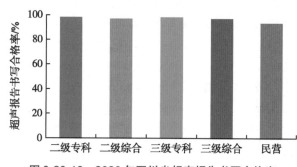

图 3-23-16　2020 年四川省超声报告书写合格率

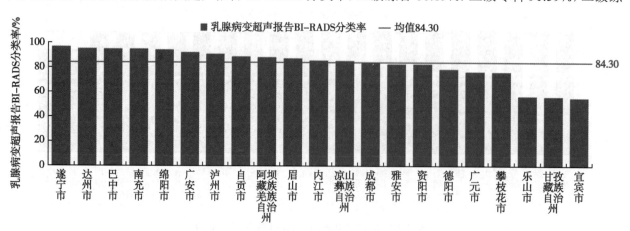

图 3-23-17　2020 年四川省各类医疗机构乳腺病变超声报告 BI-RADS 分类率

83.22%，二级专科 70.50%，民营 87.85%，乳腺病变超声报告 BI-RADS 分类率三级专科医疗机构最高，二级专科医疗机构最低（图 3-23-18）。

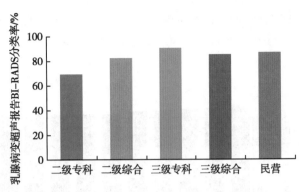

图 3-23-18　2020 年四川省各类医疗机构乳腺病变超声报告 BI-RADS 分类率

指标 7. 超声报告阳性率

1. 门急诊超声报告阳性率

门急诊超声报告阳性率反映门诊和急诊患者的患病率和疾病的超声检出率，受超声医师诊断水平、开单医师对疾病和超声检查指征的把握、受检人群患病率等因素影响。由图 3-23-19 可以看出，四川省各市州门急诊超声报告阳性率的平均值约 76.08%，乐山、自贡、巴中等市州大于均值；甘孜、宜宾、凉山等市州小于均值，乐山市最高约 85.96%，甘孜藏族自治州最低约 60.99%。按不同类型医疗机构比较，门急诊超声报告阳性率，三级综合 74.61%，三级专科 75.79%，二级综合 70.40%，二级专科 84.11%，民营83.06%。门急诊超声报告阳性率在同级别医疗机构中专科医院高于综合性医院，二级综合医院最低，二级专科医院最高（图 3-23-20）。

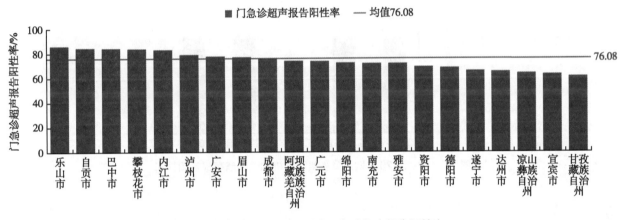

图 3-23-19　2020 年四川省门急诊超声报告阳性率

2. 住院超声报告阳性率

住院超声报告阳性率反映住院患者的患病率和疾病的超声检出率，受超声医师诊断水平、开单医师对疾病和超声检查指征的把握、受检人群患病率等因素影响。由图 3-23-21 可以看出，四川省各市州住院超声报告阳性率的平均值约 81.77%。德阳、乐山、自贡等市州大于均值；资阳、遂宁、凉山等市州小于均值，德阳市最高约 90.95%，资阳市最低约 72.29%。按不同类型医疗机构比较住院超声报告阳性率，三级综合 81.52%，三级专科 65.07%，二级综合 79.42%，

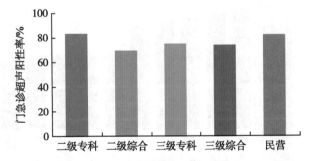

图 3-23-20　2020 年四川省各类医疗机构门急诊超声报告阳性率

二级专科 77.70%，民营 80.91%。住院超声报告阳性率在同级别医疗机构中，综合医院高于专科医院，三级专科医院最低，三级综合医院最高（图 3-23-22）。

指标 8. 胎儿重大致死性畸形在超声筛查中的检出率

胎儿重大致死性畸形在超声筛查中的检出率反映胎儿重大致死性出生缺陷在超声筛查中的检出情况。由图 3-23-23 可以看出，2020 年四川省各市州超声胎儿重大致死性畸形在超声筛查中的检出率的平均值约 0.06%。超声筛查出的六类胎儿重大致死性畸形占比情况为，无脑儿 22.76%、严重脑膨出

15.19%、严重的开放性脊柱裂 18.79%、严重的腹壁缺损内脏外翻 17.75%、单腔心 17.75%、致死性软骨发育不全 7.76%，无脑儿占比最高（图 3-23-24）。

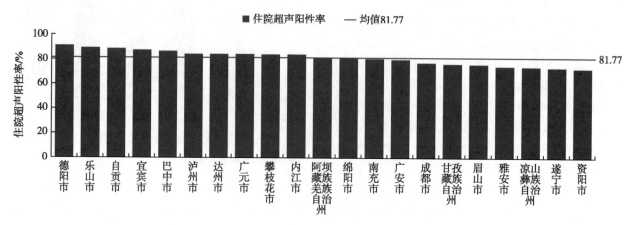

图 3-23-21 2020 年四川省住院超声报告阳性率

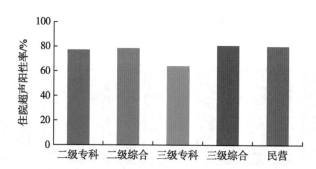

图 3-23-22 2020 年四川省各类医疗机构住院超声报告阳性率

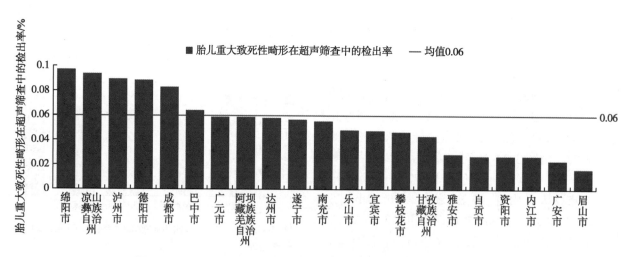

图 3-23-23 2020 年四川省胎儿重大致死性畸形在超声筛查中的检出率

指标 9. 超声诊断符合率

超声诊断符合率反映超声诊断质量和超声医师诊断水平。由图 3-23-25 可以看出，2020 年四川省各市州超声诊断符合率的平均值约 82.60%，攀枝花、德阳市、乐山市等市州大于均值；甘孜、阿坝、凉山等市州小于均值，攀枝花市最高 94.26%，甘孜藏族自治州最低约 68.65%。按不同类型医疗机构比较超声诊断符合率，三级综合 82.08%，三级专科 85.79%，二级综合 82.93%，二级专科 88.92%，民营 84.87%，三级专

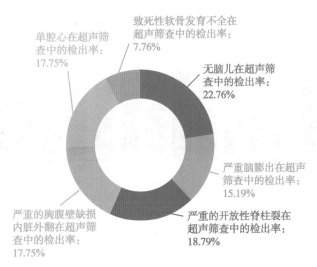

图 3-23-24　2020 年四川省胎儿重大致死性畸形在超声筛查中的检出率比例

科医疗机构高于综合性医疗机构（图 3-23-26）。近四年四川省各市州超声诊断符合率的平均值有一定变化，但总体变化不大（图 3-23-27）。

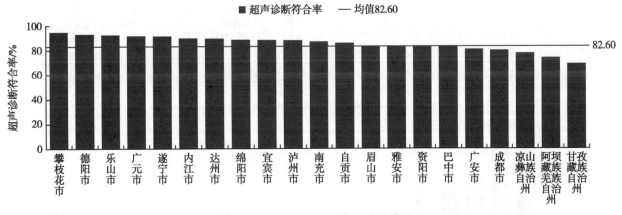

图 3-23-25　2020 年四川省医疗机构超声诊断符合率

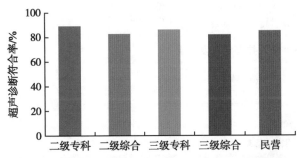

图 3-23-26　2020 年四川省各类医疗机构超声诊断符合率

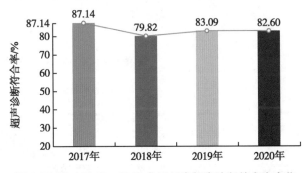

图 3-23-27　2017—2020 年四川省超声诊断符合率变化

指标 10. 乳腺癌超声诊断准确性

乳腺癌超声诊断准确性反映乳腺超声诊断质量。由图 3-23-28 可以看出，2020 年四川省各市州乳腺癌超声诊断准确率的平均值约 70.20%，广元、遂宁、眉山等 11 个市州大于均值；阿坝、甘孜、南充等 8 个市州小于均值，广元市最高 86.09%，阿坝、甘孜、南充 3 个市州低于 60%。按不同类型医疗机构比较乳腺癌超声诊断准确性，三级综合 68.22%，三级专科 92.85%，二级综合 64.92%，二级专科 84.21%，民营 82.30%，专科医疗机构明显高于综合性医疗机构（图 3-23-29）。

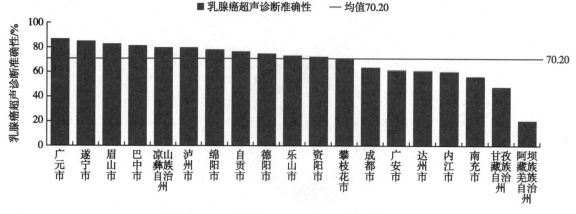

图 3-23-28　2020 年四川省乳腺癌超声诊断准确性

指标 11. 超声介入相关主要并发症发生率

超声介入相关主要并发症发生率反映医疗机构开展超声介入安全性指标，强化超声介入医师对潜在并发症认识，规范防治流程。由图 3-23-30 可以看出，2020 年四川省各市州超声介入相关主要并发症发生率的平均值约 0.46%。常见的四大类超声介入相关主要并发症占比情况为：出血 90.13%、感染 4.93%、邻近脏器损伤 4.28%、神经损伤 0.66%，出血占比最高（图 3-23-31）。

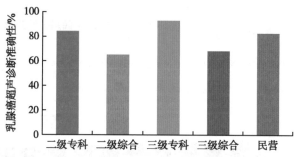

图 3-23-29　2020 年四川省各类医疗机构乳腺癌超声诊断准确性

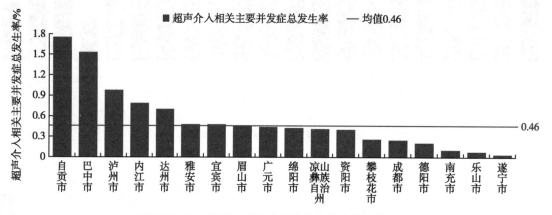

图 3-23-30　2020 年四川省超声介入并发症总发生率

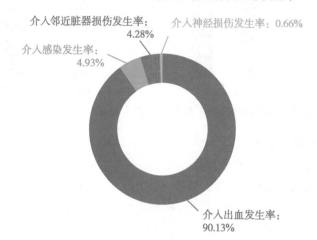

图 3-23-31　2020 年四川省超声介入各类并发症构成比例

二、问题分析及改进措施

（一）存在的主要问题及原因分析

1. 2020年抽查医院较前三年的医师工作量有所降低、超声医患比增加，主要为疫情原因所致。

2. 超声诊断符合率三级专科医疗机构高于综合性医疗机构，乳腺癌超声诊断准确性，专科医院明显高于综合医院，可能与专科医院的超声医师较综合医院的超声医师同等时间内接诊的专科性疾病患者较多、病种相对集中，在专科类疾病的超声诊断经验更丰富等原因有关。

3. 专科类医院的门诊超声阳性率高于综合性医院，住院超声诊断阳性率低于综合性医院，可能原因为三级专科医院专业性更强，门诊超声针对性强，故阳性率高；而住院超声中术前常规检查占比较大，尤其是妇儿医院，故阳性率低于综合性医院。

4. 四川省不同市州间同级别医疗机构和不同等级医疗机构间阳性率、超声仪器配置、超声医师学历等多方面存在一定差异，但较前三年有所降低，同时整体学历水平有所提升。随着近年来网络培训的普及和各类规范化培训班的开展，为我省经济不发达地区的超声医师提供了更多学习机会；同时随着相关质控制度的制订和推广，以及定期督导检查，有效降低了违规设备的使用，提升了人员管理效能。

5. 超声诊断符合率、乳腺癌超声诊断准确性、胎儿重大致死性畸形在超声筛查中的检出率、超声介入相关主要并发症发生率等反映超声诊断质量的指标在不同医疗机构和市州间也存在一定差异，随着超声设备的规范管理和人员学历水平的不断提升，近年来差距在减小。

（二）改进措施

1. 优化就诊流程，降低超声诊疗过程中院感风险，提高疫情下超声接诊效率。

2. 按病种逐步建立超声诊疗流程，规范超声图像存储和测量，统一报告书写模板，同时加强专业培训，逐步降低不同等级、不同种类医疗机构间超声诊疗水平差异。

3. 充分利用5G技术，积极推进远程超声医学诊断中心建设，远程对口帮扶基层医疗单位，提升基层超声诊疗水平。

4. 完善超声设备质控指标考评体系，建立设备管理网络档案，加强超声医学检查设备的监管和审核，提升超声设备均质化水平，降低设备导致的诊疗水平差异。

5. 拓宽基层医师超声水平提升渠道，建立四川省超声医学继续教育平台（目前挂靠在四川省超声医学质量控制中网站），助力基层超声医师能力提升。

第二十四节 贵 州 省

一、医疗服务与质量安全情况分析

（一）数据上报概况

2020年，贵州省共有910家设有超声医学专业的医疗机构参与数据上报，其中，公立医院627家，包括三级综合医院139家（15.3%），二级综合医院356家（39.1%），三级专科医院23家（2.5%），二级专科医院109家（12%）；民营医院283家（31.1%）。各地级市及各类别医院分布情况见表3-24-1。

表3-24-1 2020年贵州省超声专业医疗质量控制指标抽样医疗机构分布情况

单位：家

地市	二级专科	三级专科	二级综合	三级综合	民营	合计
贵阳市	14	4	39	27	47	131
安顺市	3	4	20	8	10	45

地市	二级专科	三级专科	二级综合	三级综合	民营	合计
毕节市	20	0	42	11	61	134
六盘水市	0	4	25	19	43	91
黔东南苗族侗族自治州	10	0	63	9	6	88
黔南布依族苗族自治州	14	0	46	11	18	89
黔西南布依族苗族自治州	11	3	30	11	12	67
铜仁市	25	4	36	19	44	128
遵义市	12	4	55	24	42	137
全省	109	23	356	139	283	910

（二）超声医师人员配置情况

1. 超声医患比

2 2020 年超声科医患比均值为 1.47 人 / 万人次（图 3-24-1），其中铜仁市超声科医患比最高，为 2.01 人 / 万人次；贵阳市最低，为 1.33 人 / 万人次；黔西南布依族苗族自治州、遵义市、安顺市、贵阳市低于全省平均水平，说明这些地区的医疗需求量大，超声医师数量相对短缺。2017—2020 年贵州省超声医患比变化情况见图 3-24-2。

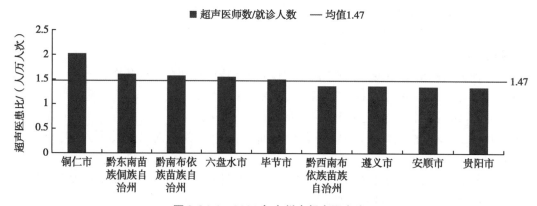

图 3-24-1 2020 年贵州省超声医患比

2. 各类医疗机构超声科医师学历分布情况

全省各级各类医疗机构超声医师学历总占比分布情况见图 3-24-3，学士以下占比达 38.82%，学士占比为 55.40%，硕博士总占比为 5.78%，说明超声医师学历普遍偏低，严重缺乏高学历超声科医师，需加强培养及引进高学历和高素质人才。

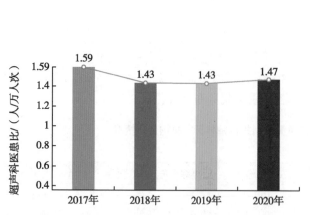

图 3-24-2 2017—2020 年贵州省超声医患比变化

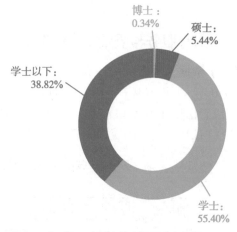

图 3-24-3 2020 年贵州省各类医疗机构超声科医师学历总占比分布情况

3. 各类医疗机构超声科医师职称分布情况

贵州省各类型医疗机构中超声科医师职称分布情况见图3-24-4,主要以住院医师居多,占比为59.36%,主治医师占比为27.59%,副主任医师占比为11.44%、主任医师占比为1.62%,说明从业人员技术水平较低。

4. 各类医疗机构超声科医师年龄分布情况

全省各类型医疗机构超声科医师年龄分布情况见图3-24-5,其中以>25～35岁居多,占比为50.54%,其次为>35～45岁,占比为26.17%,说明该年龄段为各医院的骨干医师。

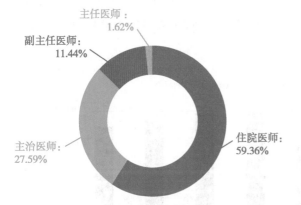

图3-24-4　2020年贵州省各类医疗机构超声科医师职称分布情况

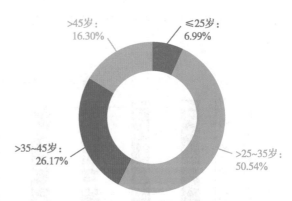

图3-24-5　2020年贵州省各类医疗机构超声科医师年龄分布情况

(三)超声质控指标抽样调查结果

指标1. 超声医师日均承担工作量

贵州省各地州市平均每日人均工作量见图3-24-6,贵州省各类型医疗机构超声医师检查每日人均工作量均值为26.53人次,最高的是贵阳,为29.85人次,最低和次低的分别是铜仁市和黔南布依族苗族自治州,为18.30人次、23.62人次,说明省会贵阳市每日超声检查量最多,也说明贵阳市医疗资源在贵州省配置相对较多。贵州省各类型医疗机构中平均每日人均工作量见图3-24-7,平均每日超声检查人次最高的是三级医疗机构,最低是民营医院,说明三级综合医院综合能力强,深受广大人民群众的信赖。2017—2020年贵州省超声医师日均承担工作量变化见图3-24-7、图3-24-8。

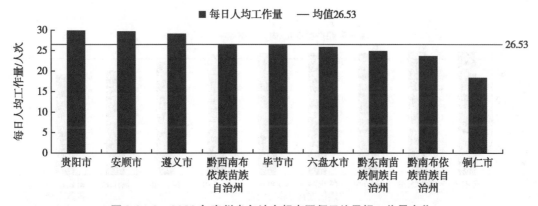

图3-24-6　2020年贵州省各地市超声医师日均承担工作量变化

指标2. 超声仪器质检率

贵州省各地州市医疗机构超声仪器质检率见图3-24-9,均值93.05%,说明全省超声仪器质量安全是有保障的。

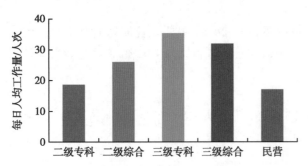

图 3-24-7　2020 年贵州省各类医疗机构超声医师日均承担工作量变化

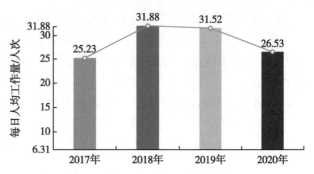

图 3-24-8　2017—2020 年贵州省超声医师日均承担工作量变化

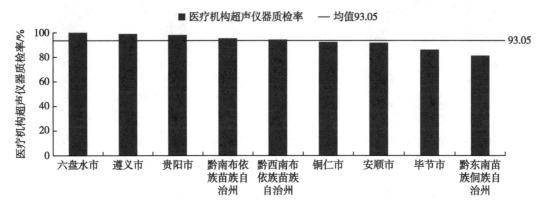

图 3-24-9　2020 年贵州省超声仪器质检率

指标 3. 住院超声检查 48 小时完成率

贵州省各地州市医疗机构住院超声检查 48 小时完成率见图 3-24-10,均值为 93.97%,安顺市、六盘水市、毕节市、黔东南苗族侗族自治州、黔南布依族苗族自治州、遵义市住院超声检查 48 小时内完成较好,而黔西南布依族苗族自治州(81.31%)、贵阳市(84.36%)48 小时内完成率偏低。各级医疗单位要提高超声科工作效率,解决排长队问题,争取让患者在等待最短的时间内做完检查,为临床提供更有效、更有用的影像信息。

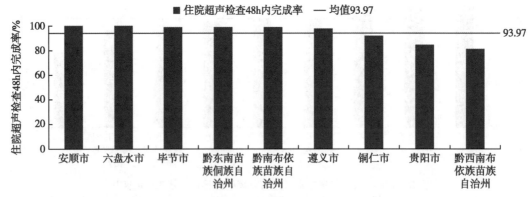

图 3-24-10　2020 年贵州省住院超声检查 48 小时完成率

指标 4. 超声危急值通报率

贵州省各地州市医疗机构超声危急值通报率见图 3-24-11、图 3-24-12,从超声危急值通报的情况来看完成较好。随着省内各级医疗机构对危急值的重视及意识的增强,对危重疾病的检出能帮助临床医师提供快速有效的诊断和及时处理,提高患者预后,减少医疗纠纷,确保医疗质量。

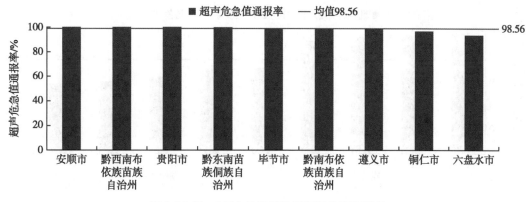

图 3-24-11　2020 年贵州省超声危急值通报率

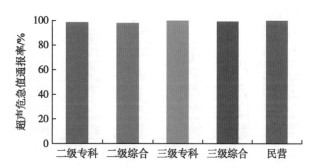

图 3-24-12　2020 年贵州省各类医疗机构超声危急值通报率

指标 5. 超声报告书写合格率

贵州省各地州市医疗机构超声报告书写合格率见图 3-24-13，均值为 98.14%，反映全省超声检查报告书写质量较好。

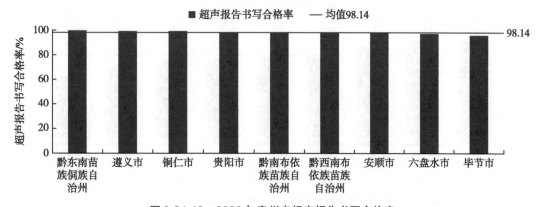

图 3-24-13　2020 年贵州省超声报告书写合格率

指标 6. 乳腺病变超声报告 BI-RADS（乳腺影像报告和数据系统）分类率

贵州省各地州市医疗机构乳腺病变超声报告 BI-RADS 分类率见图 3-24-14、图 3-24-15，均值为 76.11%。铜仁市最高，为 98.03%，黔西南布依族苗族自治州最低，为 56.55%，其次是安顺市，为 58.59%，不同类型医疗机构中三级医院乳腺病变超声报告 BI-RADS 分类最高，二级专科医院较低，说明有很大一部分医疗机构没有进行乳腺病变超声报告 BI-RADS 分类，特别是基层医院。乳腺病变超声报告 BI-RADS 分类解决了由于超声检查对操作者的依赖性而限制超声应用的问题，使报告更规范，同时提升乳腺超声临床应用的功效，值得应用推广。

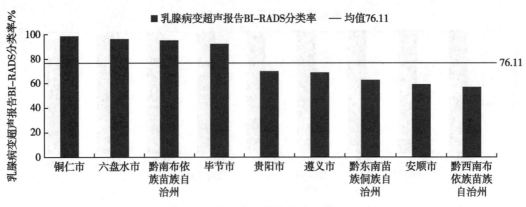

图 3-24-14　2020 年贵州省乳腺病变超声报告 BI-RADS 分类率

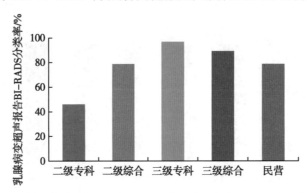

图 3-24-15　2020 年贵州省各类医疗机构乳腺病变超声报告 BI-RADS 分类率

指标 7. 超声报告阳性率

2020 年贵州省各地州市医疗机构超声检查阳性率见图 3-24-16、图 3-24-17，2020 年均值为 73.49%，阳性率最高为铜仁市，达 84.63%，最低是六盘水市，为 55.91%，不同类型医疗机构中二级专科、二级综合、三级综合及民营医院相差不大，为 72.86%～73.87%，而三级专科医院阳性率最低，为 48.80%。

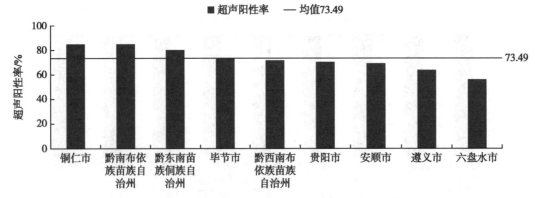

图 3-24-16　2020 年贵州省各地州市医疗机构超声报告阳性率变化

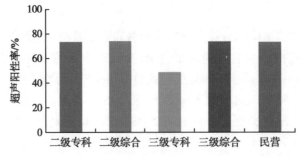

图 3-24-17　2020 年贵州省各类医疗机构总体超声报告阳性率变化

指标 8. 胎儿重大致死性畸形在超声筛查中的检出率

贵州省各地州市医疗机构胎儿重大致死性畸形在超声筛查中的检出率见图 3-24-18,均值为 0.06%,毕节市最高,为 0.11%,黔南布依族苗族自治州最低,为 0.03%。胎儿重大致死性畸形在超声筛查检出率比例见图 3-24-19,占比最多的是无脑儿,为 24.48%,最少的是致死性软骨发育不全,为 5.73%。

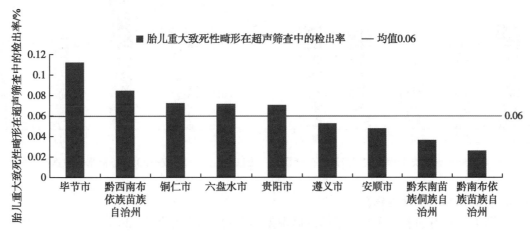

图 3-24-18　2020 年贵州省胎儿重大致死性畸形在超声筛查中的检出率

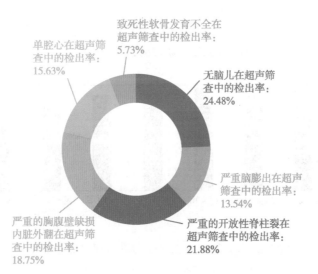

图 3-24-19　2020 年贵州省胎儿重大致死性畸形在超声筛查中的检出率比例

指标 9. 超声诊断符合率

2020 年贵州省超声检查诊断符合率见图 3-24-20～图 3-24-22,2020 年均值为 71.88%,均值较往

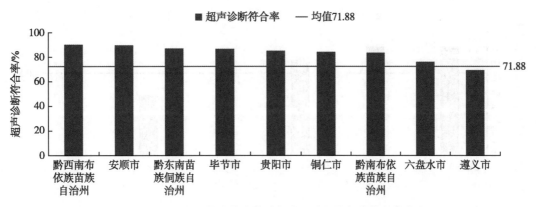

图 3-24-20　2020 年贵州省各地州市医疗机构超声诊断符合率

年低。各地州市医疗机构超声检查诊断符合率中黔西南布依族苗族自治州最高,为89.88%,遵义市最低,为69.00%。不同各医疗机构超声诊断符合率最高是民营医院,为87.90%,最低是三级专科医院,为67.46%。

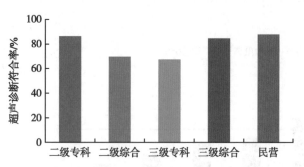

图 3-24-21　2020 年贵州省各类医疗机构超声诊断符合率　　　图 3-24-22　2017—2020 年贵州省超声诊断符合率变化

指标 10. 乳腺癌超声诊断准确性

贵州省各地州市医疗机构乳腺超声诊断准确率见图 3-24-23,均值为 85.26%,其中黔西南布依族苗族自治州、贵阳市最高,分别为 90.48%、87.56%,黔南布依族苗族自治州最低,仅为 59%,明显偏低,需要加强培训。

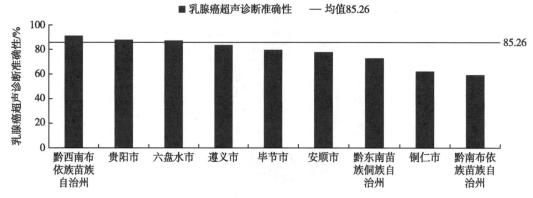

图 3-24-23　2020 年贵州省乳腺癌超声诊断准确性

指标 11. 超声介入相关主要并发症发生率

贵州省各地州市医疗机构超声介入相关主要并发症发生率见图 3-24-24,贵阳市最高,为 0.71%。各类型介入相关主要并发症构成比例见图 3-24-25,最常见是出血,占比为 86.05%。

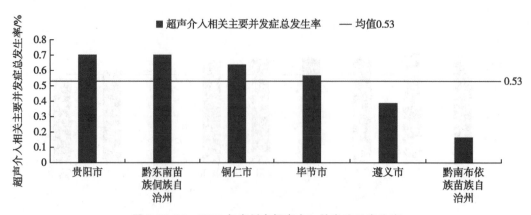

图 3-24-24　2020 年贵州省超声介入并发症总发生率

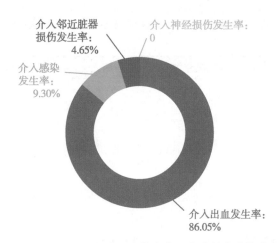

图 3-24-25　2020 年贵州省超声介入各类并发症构成比例

二、问题分析及改进措施

（一）存在的主要问题及原因分析

1. 全省各医疗机构超声医师学历及职称结构普遍偏低，高学历及高职称医师严重不足，其中高学历及高职称医师主要集中在三级医疗机构，而二级及民营医疗机构的医师学历及职称普遍偏低。

2. 全省各医疗机构超声诊断符合率有待提高，部分医疗机构住院超声检查48小时完成率偏低。

3. 乳腺病变超声报告 BI-RADS 分类率低，乳腺癌超声诊断准确性差，部分医疗机构没有进行分类，病变只进行描述。

4. 全省各医疗机构超声介入并发症出血及感染率偏高。

（二）改进措施

1. 加强超声医学人才（硕/博士）的培养，引导其向三级医疗机构外的医院工作，以提高基层超声诊断水平，同时积极引进高素质人才。

2. 加强超声医学人员资质规范准入，严格遵循超声扫查操作规范和报告书写，加强病例随访，提高超声检查阳性率与诊断符合率。加强人才培养及仪器使用，缩短住院超声检查预约时间。

3. 不同地区及不同医疗机构乳腺病变超声报告 BI-RADS 分类及乳腺癌诊断准确性差异较大，需尽快完善乳腺病变报告 BI-RADS 分类，推广授课，以尽可能达到超声诊疗的规范化及同质化。

4. 鼓励各医疗机构开展超声介入，加强学习，减少出血等并发症发生率，同时术前后做好抗感染治疗。

5. 完善贵州省超声质控体系，加强远程会诊管理，以提高二级及民营医疗机构的诊疗水平。

第二十五节　云 南 省

一、医疗服务与质量安全情况分析

（一）数据上报概况

2020 年，云南省共有 387 家设有超声医学专业的医疗机构参与数据上报。其中，公立医院 299 家，包括三级综合医院 37 家（9.6%），二级综合医院 178 家（46%），三级专科医院 15 家（3.9%），二级专科医院 69 家（17.8%）；民营医院 88 家（22.7%）。各地级市及各类别医院分布情况见表 3-25-1。

表 3-25-1　2020 年云南省超声专业医疗质量控制指标抽样医疗机构分布情况

单位：家

地市	二级专科	三级专科	二级综合	三级综合	民营	合计
保山市	4	1	6	3	3	17
楚雄彝族自治州	9	1	17	2	7	36
大理白族自治州	10	1	15	4	6	36
德宏傣族景颇族自治州	3	0	7	1	4	15
迪庆藏族自治州	0	0	1	1	1	3
红河哈尼族彝族自治州	8	2	19	3	8	40
昆明市	4	6	20	8	23	61
丽江市	3	0	4	1	0	8
临沧市	5	1	13	2	2	23
怒江傈僳族自治州	0	0	6	1	0	7
普洱市	2	1	11	1	3	18
曲靖市	5	1	16	4	13	39
文山壮族苗族自治州	6	0	12	2	5	25
西双版纳傣族自治州	1	0	3	1	0	5
玉溪市	5	1	14	1	6	27
昭通市	4	0	14	2	7	27
全省	69	15	178	37	88	387

（二）超声医师人员配置情况

1. 超声医患比

超声医患比指的是每万人次就诊患者平均拥有的超声医师数。

云南省超声医患比平均为 1.25∶10 000，一半的地市能达到平均水平及以上，虽然较 2019 年的 1.19∶10 000 有所提高（图 3-25-2），但部分地市仍然低于平均水平，反映出我省超声医师在全省范围内仍处于短缺状态，在几个少数民族地区和边远地区更为显著（图 3-25-1）。

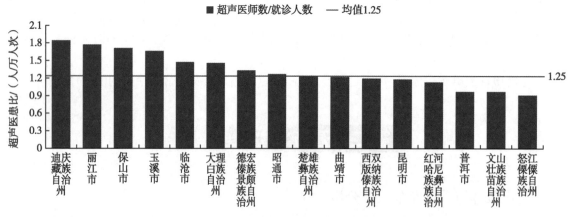

图 3-25-1　2020 年云南省超声医患比

2. 各类医疗机构超声科医师学历分布情况

云南省不同类型的医疗机构中超声科医师学历在三级医院主要以本科和硕士学历为主，而在二级医院和民营医院大部分医师还是专科以下学历（图 3-25-3），这也反映了我省超声人员学历水平还较为落后，超声人才的培养还不足，今后需加强人才培养。

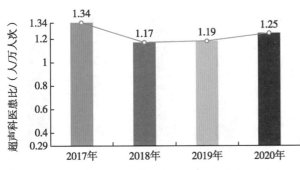

图 3-25-2　2017—2020 年云南省超声医患比变化

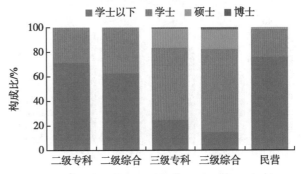

图 3-25-3　2020 年云南省各类医疗机构超声科医师学历分布情况

3. 各类医疗机构超声科医师职称分布情况

云南省各类型医疗机构中超声科医师以住院医师及主治医师为主,占据近 80% 的比例,高级职称人员较少(图 3-25-4)。

4. 各类医疗机构超声科医师年龄分布情况

数据显示,在本省超声医师年龄主要分布在 >25～45 岁,以年轻骨干医师为主(图 3-25-5),说明本省超声医师储备充足。

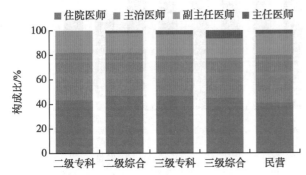

图 3-25-4　2020 年云南省各类医疗机构超声科医师职称分布情况

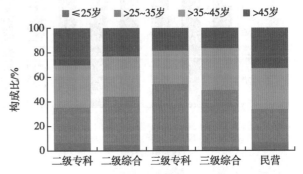

图 3-25-5　2020 年云南省各类医疗机构超声科医师年龄分布情况

(三)超声质控指标抽样调查结果

指标 1. 超声医师日均承担工作量

数据显示,在本省各地级市医疗机构日均超声工作量的情况中,本省超声医师每日人均工作量为 31.43 人次,怒江州、文山州及普洱市每日人均工作量较大(图 3-25-6)。各类型医疗机构中三级专科和综合医院超声工作量较民营医院多(图 3-25-7)。2020 年较 2019 年的每日人均工作量有所下降(图 3-25-8)。

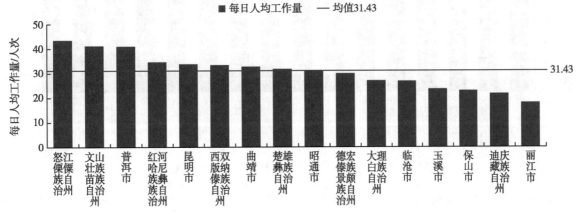

图 3-25-6　2020 年云南省各地市超声医师日均承担工作量

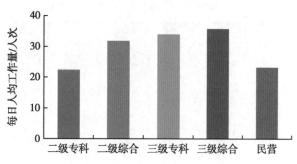

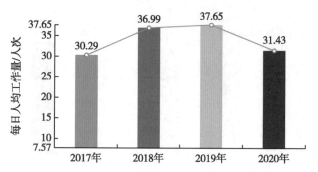

图 3-25-7 2020 年云南省各类医疗机构超声医师日均承担工作量

图 3-25-8 2017—2020 年云南省超声医师日均承担工作量变化

指标 2. 超声仪器质检率

2020 年云南省各地州市超声仪器质检率达到 93.86%（图 3-25-9），说明云南省大部分医疗机构的超声仪器可做到每年质检，能保证超声诊断正常安全进行，但仍有部分少数民族区域未能达到仪器质检率平均水平。

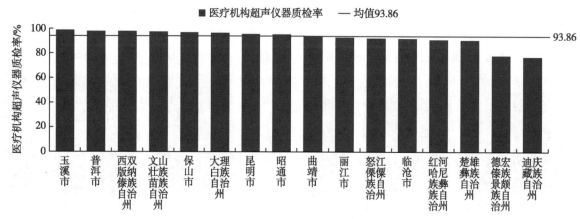

图 3-25-9 2020 年云南省超声仪器质检率

指标 3. 住院超声检查 48 小时完成率

2020 年云南省各地州市医疗机构住院超声检查 48 小时完成率平均达到 93.63%，部分医院达到 100%（图 3-25-10），反映了我省大部分医疗机构能及时出具住院超声报告，能间接减少患者住院时间。

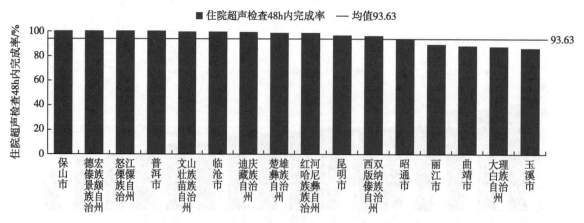

图 3-25-10 2020 年云南省住院超声检查 48 小时完成率

指标 4. 超声危急值通报率

2020 年云南省超声危急值通报率达到 96.61%（图 3-25-11），不同类型的医疗机构超声危急值通报率无明显差别（图 3-25-12），反映我省各地州大部分医疗机构在超声检查过程中发现患者危急情况能及时上报，让患者能及时得到诊治。

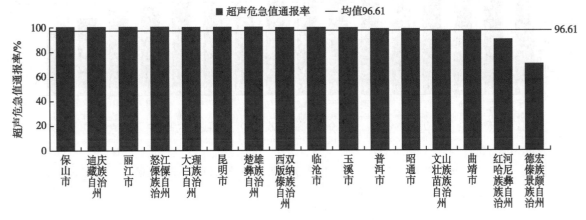

图 3-25-11　2020 年云南省超声危急值通报率

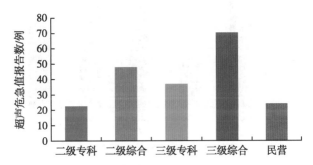

图 3-25-12　2020 年云南省各类医疗机构超声危急值通报率

指标 5. 超声报告书写合格率

2020 年云南省各地州医疗机构超声报告书写合格率达到 98.15%（图 3-25-13），反映我省各医疗机构能达到较高超声报告质量。

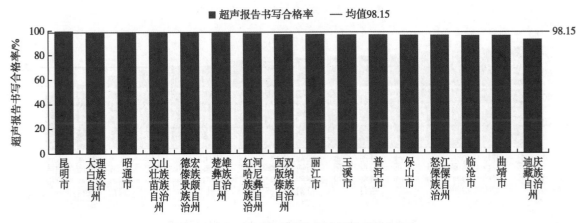

图 3-25-13　2020 年云南省超声报告书写合格率

指标 6. 乳腺病变超声报告 BI-RADS（乳腺影像报告和数据系统）分类率

2020 年云南省乳腺病变超声报告 BI-RADS 分类率较低，只达到 74.84%（图 3-25-14），其中专科医院的分类率较其他类型医院的高（图 3-25-15），反映了我省部分医疗机构乳腺超声报告达不到规范，应该在以后的质控培训中加强乳腺病变超声分类培训。

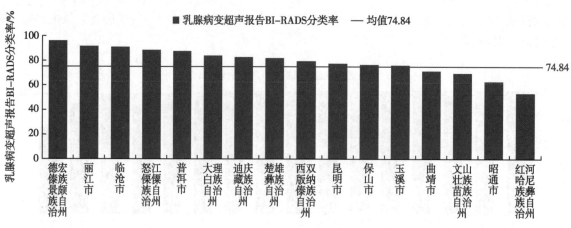

图 3-25-14　2020 年云南省乳腺病变超声报告 BI-RADS 分类率

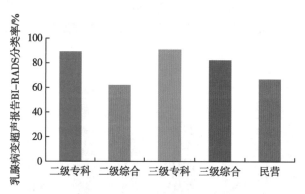

图 3-25-15　2020 年云南省各类医疗机构乳腺病变超声报告 BI-RADS 分类率

指标 7. 超声报告阳性率

1. 门急诊超声报告阳性率

2020 年云南省门急诊超声报告阳性率 65.91%（图 3-25-16），不同类型医疗机构中三级医院报告阳性率略高于其他类型医院（图 3-25-17）。

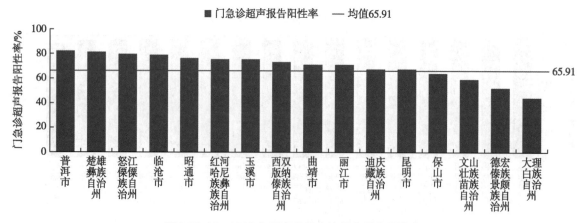

图 3-25-16　2020 年云南省门急诊超声报告阳性率

2. 住院超声报告阳性率

2020 年云南省住院超声报告阳性率 72.19%，其中楚雄州及大理州医疗机构阳性率较低（图 3-25-18），不同类型医疗机构中综合医院和民营医院的报告阳性率略高于其他类型医院（图 3-25-19），反映我省部分少数民族地区医院超声检出率偏低，检查质量有待提高。

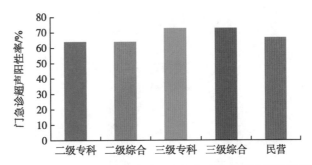

图 3-25-17 2020 年云南省各类医疗机构门急诊超声报告阳性率

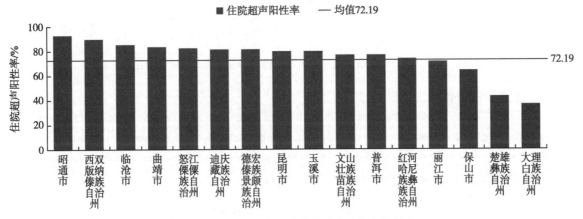

图 3-25-18 2020 年云南省住院超声报告阳性率

指标 8. 胎儿重大致死性畸形在超声筛查中的检出率

2020 年云南省胎儿重大致死性畸形在超声筛查中的检出率为 0.05%，昆明、临沧等地区检出率高于迪庆州及德宏州等地区（图 3-25-20），其中无脑儿、开放性脊柱裂及严重胸腹壁缺损内脏外翻病例检出较多（图 3-25-21），反映了胎儿重大致死性出生缺陷在超声筛查中发达地区较落后地区的检出率高。

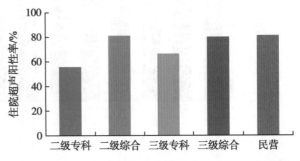

图 3-25-19 2020 年云南省各类医疗机构住院超声报告阳性率

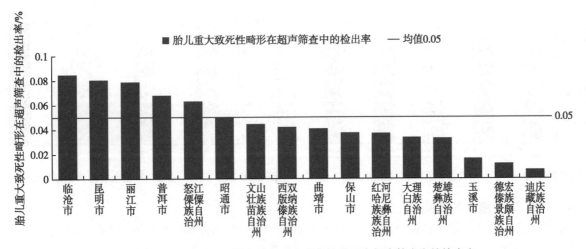

图 3-25-20 2020 年云南省胎儿重大致死性畸形在超声筛查中的检出率

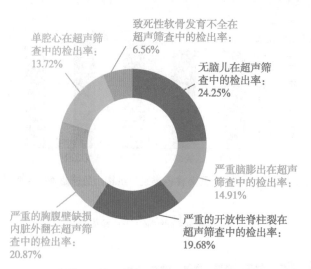

图 3-25-21　2020 年云南省胎儿重大致死性畸形在超声筛查中的检出率比例

指标 9. 超声诊断符合率

超声诊断符合率是反映超声诊断质量最重要的指标,基本上能反映一定时期内超声科室诊断水平和临床诊疗价值。数据显示,本省各地级市医疗机构超声诊断符合率平均约 86.35%,符合率最高的是西双版纳州和保山市,最低的是怒江州(图 3-25-22)。各类型医疗机构中,超声诊断符合率均 >80%(图 3-25-23)。2020 年的超声诊断符合率较 2019 年略有提高(图 3-25-24)。

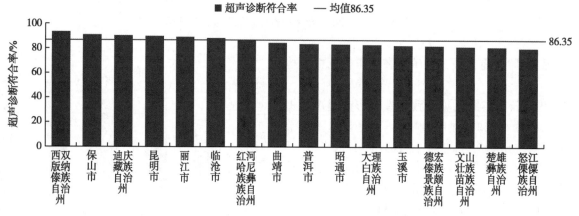

图 3-25-22　2020 年云南省医疗机构超声诊断符合率

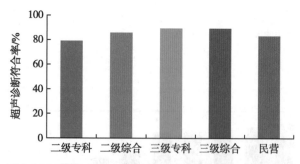

图 3-25-23　2020 年云南省各类医疗机构超声诊断符合率

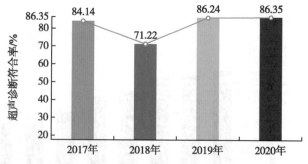

图 3-25-24　2017—2020 年云南省超声诊断符合率变化

指标 10. 乳腺癌超声诊断准确性

2020 年云南省乳腺超声诊断准确性只达到 70.08%,其中楚雄州准确性达到近 90%,而昭通市约 30%(图 3-25-25),反映了我省乳腺超声诊断准确率较低,且各地州医疗机构差异较大。

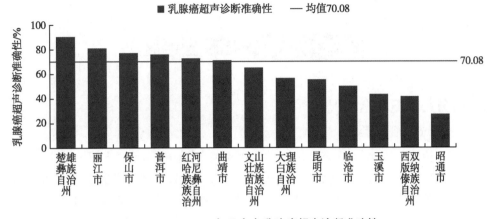

图 3-25-25　2020 年云南省乳腺癌超声诊断准确性

指标 11. 超声介入相关主要并发症发生率

2020 年云南省超声介入相关主要并发症是出血、感染、针道种植及邻近脏器损伤，各种并发症平均发生率 0.27%，各地州发生率差异较大（图 3-25-26），在超声介入各类并发症中主要以介入出血发生率较高，针道种植发生率较低（图 3-25-27）。

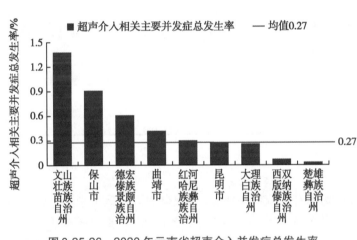

图 3-25-26　2020 年云南省超声介入并发症总发生率

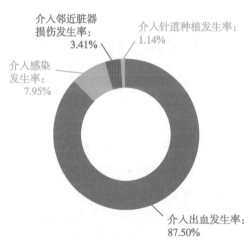

图 3-25-27　2020 年云南省超声介入各类并发症构成比例

二、问题分析及改进措施

（一）存在的主要问题及原因分析

1. 云南省二级医院及民营医院的超声医师中高学历高级职称人员较少，可能由于云南省少数民族地区较多，且二级医院多分布在边远地区，对高学历人才吸引力不足。

2. 云南省超声二级医院和民营医院超声诊断符合率较三级医院低，可能是由于我省二级医院人才短缺，人员水平参差不齐导致的。

3. 云南省乳腺病变超声报告 BI-RADS 分类率低，乳腺癌超声诊断准确性低，主要是由于全省规范化培训有待加强，很多边远地区的二级医院及民营医院还未采用乳腺病变的分类报告。

（二）改进措施

1. 加强基层医疗机构的人才队伍建设。

2. 培训各级各类医院质控人员，将新标准落实到位，培训各类疾病超声诊断的专家共识，提高我省各系统疾病超声诊断质量，达到同质化。

3. 帮扶各级各类医院，开展超声新技术，切实提高各级医院的超声诊疗水平。

第二十六节 西藏自治区

一、医疗服务与质量安全情况分析

（一）数据上报概况

2020 年，西藏自治区共有 47 家设有超声医学专业的医疗机构参与数据上报。其中，公立医院 44 家，包括三级综合医院 13 家（27.66%），二级综合医院 27 家（57.45%），三级专科医院 1 家（2.21%），二级专科医院 3 家（6.38%）；民营医院 3 家（6.38%）。各地级市及各类别医院分布情况见表 3-26-1。

表 3-26-1　2020 年西藏自治超声专业医疗质量控制指标抽样医疗机构分布情况

单位：家

地市	二级专科	三级专科	二级综合	三级综合	民营	合计
拉萨市	1	0	3	4	2	10
阿里地区	0	0	2	1	0	3
昌都市	0	0	7	2	0	9
林芝市	0	0	4	1	0	5
那曲市	1	0	3	1	0	5
日喀则市	0	0	8	3	1	12
山南市	1	1	0	1	0	3
全省	3	1	27	13	3	47

（二）超声医师人员配置情况

1. 超声医患比

超声医患比指的是每万人次超声就诊患者平均拥有的超声医师数，西藏自治区各地市平均医患比为 1.94 人 / 万人次，即平均 1.94 名超声医师完成 1 万检查人次的超声检查项。拉萨市、昌都市相对经济发达且人口密度大，医师工作负荷重。那曲市、林芝市等经济相对落后、交通不便、人口密度低的市区超声医师工作较少，但存在超声医师身兼数职的情况。见图 3-26-1、图 3-26-2。

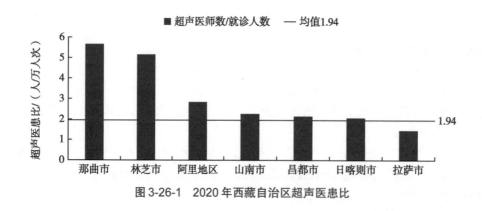

图 3-26-1　2020 年西藏自治区超声医患比

2. 各类医疗机构超声科医师学历分布情况

西藏自治区超声医师在三级综合医院中学士以下占比约为 28.77%，学士学位占比约为 69.86%，硕士学位占比仅占 1.37%，在二级综合及二级专科医院中学士学位分别占 22.24%、50.00%，学士以下学位占

75.76%、25.00%。可以发现医院等级越高，超声医师总体学历越高，学士学位人数在三级医院中占主导。见图3-26-3。

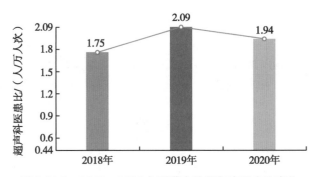

图 3-26-2　2018—2020 年西藏自治区超声医患比变化

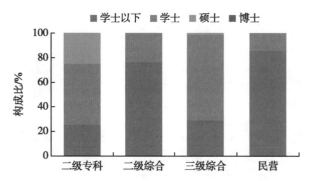

图 3-26-3　2020 西藏自治区各类医疗机构超声科医师学历分布情况

3. 各类医疗机构超声科医师职称分布情况

在西藏自治区各类医院中，住院医师均在各类型医院超声医师占比最大，二级综合医院高职称的超声医师较少，反映出西藏自治区各类医院超声医师职称差异较大。见图3-26-4。

4. 各类医疗机构超声科医师年龄分布情况

西藏自治区各类型医院中 >35～45 岁医师占比最大，其次为 >25～35 岁。≤25 岁者均分布在综合医院。见图3-26-5。

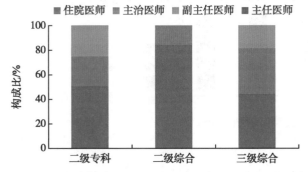

图 3-26-4　2020 年西藏自治区各类医疗机构超声科医师职称分布情况

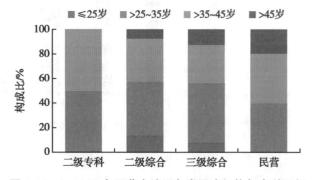

图 3-26-5　2020 年西藏自治区各类医疗机构超声科医师年龄分布情况

（三）超声质控指标抽样调查结果

指标 1. 超声医师日均承担工作量

西藏自治区超声医师日均工作量拉萨市最高，而林芝市和那曲市最低，可能与拉萨市人口密度最高，而林芝市和那曲市人口密度低相关。见图3-26-6。

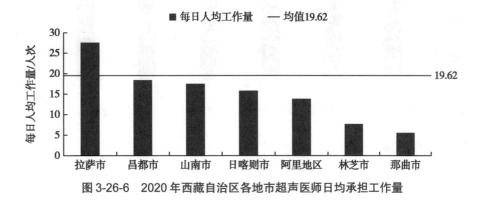

图 3-26-6　2020 年西藏自治区各地市超声医师日均承担工作量

西藏自治区每日人均工作量民营医院最高,二级专科和三级综合医院次之,二级综合医院最少,说明民营医院超声医师工作负荷最重。见图3-26-7、图3-26-8。

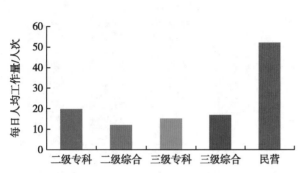

图 3-26-7　2020 年西藏自治区各类医疗机构超声医师日均承担工作量

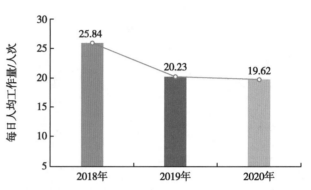

图 3-26-8　2018—2020 年西藏自治区超声医师日均承担工作量变化

指标 2. 超声仪器质检率

西藏自治区超声仪器质检率拉萨市最高,那曲市最低,可能与拉萨市交通较发达,仪器质检相对方便相关;而那曲市区最低可能与海拔较高,位置偏远,仪器质检相对困难所致。见图3-26-9。

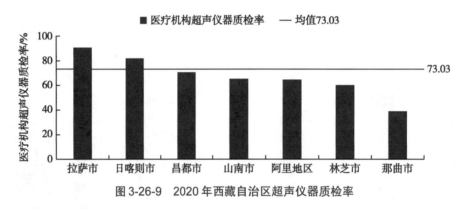

图 3-26-9　2020 年西藏自治区超声仪器质检率

指标 3. 住院超声检查 48 小时完成率

西藏自治区医疗机构平均住院超声 48 小时完成率为 93.45%,体现了住院超声基本能做到即时性。其中拉萨市和阿里地区在均值以下,其余均在均值以上。可能是由于这两个地区人口密度较高,住院人数相对多相关。见图3-26-10。

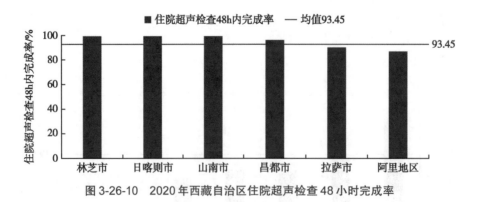

图 3-26-10　2020 年西藏自治区住院超声检查 48 小时完成率

指标 4. 超声危急值通报率

超声危急值通报率反映了超声检查对临床危重疾病检查和上报情况。西藏自治区上报率约为56.38%,其中日喀则市、昌都市在均值以下,其他地区通报率均在均值以上。见图3-26-11。

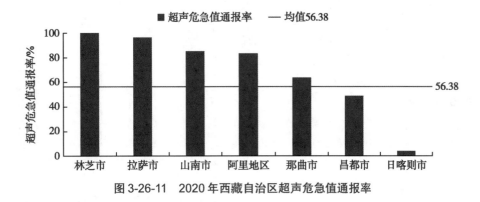

图 3-26-11　2020 年西藏自治区超声危急值通报率

在西藏自治区各类型医疗机构中,三级专科医院危急值通报率最高,二级综合医院最低,可能与三级医院危重症患者就诊数多,处理流程更规范相关。见图 3-26-12。

指标 5. 超声报告书写合格率

西藏自治区超声报告书写合格率平均值约为 88.62%,其中昌都市最高,日喀则市最低,其余林芝市、山南市、拉萨市、那曲市均在均值以上。见图 3-26-13。

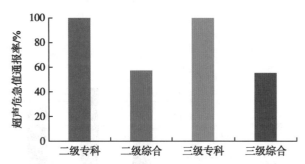

图 3-26-12　2020 年西藏自治区各类医疗机构超声危急值通报率

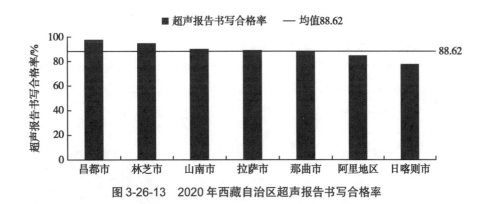

图 3-26-13　2020 年西藏自治区超声报告书写合格率

指标 6. 乳腺病变超声报告 BI-RADS(乳腺影像报告和数据系统)分类率

西藏自治区乳腺病变超声报告 BI-RADS 分类率均值为 91.03%,拉萨市分类率最高,而阿里地区、山南市均低于均值。见图 3-26-14。

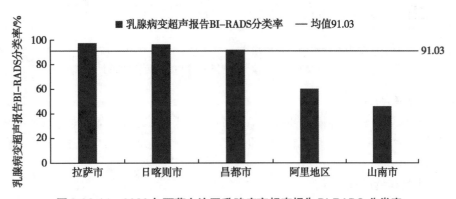

图 3-26-14　2020 年西藏自治区乳腺病变超声报告 BI-RADS 分类率

西藏自治区各类医疗机构中,民营医院、二级综合医院及三级综合医院乳腺病变超声报告 BI-RADS 分类率均在均值以上,而二级专科医院乳腺病变超声报告 BI-RADS 分类率较低。见图3-26-15。

指标 7. 超声报告阳性率

西藏自治区门急诊超声报告阳性率昌都市和林芝市最高,那曲市、拉萨市、阿里地区较低。见图3-26-16。

在各类型医疗机构中,三级综合医院门急诊超声报告阳性率最高,其次为民营医院、二级综合医院、三级专科医院、二级专科医院。见图3-26-17。

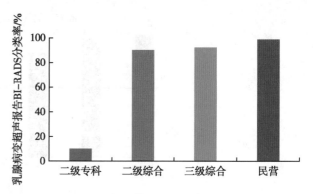

图 3-26-15　2020 年西藏自治区各类医疗机构乳腺病变超声报告 BI-RADS 分类率

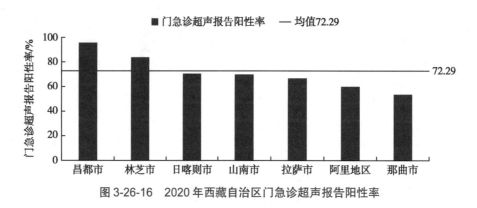

图 3-26-16　2020 年西藏自治区门急诊超声报告阳性率

指标 8. 胎儿重大致死性畸形在超声筛查中的检出率

西藏自治区胎儿重大致死性畸形在超声检出率均值约为 0.08%,昌都市和拉萨市检查率较高,其次为山南市。西藏自治区胎儿重大致死性畸形中,开放性脊柱裂占比最高,其次为无脑儿、严重脑膨出。见图3-26-18。

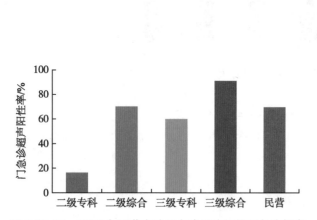

图 3-26-17　2020 年西藏自治区各类医疗机构门急诊超声报告阳性率

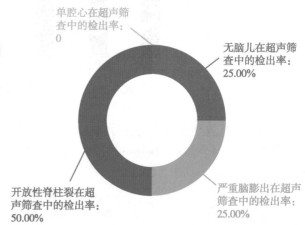

图 3-26-18　2020 年西藏自治区胎儿重大致死性畸形在超声筛查中的检出率比例

指标 9. 超声诊断符合率

西藏自治区超声诊断符合率均值为 84.22%,那曲市最低,在均值以下,其余地区均在均值以上,见图3-26-19。在西藏自治区各类型医疗机构中,超声诊断符合率差异不大,其中民营医院稍低于其他类型医疗机构,见图3-26-20。

指标 10. 乳腺癌超声诊断准确性

西藏自治区乳腺癌超声诊断准确性均值约为 56.53%,拉萨市和林芝市较高,均在均值以上,山南市、日喀则市、阿里地区均在均值以下。见图 3-26-22。

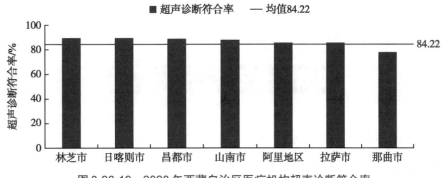

图 3-26-19　2020 年西藏自治区医疗机构超声诊断符合率

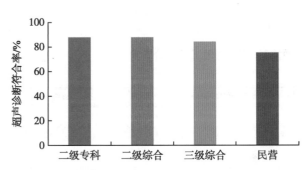

图 3-26-20　2020 年西藏自治区各类医疗机构超声诊断符合率

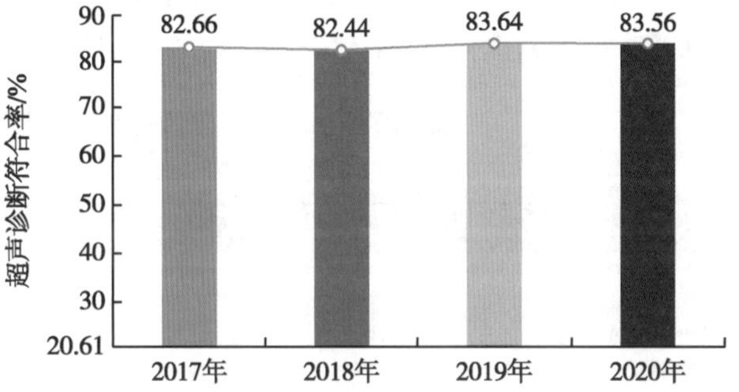

图 3-26-21　2017—2020 年西藏自治区超声诊断符合率变化

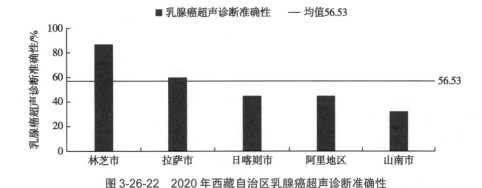

图 3-26-22　2020 年西藏自治区乳腺癌超声诊断准确性

二、问题分析及改进措施

（一）存在的主要问题及原因分析

经调查结果分析，目前西藏自治区超声诊疗存在问题及可能存在的原因如下：

1．西藏各地区医患比有较大差距，其中医患比较低的城市主要集中在拉萨、昌都、山南等地区，与人口基数及流动人口量较大有关，说明超声医师需求量大，那曲等地区医患比则相对较高。

2．西藏二级综合医院危急值通报率较低，可能与危急值指标解读不够准确，不能正确认识危急值有关。

（二）改进措施

1．培训各级医院质控人员，培训国家质控中心发布的质控指标中关于危急值的相关内容。

2．帮扶各类医院，建立健全各级各类医院质控体系，进一步优化、细化质控体系。

3．我区超声医学质控中心刚刚成立，在工作方法、操作内容等方面均需要学习探索，拟在 2021 年分两批派出质控专家组成员到已成熟开展质控工作医院学习，并结合我区超声专业实际情况，形成可操作性强、能落实执行的工作方法与流程。

4. 质控中心拟定期开展质控专家沟通、培训会议,每半年开展一次超声诊断规范化培训,由质控专家小组成员授课。

第二十七节 陕 西 省

一、医疗服务与质量安全情况分析

(一)数据上报概况

陕西省共有215家设有超声医学专业的医疗机构参与数据上报。其中,公立医院193家,包括三级综合医院43家(20.00%),二级综合医院119家(55.35%),三级专科医院8家(3.72%),二级专科医院22家(10.23%);民营医院23家(10.70%)。各地级市及各类别医院分布情况见表3-27-1。

表3-27-1 2020年陕西省超声专业医疗质量控制指标抽样医疗机构分布情况

单位:家

地市	二级专科	二级综合	三级专科	三级综合	民营	合计
安康市	3	16	1	2	0	22
宝鸡市	5	15	1	4	4	29
汉中市	5	16	0	3	1	25
商洛市	1	5	1	2	0	9
铜川市	0	4	1	2	0	7
渭南市	5	17	1	1	1	25
西安市	0	12	2	18	11	43
咸阳市	2	16	1	4	3	26
延安市	1	13	0	3	2	19
榆林市	0	5	0	4	1	10
全省	22	119	8	43	23	215

(二)超声医师人员配置情况

1. 超声医患比

2020年陕西省医疗机构超声科医患比为1.39/10 000。与2019年的数据相比,陕西省超声科医患比有所增加,反映了本省超声医师数量有所增加,但仍有很大的需求量。各地市医疗机构超声医患比见图3-27-1、图3-27-2,铜川市超声科医患比最高,为1.87/10 000,宝鸡市最低,为1.25/10 000;延安市、商洛市、榆林市及安康市均高于全省平均水平;而汉中市、西安市、咸阳市及渭南市均低于全省平均水平,与这些地区的人口数量较多有关,同时反映该地区超声医师处于相对短缺状态。

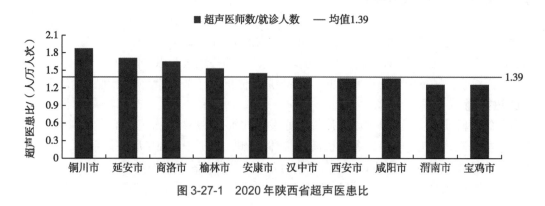

图3-27-1 2020年陕西省超声医患比

2. 各类医疗机构超声科医师学历分布情况

据 2020 年统计数据，陕西省内三级专科、三级综合医院超声医师学历主要以学士为主，占比分别为 61.24%、66.27%，硕士学历人数居其次。拥有博士学历的超声医师主要就职于三级综合，占比 5.00%，民营医院也可见少数，占比 0.48%，见图 3-27-3。二级医院超声医师学历主要是学士及学士以下，无博士学历。因三级综合医院所处地域优势，以及拥有较好的职业发展前景，吸引了多数高学历人才，因此硕士、博士学历占比较高，形成了较为完善的专业人才梯队，有利于学科发展及专业技术的开展与实施。

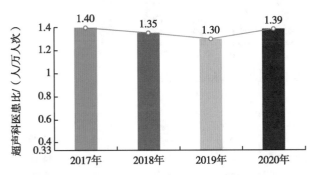

图 3-27-2　2017—2020 年陕西省超声医患比变化

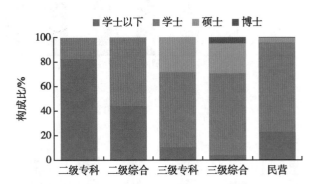

图 3-27-3　2020 年陕西省各类医疗机构超声科医师学历分布情况

3. 各类医疗机构超声科医师职称分布情况

据 2020 年统计数据显示本省各类医疗机构超声科医师职称分布均以初级职称人数最多，占比 41.61%～50.00%，其次分别为主治医师、副主任医师。三级专科及三级综合医院副主任医师及主任医师的占比相对较高，可能由于三级医院集中了高学历人才，在专业技术及科研提升方面占据优势，能够更快达到职称晋升的标准（图 3-27-4）。

4. 各类医疗机构超声科医师年龄分布情况

据 2020 年统计数据显示陕西省各类型医疗机构超声医师年龄分布于 >25～35 岁之间的人数较多，构成比约 31.51%～51.76%，>35～45 岁医师占比约 32.46%～41.03%，说明青年仍然是超声医师队伍的中坚力量。各级医院超声医师队伍年轻化，提示近些年新入职的超声医师数量上升，可能与日益增长的超声工作需求量相关，因此陕西省需要承担更多的青年医师培养任务（图 3-27-5）。

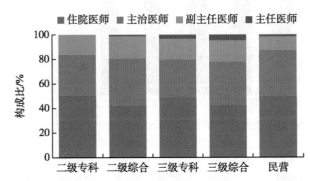

图 3-27-4　2020 年陕西省各类医疗机构超声科医师职称分布情况

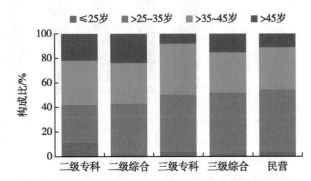

图 3-27-5　2020 年陕西省各类医疗机构超声科医师年龄分布情况

（三）超声质控指标抽样调查结果

指标 1. 超声医师日均承担工作量

2020 年陕西省医疗机构每日人均工作量为 28.58 人次，较 2019 年相比有所下降。其中，以宝鸡市最高，为 31.78 人次，铜川市最低，为 21.29 人次；渭南市、咸阳市、西安市及汉中市均高于全省平均水平，见图 3-27-6，表明这些地区的超声医师日均工作量较大，分析其原因，可能与这些城市人口多、超声医师医患比较低有关。从图 3-27-7、图 3-27-8 可以看出,三级医院超声医师日均工作量最高,可能与三级医院的患者人数多、病情复杂相关。

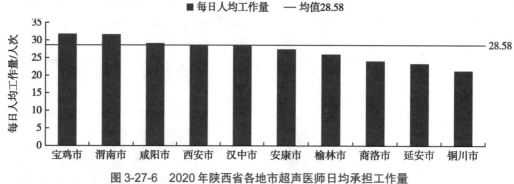

图 3-27-6　2020 年陕西省各地市超声医师日均承担工作量

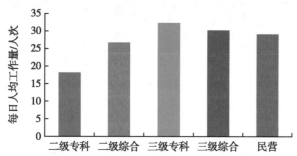

图 3-27-7　2020 年陕西省各类医疗机构超声医师日均承担工作量

图 3-27-8　2017—2020 年陕西省超声医师日均承担工作量变化

指标 2. 超声仪器质检率

本省 2020 年各医疗机构超声仪器质检率均值为 95.98%,仅有渭南市、汉中市低于全省平均水平,质检率分别为 94.96%、88.75%,反映部分地区的仪器质量质检工作需改善,以保障仪器质量的安全工作(图 3-27-9)。

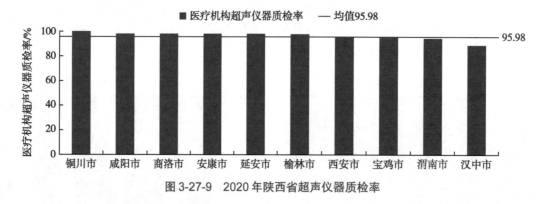

图 3-27-9　2020 年陕西省超声仪器质检率

指标 3. 住院超声检查 48 小时完成率

本省 2020 年住院超声检查申请 48 小时内完成率均值可达 81.14%,其中渭南市最高 99.63%,商洛市最低为 45.07%,咸阳市、宝鸡市、西安市及商洛市均低于全省平均水平。表明该地区住院患者超声检查需求量大,医师及仪器数量短缺,需要增加人员及设备,优化检查流程,降低患者等待时间(图 3-27-10)。

指标 4. 超声危急值通报率

2020 年,陕西省医疗机构超声危急值通报率可达 96.80%。其中榆林市最高,为 100%,汉中市最低,为 92.38%,宝鸡市、延安市及汉中市低于全身平均水平。提示该地区应加强危急值指标细则培训,规范上报流程,并有效监督。在各类医疗机构中,综合医院危急值通报率高于其他医疗机构,表明综合医院危急值上报流程较为完善(图 3-27-11、图 3-27-12)。

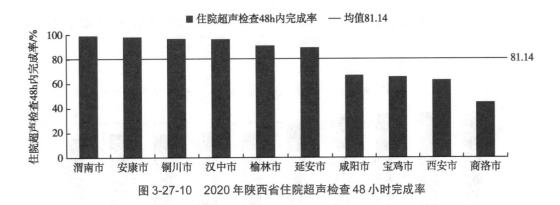

图 3-27-10　2020 年陕西省住院超声检查 48 小时完成率

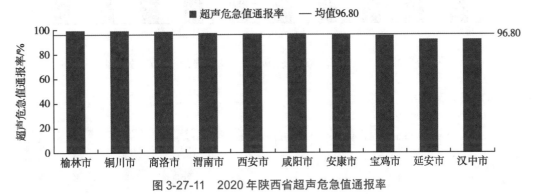

图 3-27-11　2020 年陕西省超声危急值通报率

指标 5. 超声报告书写合格率

2020 年本省医疗机构超声报告书写合格率为 98.22%，仅有渭南市及西安市高于全省平均水平，大部分地区均低于全省均值，商洛市最低，为 95.39%。反映大部分地区超声报告的书写质量有待提高，需要定期进行报告书写规范基础培训，并严格审核报告，做好超声报告质控工作（图 3-27-13）。

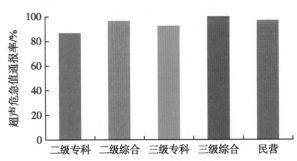

图 3-27-12　2020 年陕西省各类医疗机构超声危急值通报率

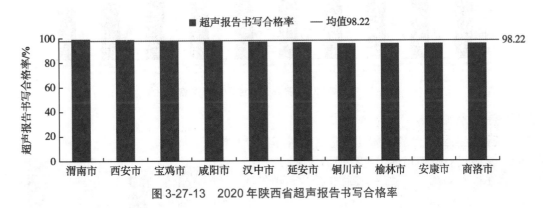

图 3-27-13　2020 年陕西省超声报告书写合格率

指标 6. 乳腺病变超声报告 BI-RADS（乳腺影像报告和数据系统）分类率

2020 年本省医疗机构乳腺病变超声报告 BI-RADS 分类率为 88.57%，宝鸡市最高，为 96.90%，铜川市最低，为 76.01%，其中延安市、汉中市、渭南市及商洛市均低于全省平均水平（图 3-27-14）。各类医疗机构中，三级专科医院的乳腺病变超声报告 BI-RADS 分类率最高，为 98.79%，而民营医院最低，为 83.26%，反映三级专科医院如肿瘤医院、妇幼保健医院等对于乳腺疾病的诊断流程较规范。乳腺病变超声报告

BI-RADS 分类率能够为临床提供更为规范的诊疗依据,因此本省各地的乳腺超声报告的 BI-RADS 分类率应进一步提高,需要加强乳腺 BI-RADS 分类知识的巩固与学习,通过病例随访对该分类进行经验性的总结,以便能更好地应用于临床(图 3-27-15)。

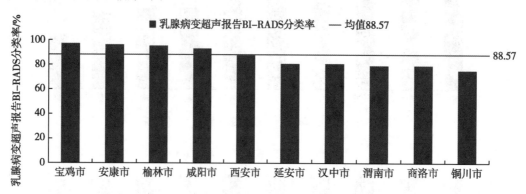

图 3-27-14 2020 年陕西省乳腺病变超声报告 BI-RADS 分类率

指标 7. 超声报告阳性率

1. 门急诊超声报告阳性率

2020 年统计数据显示全省门急诊超声报告阳性率约为 59.16%,年各地市医疗机构超声报告阳性率见图 3-27-16,各地市差距较大,其中以铜川市最高,为 80.92%,商洛市与渭南市低于全省平均水平,渭南市市最低,为 44.02%。在各类医疗机构中,三级医院超声报告阳性率最高,与三级医院门急诊患者就诊量大、疑难病情多相关。

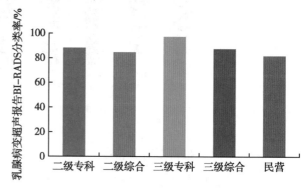

图 3-27-15 2020 年陕西省各类医疗机构乳腺病变超声报告 BI-RADS 分类率

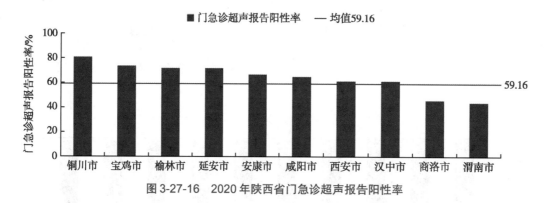

图 3-27-16 2020 年陕西省门急诊超声报告阳性率

2. 住院超声报告阳性率

2020 年统计数据显示全省住院超声报告阳性率约为 63.99%,其中仅有渭南市低于全省平均水平,为 43.29%。在各类医疗机构中,三级综合医院住院超声报告阳性率最高,为 85.75%(图 3-27-17)。

指标 8. 胎儿重大致死性畸形在超声筛查中的检出率

2020 年陕西省胎儿重大致死性畸形在超声筛查中的检出率约为 0.04%,其中延安市最高为 0.09%,安康市、西安市、渭南市及铜川市均低于全省平均水平,其中

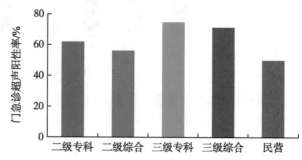

图 3-27-17 2020 年陕西省各类医疗机构门急诊超声报告阳性率

铜川市最低,约为0.01%(图3-27-18)。6种胎儿重大致死性畸形检出率比例见图3-27-19,其中以无脑儿最高。

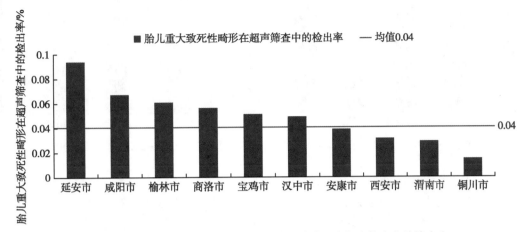

图3-27-18　2020年陕西省胎儿重大致死性畸形在超声筛查中的检出率

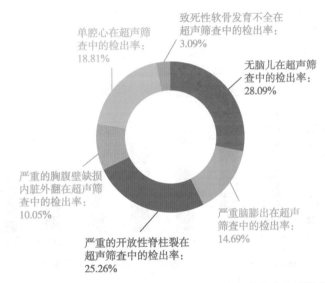

图3-27-19　2020年陕西省胎儿重大致死性畸形在超声筛查中的检出率比例

指标9. 超声诊断符合率

2020年陕西省医疗机构超声诊断符合率为86.10%,2017年至2020年,该数据的变化有波动,2020年陕西省超声诊断病理符合率高于2019年。各地市医疗机构超声诊断符合率见图3-27-20,大部分地市医疗机构超声诊断符合率均高于全省平均水平,其中,铜川市超声诊断符合率最高,为92.74%,咸阳市最低,为80.89%。不同类型医疗机构超声诊断符合率见图3-27-21,其中民营医院超声诊断符合率最高。四年间超声诊断符合率变化见图3-27-22。

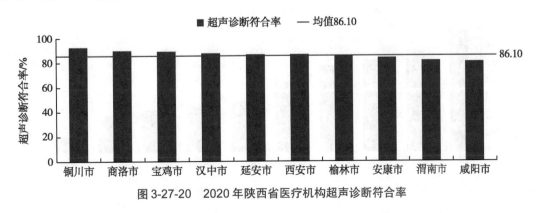

图3-27-20　2020年陕西省医疗机构超声诊断符合率

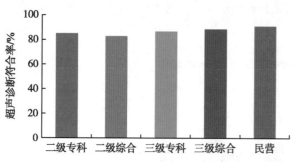

图 3-27-21　2020 年陕西省各类医疗机构超声诊断符合率

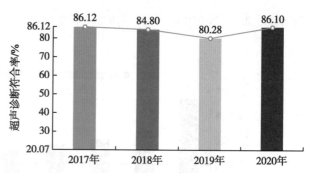

图 3-27-22　2017—2020 年陕西省超声诊断符合率变化

指标 10. 乳腺癌超声诊断准确性

2020 年陕西省医疗机构乳腺癌超声诊断准确性为 75.62%，见图 3-27-23。其中，铜川市超声诊断准确率最高，为 87.50%，各地市统计结果差异较大，宝鸡市、延安市、咸阳市、榆林市及汉中市均低于全省平均水平，汉中市最低，为 33.06%。各地区的乳腺癌超声诊断准确性差异较大，这与仪器精度、扫查的规范性、医师的经验以及随访工作开展情况不一致都密切相关，规范且个体化的乳腺超声操作技术是提高乳腺癌超声诊断水平的重要前提，需要从理论上全面认识乳腺癌的声像图表现，并通过临床工作中长期的病例随访，不断积累经验，才能不断提高乳腺癌超声诊断的准确性。

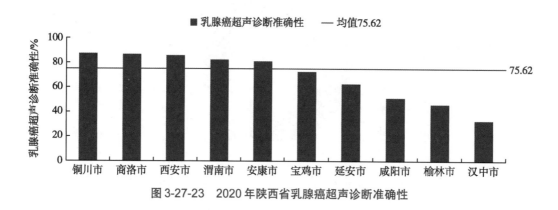

图 3-27-23　2020 年陕西省乳腺癌超声诊断准确性

指标 11. 超声介入相关主要并发症发生率

2020 年陕西省医疗机构超声介入相关主要并发症发生率为 0.35%，见图 3-27-24。其中，咸阳市超声最高，为 0.69%，各地市统计结果差异较大，商洛市市最低，为 0.08%。在超声介入的各类并发症中，术后出血的发病率最高，为 85.59%。各地区超声介入相关主要并发症发生率的差异较大，这与患者、操作医师及介入治疗的各个环节等都密切相关，坚实的操作基础及规范化的诊治流程能够降低并发症的发生，因此需要加强各地市的超声介入规范的培训。各类并发症构成比例见图 3-27-25。

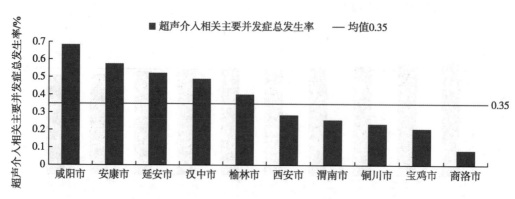

图 3-27-24　2020 年陕西省超声介入并发症总发生率

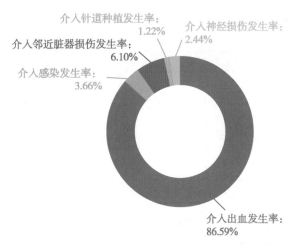

介入针道种植发生率：1.22%

介入神经损伤发生率：2.44%

介入邻近脏器损伤发生率：6.10%

介入感染发生率：3.66%

介入出血发生率：86.59%

图 3-27-25　2020 年陕西省超声介入各类并发症构成比例

二、问题分析及改进措施

（一）存在的主要问题及原因分析

1. 超声从业人员短缺，超声人才分布不均衡。

2. 部分医疗机构住院超声检查申请 48 小时内完成率较低，分析与超声医师相对短缺，超声仪器不足有关。

3. 本省乳腺病变超声报告 BI-RADS 分类率不足，乳腺癌超声诊断准确性差异较大，与规范化培训不足、仪器设备的分辨率不高以及病例随访不到位有关。

4. 胎儿重大致死性畸形在超声筛查中的检出率各地市之间差异较大，检出率较高的几个地区以山区较多，可能与优生优育知识普及不足相关。且近几年随着产前筛查培训工作在全省的普及，胎儿畸形的检出率提升，漏诊、误诊减少，故其阳性率相对较高。

5. 部分医院数据填报完整率较低，需要加强培训及质控指标解读。

（二）改进措施

1. 应结合医疗机构超声检查需求量的实际情况，增加医师、诊室及仪器数量，优化超声检查预约流程，降低患者等待时间，切实改善患者就医体验。

2. 对全省特别是超声报告 BI-RADS 分类率、乳腺癌超声诊断准确性较低的地区医疗机构进行针对性培训，可采用视频教学、案例分享、现场操作指导及答疑等方式，分享临床经验以及随访模式，互相学习。

3. 定期开展学术活动，进行相关指南和超声诊疗规范化学习。

第二十八节　甘 肃 省

一、医疗服务与质量安全情况分析

（一）数据上报概况

2020 年，甘肃省共有 98 家设有超声医学专业的医疗机构参与数据上报，其中，公立医院 96 家，包括三级综合医院 28 家（28.6%），二级综合医院 61 家（62.2%），三级专科医院 3 家（3.1%），二级专科医院 4 家（4.1%）；民营医院 2 家（2.0%）。各地级市及各类别医院分布情况见表 3-28-1。

表 3-28-1 2020 年甘肃省超声专业医疗质量控制指标抽样医疗机构分布情况

单位：家

地市	二级专科	二级综合	三级专科	三级综合	民营	合计
白银市	0	3	0	3	0	6
定西市	0	8	0	2	0	10
甘南藏族自治州	0	2	0	0	0	2
嘉峪关市	0	0	0	2	0	2
金昌市	0	0	0	1	0	1
酒泉市	0	6	0	2	0	8
兰州市	0	1	2	8	1	12
临夏回族自治州	0	8	0	1	0	9
陇南市	1	3	0	1	0	5
平凉市	0	9	0	2	0	11
庆阳市	0	6	0	1	0	7
天水市	0	3	0	1	0	4
武威市	0	2	1	2	0	5
张掖市	3	10	0	2	1	16
全省	4	61	3	28	2	98

（二）超声医师人员配置情况

1. 超声医患比

图 3-28-1 显示 2020 年甘肃省平均超声医患比为 1.57：10 000，除甘南藏族自治州与庆阳市数据差异较大，省内大部分地市医患分布相对较均衡。甘南藏族自治州共 2 家医疗机构填报数据，平均超声医患比达 6 人 / 万人次以上，可以说是医疗人员充沛，较省内其他甚至国内其他地区明显高出很多。但从省内实际情况了解到，甘南藏族自治州属少数民族聚集区，医疗资源与省内其他地市相较缺乏严重，尤其是辅助科室。自甘南州超声质控中心成立以来，超声学科发展不断加强，但仍可知部分单位超声工作人员<5人，亚学科未细化，超声工作人员还需承担其他辅助科室（放射科、心电图等）工作，因此人员及医疗设备还需继续完善改进，以提高省内超声医患比不均衡的局面。

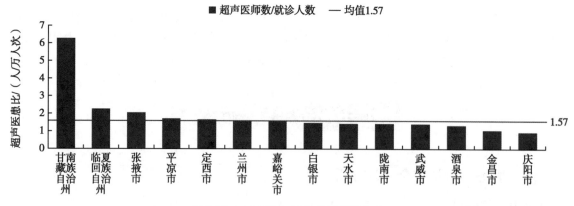

图 3-28-1 2020 年甘肃省超声医患比

图 3-28-2 显示 2017—2020 年甘肃省超声科医患比进行纵向比较看出大体是呈上升趋势。2017 年较 2018 及 2019 年较高的原因可能与首次数据采集单位样本量较少有关（2017 年省内部分地州市上报数据系统不完善，数据统计采用人工计数方法）。随着近年来国家超声质控系统的完善，填报指标不断更新，上报数据及指标能更客观、更准确地反应区域医疗资源配置及超声诊疗情况。

2. 各类医疗机构超声科医师学历分布情况

图 3-28-3 显示,甘肃省二级医疗单位,无论是综合医院还是专科医院,主体学历以学士以下为主;三级及民营单位,主体学历以学士为主。从整体学历分布来看,省内硕士博士短缺,甘肃地区医疗水平相对落后,人员学历分布参差不齐,因此在超声医务人员提升业务能力的同时,更应该提升学历,加强学科建设,加强人才培养。

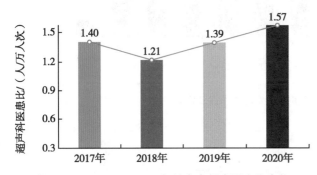

图 3-28-2 2017—2020 年甘肃省超声医患比变化

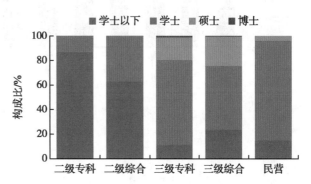

图 3-28-3 2020 年甘肃省各类医疗机构超声科医师学历分布情况

3. 各类医疗机构超声科医师职称分布情况

图 3-28-4 所示,省内 2020 年各级医疗机构职称分布情况主体以住院医师为主,主治医师次之,各级医师人数阶梯分布,符合人才梯队建设要求。但整体上,省内副高以上职称人员较少,二级及民营医院甚至无主任医师;因此,同学历分布情况相同,在医务人员加强业务技能提升的同时,也应该提升职称。

4. 各类医疗机构超声科医师年龄分布情况

图 3-28-5 所示,各类型医疗机构超声科医师年龄集中在 >25~35 岁,同职称分布相同,此年龄阶段以住院医师、主治医师为主,尤其三级综合、三级专科医疗机构最为明显。

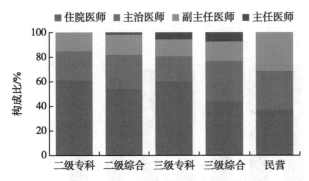

图 3-28-4 2020 年甘肃省各类医疗机构超声科医师职称分布情况

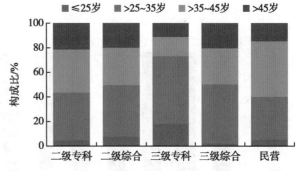

图 3-28-5 2020 年甘肃省各类医疗机构超声科医师年龄分布情况

（三）超声质控指标抽样调查结果

指标 1. 超声医师日均承担工作量

每日人均工作量统计结果(图 3-28-6)显示,省内超声医师平均每天检查人数 25.39 人次,省内不同地州市超声医师日均检查人数差异较大,庆阳市工作量明显较其他地州市大,甘南地区临床业务发展缓慢,病源较少,且因此辅助科室工作也相对较轻。

由图 3-28-7 可见,三级专科医疗机构日均工作量明显大于其他医疗机构,而其他类型医疗机构基本相近。三级专科医院工作量大,可能与医疗单位亚学科针对性不同有关。

图 3-28-8 所示为 2017—2020 年甘肃省超声医师日均承担工作量变化,近 4 年甘肃超声医师日均工作量均 <40 人次,可以看出 2017—2019 年超声医师日均工作量呈逐年递增的趋势,而 2020 年明显低于前 3 年,主要原因是受疫情影响,医疗单位整体就诊率下降。

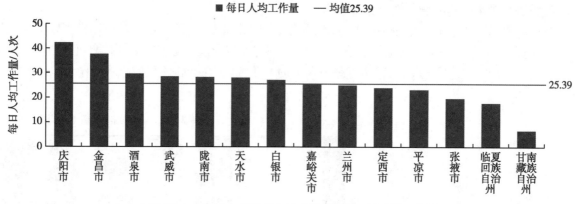

图 3-28-6　2020 年甘肃省各地市超声医师日均承担工作量

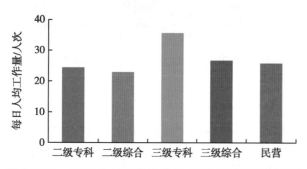

图 3-28-7　2020 年甘肃省各类医疗机构超声医师日均承担工作量

图 3-28-8　2017—2020 年甘肃省超声医师日均承担工作量变化

指标 2. 超声仪器质检率

图 3-28-9 所示,2020 年甘肃省超声仪器质检率平均值为 96.71%。除金昌市、庆阳市两个地州市明显低于平均水平外,其他地州市均对超声仪器质检完成相对较好。

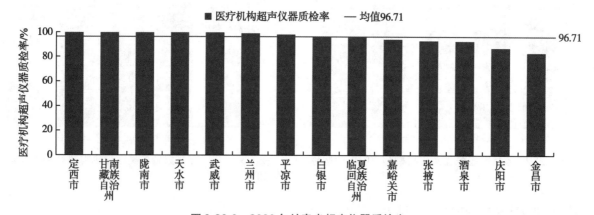

图 3-28-9　2020 年甘肃省超声仪器质检率

指标 3. 住院超声检查 48 小时完成率

图 3-28-10 所示,住院患者超声检查 48 小时完成率达 97.71%。2019 年住院超声检查预约时间平均为 2.17 天,预约等待最长时间达 4 天。近年来,随着超声质控工作的不断改进,质控制度的不断完善,患者预约速度明显加快,等待检查时间明显缩短。

指标 4. 超声危急值通报率

图 3-28-11 所示,省内 14 个地州市危急值上报均值达 95.88%,除庆阳市、平凉市、临夏回族自治州三个地州市上报率较低,其余 11 个地州市上报率均达 100%。国家质控中心对危急值上报标准的规范和指标的完善为省内超声危急值的上报提供了重要指导价值。

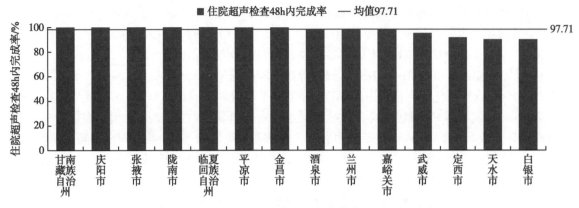

图 3-28-10　2020 年甘肃省住院超声检查 48 小时完成率

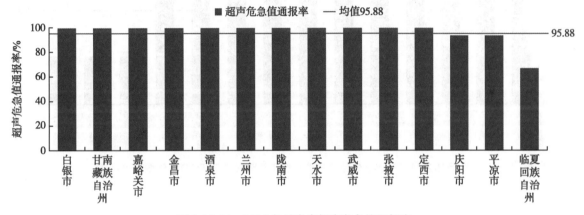

图 3-28-11　2020 年甘肃省超声危急值通报率

图 3-28-12 所示，二级专科、三级专科与民营医院危急值上报率达 100%，三级综合医疗单位上报率为 99.9%，而二级综合医疗单位上报率（92.7%）明显低于其他类型医疗单位。二级医疗单位临床诊疗主要依靠 CT/MRI，对超声诊断依赖性不高，因此二级医疗单位上报危急值流程有待进一步规范，加强与临床合作沟通。

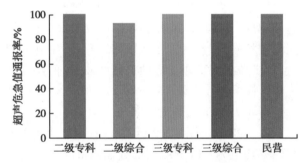

图 3-28-12　2020 年甘肃省各类医疗机构超声危急值通报率

指标 5. 超声报告书写合格率

图 3-28-13 所示，在国家质控中心的带领下，针对性帮扶地市州超声医疗事业，提升业务能力及诊断

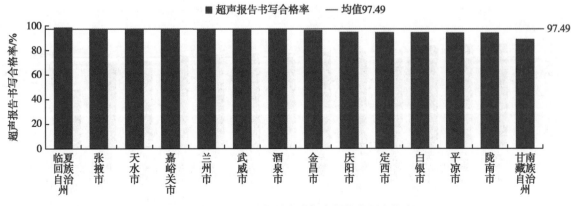

图 3-28-13　2020 年甘肃省超声报告书写合格率

水平,甘肃省质控中心相继出台了甘肃超声质控手册、精品讲座选粹,并举办了主治及住院医师的超声技能大赛,因此省内超声报告书写率合格率达 97.49%。省内各地州市质控中心将持续在甘肃省及国家质控中心的带领下,学习规范诊疗模式,逐步达成各县级、各市级超声报告规范一致。

指标 6. 乳腺病变超声报告 BI-RADS(乳腺影像报告和数据系统)分类率

图 3-28-14 示,乳腺病变超声报告 BI-RADS 分类率平均值为 76.21%,整体分类呈较低的水平,省内开展质控工作以来,对乳腺病变根据 BI-RADS 分类进行规范指导,省内大部分地州市在报告书写中对乳腺结节可完全按照分类规范书写,但是部分地区由于临床需求或要求,对分类认同度不高,需要根据超声特征提示结节性质从而进行下一步诊疗计划。因此,这将是省内超声质控接下来重点解决的问题。

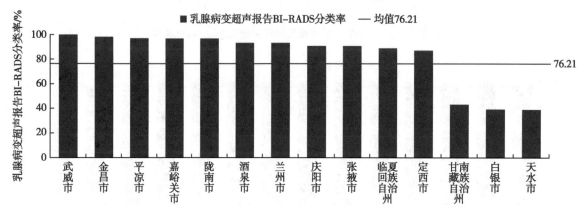

图 3-28-14 2020 年甘肃省乳腺病变超声报告 BI-RADS 分类率

图 3-28-15 所示,不同类型医疗机构对乳腺病变超声报告 BI-RADS 分类率差异明显,专科医院与民营医院已达到 100% 分类,而三级综合医院分类率达 66.8%,二级综合医院分类率达 77.5%,因此,同上图原因相同,专科医院专业以妇幼专业、甲乳专业为主,因此临床对此项指标的认同度较高,而综合性医院对影像报告数据重视度不够。

指标 7. 超声报告阳性率

图 3-28-16 所示,2020 年甘肃省门急诊超声报告阳性率均值为 73.66%,大部分地州市虽与平均值接近,但临夏州(阳性率为 46.5%)仍与其他地州市差异

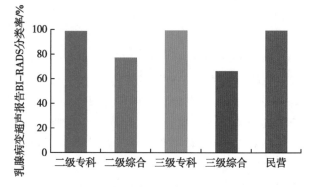

图 3-28-15 2020 年甘肃省各类医疗机构乳腺病变超声报告 BI-RADS 分类率

较大。因此,加强省内报告互认进一步规范超声诊断及报告书写对提高报告阳性率有重要意义。

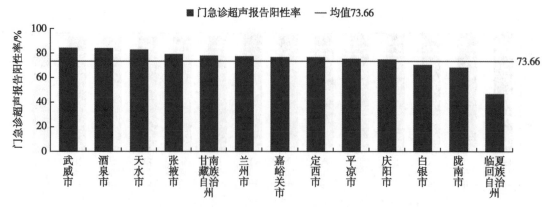

图 3-28-16 2020 年甘肃省门急诊超声报告阳性率

图 3-28-17 所示,三级专科医院门急诊超声报告阳性率明显高于其他类型医疗机构,可能与专业的针对性有关。三级综合医院与二级综合医院相近,阳性率分别为 81.1%、79.3%,均高于省内各地州市上报阳性率的平均水平。二级专科医疗单位阳性率(47.7%)明显低于其他类型医疗机构,可能与专业针对性、诊断水平及上报数据完整性等多种因素有关。

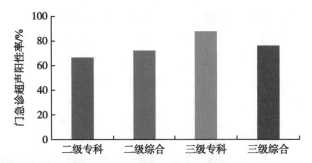

图 3-28-17　2020 年甘肃省各类医疗机构门急诊超声报告阳性率

指标 8. 胎儿重大致死性畸形在超声筛查中的检出率

图 3-28-18 所示,2020 年甘肃省胎儿重大致死性畸形在超声筛查中的检出率平均值为 0.08%,此项上报数据各地州市差异较大。其中平凉市、天水市上报胎儿重大致死性畸形检出率可达 0.19%。图 3-28-19 所示,六大致死畸形中,单腔心的检出率占比最高,可达 27.43%,致死性软骨发育不全的检查率占比最低,为 7.17%。

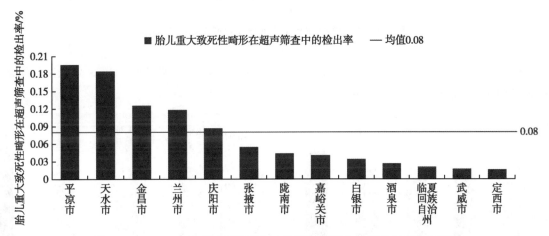

图 3-28-18　2020 年甘肃省胎儿重大致死性畸形在超声筛查中的检出率

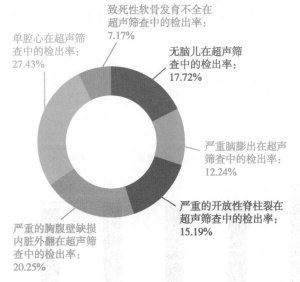

图 3-28-19　2020 年甘肃省胎儿重大致死性畸形在超声筛查中的检出率比例

指标 9. 超声诊断符合率

图 3-28-20 所示,甘肃省超声诊断总体符合率平均值达 81%,其中 9 个地州市诊断符合率相近,而嘉

峪关市超声诊断符合率达 90%,因此可以看出,在超声诊断符合率方面,嘉峪关市较省内其他地州市有明显优势。而从图 3-28-21 可看出,二级专科及民营医院的超声诊断率明显高于其他类型医疗单位,充分体现出亚学科细化的必要性。而不同类型医疗机构中二级综合医疗诊断符合率最低,因此还需加强基层超声培训,提高基层综合医院超声诊断能力。

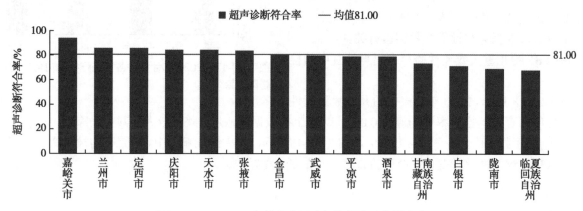

图 3-28-20　2020 年甘肃省医疗机构超声诊断符合率

图 3-28-22 所示,近四年超声诊断符合率起伏不定,整体诊断符合率较低。2018 年诊断符合率最高,达 84.94%,2019 年最低,符合率为 75.39%。

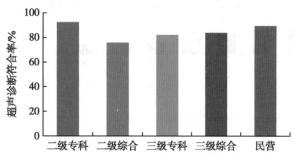

图 3-28-21　2020 年甘肃省各类医疗机构超声诊断符合率

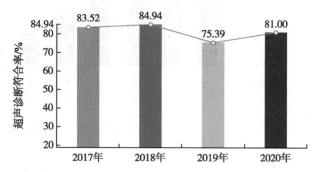

图 3-28-22　2017—2020 年甘肃省超声诊断符合率变化

指标 10. 乳腺癌超声诊断准确性

图 3-28-23 所示,2020 年甘肃省乳腺癌超声诊断准确性平均值为 76.64%,共 8 个地州市上报数据,诊断准确率最高为陇南市 91.4%,最低为定西市 68.2%。乳腺病灶的 BI-RADS 分类可明显提高乳腺癌的诊断准确性。

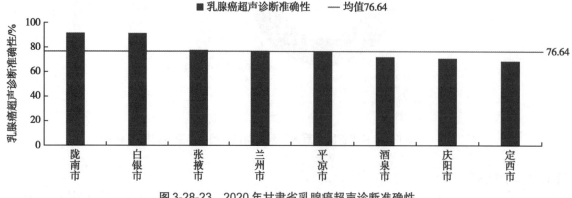

图 3-28-23　2020 年甘肃省乳腺癌超声诊断准确性

指标 11. 超声介入相关主要并发症发生率

图 3-28-24 所示，填写上报超声介入相关并发症数据的地州市共 8 个。其中兰州市作为甘肃省省会城市，新技术相对其他地州市开展早且全面，简单的介入超声如穿刺活检、细针抽吸、置管引流等项目在兰州市三级医院及部分二级医院已普遍开展，因此其并发症的发生率也较其他地州市高。从下图并发症的发生情况也可看出省内介入超声开展情况。

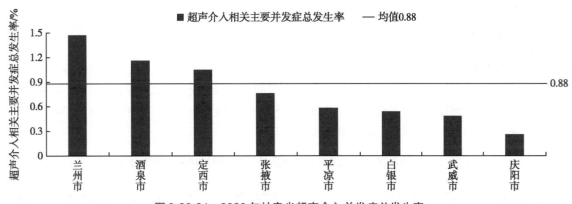

图 3-28-24　2020 年甘肃省超声介入并发症总发生率

图 3-28-25 所示，2020 年甘肃超声介入最常见的并发症有出血、邻近脏器损伤、感染、神经损伤四类，其中出血最常见，这也是所有介入操作项目中最常见的并发症。近年来，甘肃省超声事业在甘肃超声医疗质量控制中心的带领下迅速发展，省内医疗单位相继开展介入超声等新技术，加强新技术培训，推动基层超声医疗建设，提高超声诊断水平。

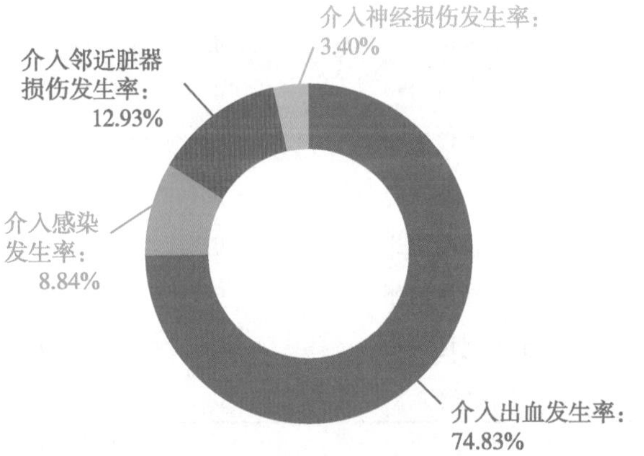

介入神经损伤发生率：3.40%
介入邻近脏器损伤发生率：12.93%
介入感染发生率：8.84%
介入出血发生率：74.83%

图 3-28-25　2020 年甘肃省超声介入各类并发症构成比例

二、问题分析及改进措施

（一）存在的主要问题及原因分析

1. 省内超声医师数量总体不足，医疗资源分配不均衡。随着超声技术的发展与进步，临床对超声学科依赖程度日渐增强，导致超声专业工作量大，超声医师数量相对不足。

2. 省内各级单位质量控制制度不完善，超声报告书写不规范，诊断意见不统一，造成患者多次重复检查，给患者及临床造成较大困扰。

3. 二级医疗单位学科设置不够精细化，不能满足临床及患者需求。

4. 甘肃省超声科医师整体学历水平参差不齐，缺乏高学历、高职称人才，而且年轻医师占比较高，诊疗经验相对不足，尤其二级医疗单位，主体学历以学士以下为主。因此，加强人才培养，促进省内超声工作人员学历提升是目前的主要问题。

（二）改进措施

1. 根据甘肃省卫健委《甘肃省检查检验结果互认工作方案（2020—2021）》文件内容，制定超声结果互认培训方案、加强互认项目技术培训，规范诊疗行为。对地州市质控中心进行超声报告质量控制，对各级医院的超声报告以随机时间点抽查进行质控，以报告抽查的方式进行各亚专业报告质量评分考核，从报告书写、诊断意见、报告规范等方面举办报告规范、互认标准专题讲座。

2. 定期举办甘肃超声线上专题培训会暨诊断能力擂台赛，规范诊疗行为，提升诊疗水平；定期组织培训活动，下基层进行帮扶活动，使优质医疗资源下沉，达到省内超声报告互认标准；定期举办新技术精品培训班，规范新技术的临床应用；建立甘肃省超声质控专科联盟，加强质控专科联盟建设。

3. 加强省内人才培养,带动省内年轻医师参与国内大型超声学术活动,加强与国内知名超声专家的交流,促进各级医疗单位工作人员学历提升。

第二十九节 青 海 省

一、医疗服务与质量安全情况分析

(一) 数据上报概况

2020 年,青海省共有 51 家设有超声医学专业的医疗机构参与数据上报。其中,公立医院 48 家,包括三级综合医院 8 家(15.68%),二级综合医院 37 家(72.55%),三级专科医院 3 家(5.88%),二级专科医院 0 家,民营医院 3 家(5.88%)。各地级市及各类别医院分布情况见表 3-29-1。

表 3-29-1 2020 年青海省超声专业医疗质量控制指标抽样医疗机构分布情况

单位:家

地市	二级专科	三级专科	二级综合	三级综合	民营	合计
西宁市	0	3	7	6	3	19
海东市	0	0	7	2	0	9
海北藏族自治州	0	0	6	0	0	6
海南藏族自治州	0	0	3	0	0	3
海西州蒙古族藏族自治州	0	0	5	0	0	5
果洛藏族自治州	0	0	2	0	0	2
黄南藏族自治州	0	0	4	0	0	4
玉树藏族自治州	0	0	3	0	0	3
全省	0	3	37	8	3	51

(二) 超声医师人员配置情况

1. 超声医患比

青海省省超声医患比均值 1.61 人 / 万人次,2020 年青海省患者每万人次拥有 1.61 名超声医师,农牧区医患比最高,西宁市最低,分析认为与我省自然环境相关,玉树州数据填报哨点医院 3 家,均为县属二级医院,位置边远,自然环境较差,人口基数少,超声医师开展的超声检查项目也较少,因此医患比高。西宁市及其周边地区三级医院较多,超声医师相对较多,但是患者基数庞大,开展的超声检查项目也多,医患比最小,说明西宁市超声医师承担的工作压力最大(图 3-29-1)。

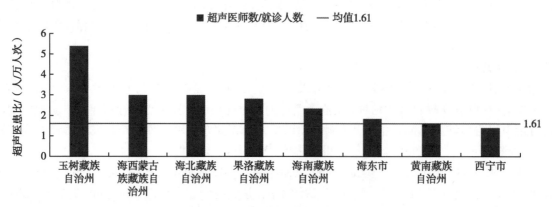

图 3-29-1 2020 年青海省超声医患比

青海省 2017 年、2018 年超声医患比无明显变化，分别为 1.45 人 / 万人次、1.43 人 / 万人次，2019 年有所降低，为 1.24 人 / 万人次，与本省开展新技术检查而超声医师无增加有关。2020 年医患比增加较明显，增加了 15.8%，反映出 2020 年青海省超声医师相对充足（图 3-29-2）。

2. 各类医疗机构超声科医师学历分布情况

图 3-29-3 中，本省超声科医师学历以学士为主，学士以下次之，硕士只在三级综合医院凤毛麟角，博士无，二级综合医院、民营医院可以看到学士学位以下医师占很大比例，反映出本省各类各级医疗机构超声医师学历水平低、差异大。

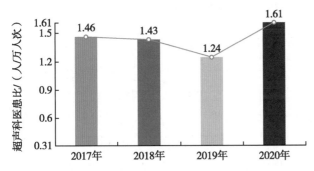

图 3-29-2　2017—2020 年青海省超声医患比变化

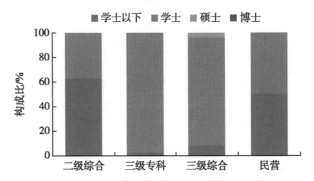

图 3-29-3　2020 年青海省各类医疗机构超声科医师学历分布情况

3. 各类医疗机构超声科医师职称分布情况

本省超声医师职称分布在公立医院差别不大，近几年由于国家职称评审政策的改变，职称评审倾向基层医师，基层医院医师中主任医师、副主任医师晋升力度较大，因此公立医院职称分布较为均衡。在民营医院超声科医师流动性较大，住院医和主治医师占比较大（图 3-29-4）。

4. 各类医疗机构超声科医师年龄分布情况

本省超声医师以 >35～45 岁年龄占比最多，>25～35 岁年龄次之，25 岁以下人员只占很小部分，而且只在三级、二级综合医院才有，三级专科、民营医院均无。>35～45 岁的医师应该是超声医师的中坚力量，因此本省超声医师年龄分布就目前情况较合理，但要加大年轻医师的培养（图 3-29-5）。

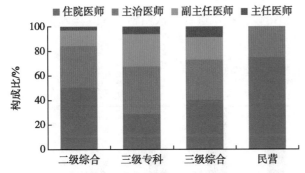

图 3-29-4　2020 年青海省各类医疗机构超声科医师职称分布情况

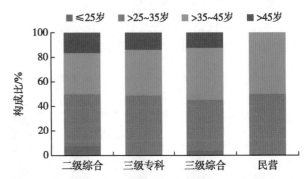

图 3-29-5　2020 年青海省各类医疗机构超声科医师年龄分布情况

（三）超声质控指标抽样调查结果

指标 1. 超声医师日均承担工作量

超声医师日均承担工作量反映该医疗机构超声科工作负荷水平，本省超声医师每日人均工作量西宁市高于均值，说明西宁市患者就诊量大，西宁市超声医师工作负荷水平最高（图 3-29-6）。

本省三级专科医院、三级综合医院及二级医院日均承担工作量最大，民营医院较少，提示公立医院超声医师工作量大，公立医院超声医师短缺（图 3-29-7）。

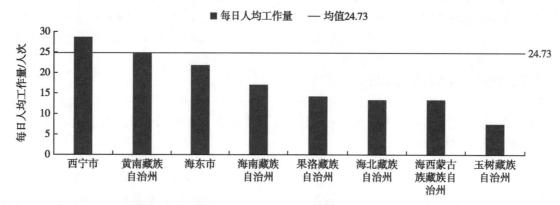

图 3-29-6　2020 年青海省各地市超声医师日均承担工作量

2017—2020 年青海省超声医师日均承担工作量在 2017 年、2018 年无明显变化，2019 年稍增加，2020 年有稍降低，总体差别不大，与本省三级医院近年超声检查诊疗水平的提高、人员招聘增加相关。走访督查中看到全省二级医院工作量差别不大。2019 年开始本省三级医院推广开展关节、超声造影等超声新技术，这些新技术使三级医院工作量明显上升，2020 年部分三级医院仪器增加、超声医师招聘较多，疫情影响等因素，使 2020 年人均工作量有所下降（图 3-29-8）。

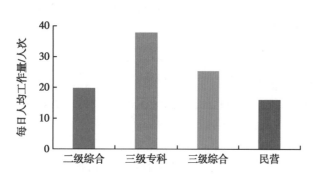

图 3-29-7　2020 年青海省各类医疗机构超声医师日均承担工作量

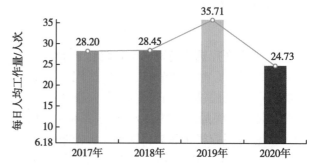

图 3-29-8　2017—2020 年青海省超声医师日均承担工作量变化

指标 2. 超声仪器质检率

本省超声仪器质检由我省质量技术监督局完成，对超声仪器每年进行一次质检，2020 年本省部分地区由于疫情控制人员流动的原因，部分地区仪器质检未完成（图 3-29-9）。

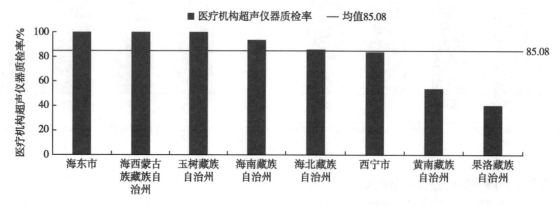

图 3-29-9　2020 年青海省超声仪器质检率

指标 3. 住院超声检查 48 小时完成率

住院超声检查 48 小时完成率均值 85.39%，这与本省卫健委对各级各类医疗机构住院患者检查完成时间有相应规定有关。果洛、黄南州低于均值，这些地区质控数据填报哨点医院几乎无手术患者，慢病患者较多,对超声检查完成时间无要求,因此完成率低(图 3-29-10)。

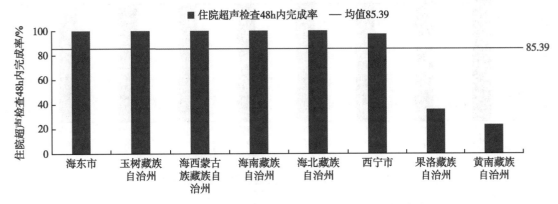

图 3-29-10　2020 年青海省住院超声检查 48 小时完成率

指标 4. 超声危急值通报率

青海省超声危急值通报率均较高,在地区、各级、各类医疗机构中无差别(图 3-29-11、图 3-29-12),原因包括:①2018 版危急值专家共识方便使用,使这项工作容易进行;②近年各类医疗机构等级评审工作、质控中心督导检查等对这项工作的完成起了巨大推动作用。

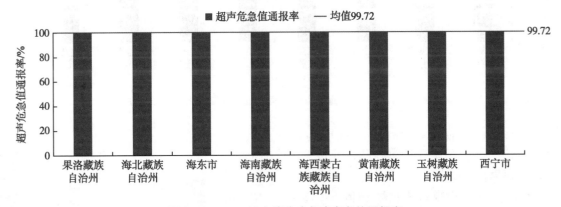

图 3-29-11　2020 年青海省超声危急值通报率

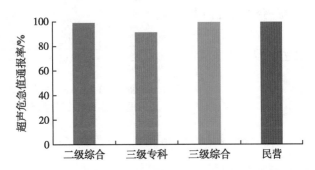

图 3-29-12　2020 年青海省各类医疗机构超声危急值通报率

指标 5. 超声报告书写合格率

青海省超声报告书写合格率较高,分析认为与本省超声工作现状有关,本省 2020 年每日人均工作量为 24.73 人次,人均工作量低,给书写报告留有时间,能保证报告书写的正确性(图 3-29-13)。

指标 6. 乳腺病变超声报告 BI-RADS(乳腺影像报告和数据系统)分类率

乳腺病变超声报告 BI-RADS 分类率均值为 73.48%,部分地区达到 100%,部分地区只有 20%,因为本省对乳腺病变超声报告 BI-RADS 分类尚未广泛推广使用,部分医院诊断不做 BI-RADS 分类,仍沿用习惯性诊断方式,2021 年至 2022 年本省质控中心将对此进行再培训和特别要求(图 3-29-14)。

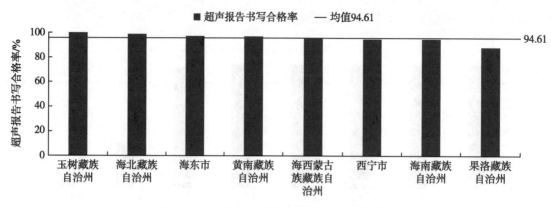

图 3-29-13　2020 年青海省超声报告书写合格率

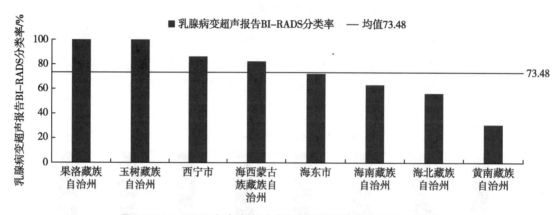

图 3-29-14　2020 年青海省乳腺病变超声报告 BI-RADS 分类率

青海省各类医疗机构乳腺病变超声报告 BI-RADS 分类率在三级专科医院、三级综合医院较低（图 3-29-15）。

指标 7. 超声报告阳性率

青海省门急诊超声报告阳性率均值 61.33%，指标体现了超声检查在临床检查中的价值，地区差别可以看到西宁市最高，海南藏族自治州最低（图 3-29-16）。图 3-29-17 反映三级综合医院、三级专科医院阳性率最高，说明三级医院较二级医院超声诊断水平高。

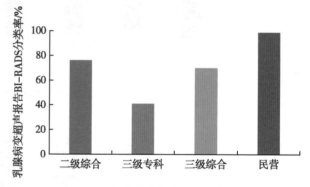

图 3-29-15　2020 年青海省各类医疗机构乳腺病变超声报告 BI-RADS 分类率

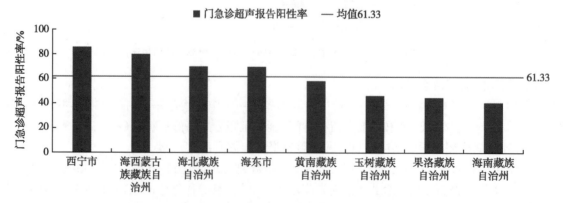

图 3-29-16　2020 年青海省门急诊超声报告阳性率

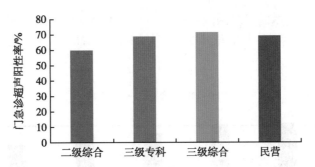

图 3-29-17　2020 年青海省各类医疗机构门急诊超声报告阳性率

指标 8. 胎儿重大致死性畸形在超声筛查中的检出率

图 3-29-18、图 3-29-19 中反映出本省胎儿重大致死性畸形在超声筛查中的检出率低,究其原因:①在本省少数民族地区二级医院,胎儿三级筛查开展较少。②少数民族孕妇大多没有胎儿畸形筛查的意识。③部分重大致死性畸形在常规超声中可筛检完成,比如无脑畸形;而较复杂畸形筛查只能在西宁部分三级医院完成,因此胎儿重大致死性畸形检出率低,在经济较发达地区(西宁市、海东市)更低。

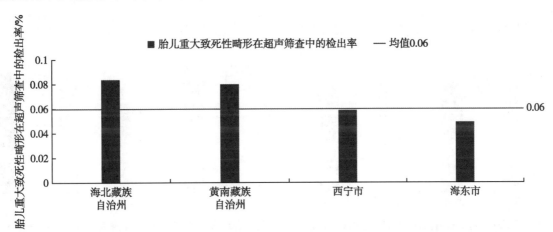

图 3-29-18　2020 年青海省胎儿重大致死性畸形在超声筛查中的检出率

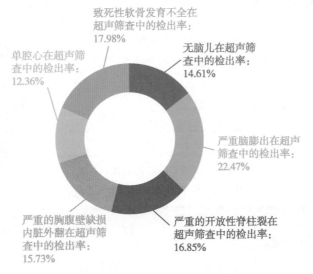

图 3-29-19　2020 年青海省胎儿重大致死性畸形在超声筛查中的检出率比例

指标 9. 超声诊断符合率

青海省超声诊断符合率均值为 88.76%,该指标基本能反映青海省一定时期内超声诊断水平,诊断水平有一定的差异(图 3-29-20)。但图 3-29-21 中反映出各级各类医疗机构诊断符合率差别不大,分析认为数据填报哨点医院为当地边远地区二级医院,无手术,无 CT、MRI 等影像学检查,临床诊断主要依据超声,超声诊断与临床诊断符合率高,与病理诊断及其他影像学诊断符合率无法计算。这也能说明本省大部分二级医院为此种情况。

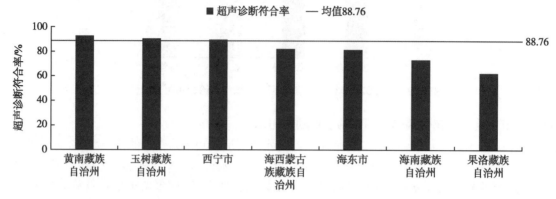

图 3-29-20 2020 年青海省医疗机构超声诊断符合率

2018 超声诊断符合率较 2017 年下降,2019 年、2020 年的超声诊断符合率有所上升(图 3-29-22)。

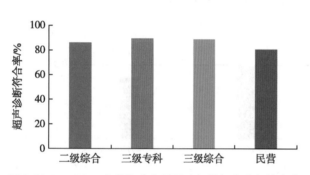

图 3-29-21 2020 年青海省各类医疗机构超声诊断符合率

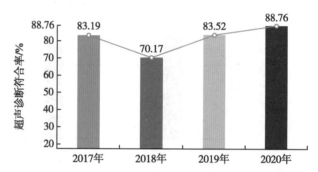

图 3-29-22 2017—2020 年青海省超声诊断符合率变化

指标 10. 乳腺癌超声诊断准确性

乳腺癌超声诊断准确性本省均值为 67.04%,反映乳腺超声诊断质量差。分析认为与本省对乳腺 BI-RADS 分类诊断不做特别规定相关。并且本省二级医院小器官检查起步迟,医师诊断经验不足,诊断水平低。

指标 11. 超声介入相关主要并发症发生率

本省超声介入工作仅有西宁市少数几家三甲医院开展,患者总量少,三级手术更少,因此超声介入相关并发症发生率不多。图 3-29-23 反映出最多见并发症为介入出血,其他并发症少见,这与本省开展的介入手术类型相关,手术多为胸腔积液、腹腔积液、脓肿引流术等,因此其他并发症发生率低。

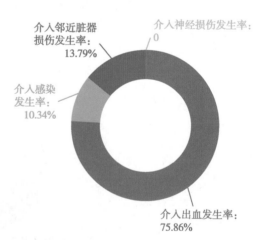

图 3-29-23 2020 年青海省超声介入各类并发症构成比例

二、问题分析及改进措施

(一)问题分析

1. 医患比均值 1.61 人 / 万人次,超声医师工作负荷重。分析认为,本省大部分地区地域环境恶劣,医师招聘困难,部分县级医院只有 1~2 名医师承担所有超声检查工作。

2. 青海省超声医师高学历医师少,本省自然环境、医师待遇所限,高学历人才招聘困难,部分地区超声医师为护士转岗所成。

3. 超声仪器质检率低，与疫情期间人员流动受到控制有关；另外，我省部分边远地区对超声仪器质检不重视。

4. 部分地区住院超声检查48小时完成率低。地级医院无手术科室，患者以慢病为主，对住院患者超声检查时间未做要求。

5. 乳腺病变超声报告 BI-RADS 分类率低。部分医院对 BI-RADS 分类未做特别要求，部分医院沿用习惯性诊断模式。

6. 胎儿重大致死性畸形超声筛查检出率低。我省为少数民族聚集地，对产前筛查认识不足，大部分基层医院无产筛检查。

7. 超声医师诊断水平有待改进。

8. 乳腺癌超声诊断准确性低。原因是对乳腺规范化超声诊断认识不足，基层医院诊断水平低。

（二）改进措施

1. 加大边远地区超声医师招聘，改善医师工作环境，减少超声医师工作负荷。

2. 提高医师待遇，增加高学历人才招聘。

3. 监督基层医院完成超声仪器一年一次质检。

4. 督促基层医院对住院患者超声检查预约时间做出规定，超声医师按时完成检查。

5. 培训乳腺 BI-RADS 分类，提高对乳腺规范检查的认识，督促各级各类医院对乳腺超声报告进行 BI-RADS 分类。对乳腺癌的超声诊断医师进行再培训，要求各级各类医院对乳腺报告进行 BI-RADS 分类，提高对乳腺癌诊断的准确性。

6. 加大对少数民族地区胎儿超声筛查重要性的宣传力度，对基层医师进行产前筛查培训，提高我省胎儿筛查率。

7. 加大医师培训，提高诊断的规范性与准确性。

第三十节 宁夏回族自治区

一、医疗服务与质量安全情况分析

（一）数据上报概况

2020 年，宁夏回族自治区共有 34 家设有超声医学专业的医疗机构参与数据上报。其中，公立医院 31 家，包括三级综合医院 9 家（26.5%），二级综合医院 17 家（50%），三级专科医院 1 家（2.9%），二级专科医院 4 家（11.8%）；民营医院 3 家（8.8%）。各地级市及各类别医院分布情况见表 3-30-1。

表 3-30-1　2020 年宁夏回族自治区超声专业医疗质量控制指标抽样医疗机构分布情况

单位：家

地市	二级专科	三级专科	二级综合	三级综合	民营	合计
固原市	2	0	5	1	0	8
石嘴山市	2	0	3	3	1	9
吴忠市	0	0	3	1	2	6
银川市	0	1	4	3	0	8
中卫市	0	0	2	1	0	3
全区	4	1	17	9	3	34

（二）超声医师人员配置情况

1. 超声医患比

超声医患比指的是每万人次就诊患者平均拥有的超声医师数。2020 年宁夏超声医患比的均值为

1.31：10 000，中卫市每万人次就诊患者平均拥有的超声医师数最高，医患比为 1.90：10 000；石嘴山市医患比均高于均值；银川市、吴忠市、固原市低于均值；固原市的医患比最低为 1.07：10 000。2020 年宁夏回族自治区各地市超声医患比见图 3-30-1。

2017 2020 年宁夏回族自治区超声的平均医患比依次为：1.18：10 000、1.11：10 000、1.40：10 000、1.31：10 000。2017-2020 四年宁夏回族自治区超声医患比变化见图 3-30-2。

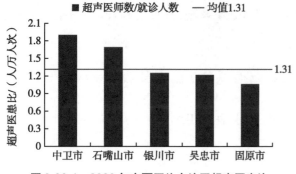

图 3-30-1 2020 年宁夏回族自治区超声医患比

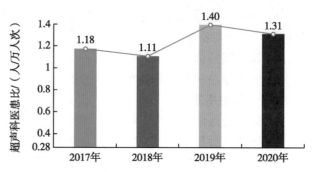

图 3-30-2 2017—2020 年宁夏回族自治区超声医患比变化

2. 各类医疗机构超声科医师学历分布情况

宁夏回族自治区超声医师的学历主要以学士学位为主，占总人数的 61.65%；其次为学士以下学历，占 54.51%；硕士学位较少，占 3.83%。2020 年宁夏回族自治区不同类型医疗机构超声医学科医师学历构成情况见图 3-30-3、图 3-30-4。

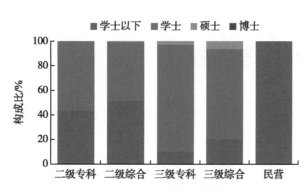

图 3-30-3 2020 年宁夏回族自治区各类医疗机构超声科医师学历分布情况

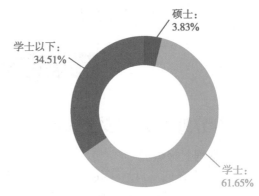

图 3-30-4 2020 年宁夏回族自治区各类医疗机构超声科医师学历占比情况

3. 各类医疗机构超声科医师职称分布情况

宁夏回族自治区不同医疗机构中超声医学科医师职称构成比中主要以主治医师为主，占宁夏超声医学科医师总人数的 40.48%；其次为住院医师，占 38.78%。副主任及主任医师所占比例分别为：13.95%、6.80%。2020 年宁夏回族自治区不同类型医疗机构超声医学科医师职称构成情况见图 3-30-5、图 3-30-6。

4. 各类医疗机构超声科医师年龄分布情况

宁夏回族自治区超声医师年龄构成主要以 >25～35 岁、>35～45 岁为主，从各类医疗机构超声科年龄构成比可以看出，年轻医师占主力，45 岁以上高年资医师相对比例较小，医师年龄梯队构成合理。2020 年宁夏回族自治区不同类型医疗机构超声医学科医师年龄构成情况见图 3-30-7、图 3-30-8。

（三）超声质控指标抽样调查结果

指标 1. 超声医师日均承担工作量

2020 年宁夏回族自治区不同地区医疗机构超声医学科每日人均工作量平均水平为 30.52 人次，其中，固原市每日人均工作量 37.39 人次，远高于平均水平。吴忠市、银川市略高于平均水平，其余地区均在平

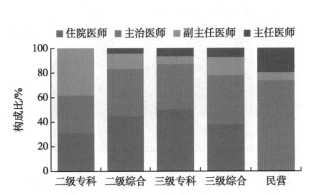

图 3-30-5　2020 年宁夏回族自治区各类医疗机构超声科医师职称分布情况

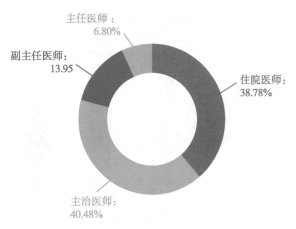

图 3-30-6　2020 年宁夏回族自治区各类医疗机构超声科医师职称分布情况

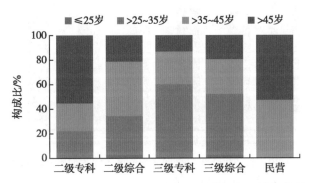

图 3-30-7　2020 年宁夏回族自治区各类医疗机构超声科医师年龄分布情况

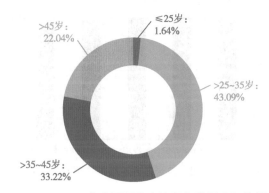

图 3-30-8　2020 年宁夏回族自治区各类医疗机构超声科医师年龄分布情况

均水平以下（图 3-30-9）。从图 3-30-10 中可看出，二级专科医院超声医学科每日人均工作量最高，其余医疗机构每日人均工作量略低，民营医院每日人均工作量最低。纵向比较连续三年宁夏地区医疗机构超声医学科每日人均工作量平均水平的变化，呈现逐年上升后下降的趋势。

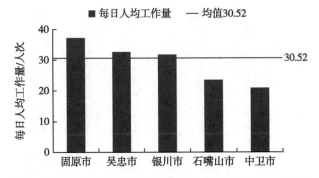

图 3-30-9　2020 年宁夏回族自治区各地市超声医师日均承担工作量

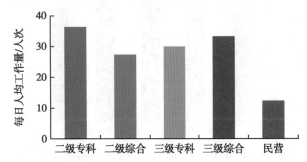

图 3-30-10　2020 年宁夏回族自治区各类医疗机构超声医师日均承担工作量

指标 2. 超声仪器质检率

宁夏回族自治区超声仪器质检率均值为 95.36%，吴忠市、中卫市、银川市略高于平均值水平，其中吴忠市和中卫市为 100%，石嘴山市和固原市低于平均值水平，其中固原市为 82.22%，见图 3-30-12。

指标 3. 住院超声检查 48 小时完成率

宁夏回族自治区住院超声检查 48 小时完成率均值为 98.50%，固原市、石嘴山市、吴忠市均高于平均水平，其中固原市为 100%；银川市和中卫市低于平均水平，其中中卫市为 91.04%，见图 3-30-13。不同类型医疗机构住院超声检查 48 小时完成率民营医院最高，达到 100%，三级综合医院最低，为 91.49%，见图 3-30-14。

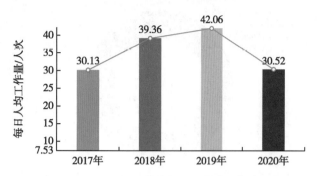

图 3-30-11　2017—2020 年宁夏回族自治区超声医师日均承担工作量变化

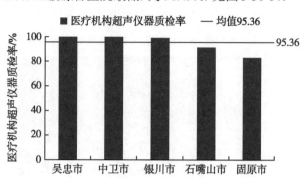

图 3-30-12　2020 年宁夏回族自治区超声仪器质检率

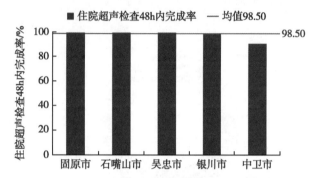

图 3-30-13　宁夏回族自治区各地级市住院超声检查 48 小时内完成率

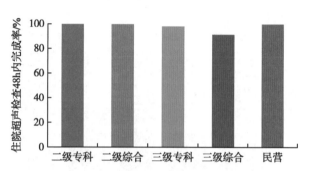

图 3-30-14　2020 年宁夏回族自治区不同类型医疗机构住院超声检查 48 小时内完成率

指标 4. 超声危急值通报率

宁夏回族自治区超声危急值报告率均值为 98.32%，其中吴忠市、银川市、中卫市、石嘴山市危急值报告数均高于均值，固原市危急值报告数低于均值，见图 3-30-15。不同类型医疗机构超声危急值通报率二级专科医院和三级专科医院均达到 100%，民营医院最低，为 78.19%，见图 3-30-16。

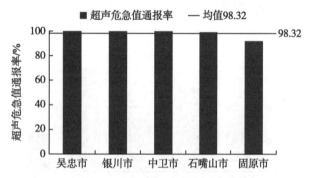

图 3-30-15　2020 年宁夏回族自治区超声危急值通报率

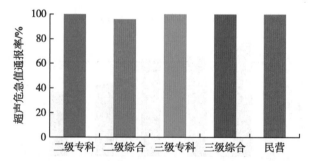

图 3-30-16　2020 年宁夏回族自治区各类医疗机构超声危急值通报率

指标 5. 超声报告书写合格率

宁夏回族自治区超声报告书写合格率均值为 88.12%。其中中卫市、石嘴山市、固原市均高于平均水平，其中中卫市为 97.75%；吴忠市和银川市均低于平均水平，其中银川市为 80.86%，见图 3-30-17。不同类型医疗机构超声报告书写合格率，二级专科医院和三级专业医院最高，达到 100%，民营医院最低，为 78.19%，见图 3-30-18。

指标 6. 乳腺病变超声报告 BI-RADS（乳腺影像报告和数据系统）分类率

宁夏回族自治区乳腺病变超声报告 BI-RADS 分类率均值为 92.45%，其中吴忠市、石嘴山市、银川市均高于平均值水平,其中吴忠市为 100%;固原市、中卫市低于平均值水平,其中中卫市为 75%,见图 3-30-19。
三级专科医院和民营医院可达 100%,其他医院处于略低水平,见图 3-30-20。

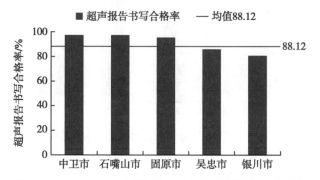

图 3-30-17　2020 年宁夏回族自治区超声报告书写合格率

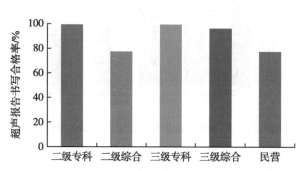

图 3-30-18　2020 年宁夏回族自治区不同类型医疗机构超声报告书写合格率

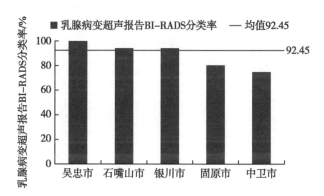

图 3-30-19　2020 年宁夏回族自治区乳腺病变超声报告 BI-RADS 分类率

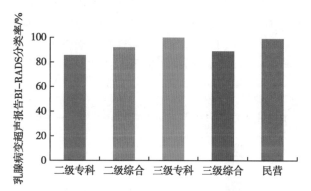

图 3-30-20　2020 年宁夏回族自治区各类医疗机构乳腺病变超声报告 BI-RADS 分类率

指标 7. 超声报告阳性率

1. 门急诊超声报告阳性率

2020 年宁夏回族自治区超声报告总阳性率均值约 68.73%,门急诊超声报告阳性率均值约 68.04%,其中中卫市、吴忠市、银川市均略高于均值,石嘴山市、固原市均低于均值,见图 3-30-21。民营医院及三级综合医院超声报告阳性率较高,其余类型医院超声报告阳性率较低,见图 3-30-22。

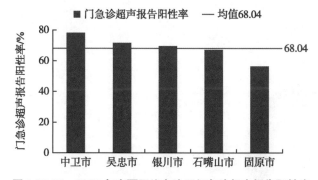

图 3-30-21　2020 年宁夏回族自治区门急诊超声报告阳性率

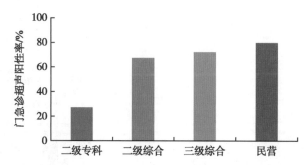

图 3-30-22　2020 年宁夏回族自治区各类医疗机构门急诊超声报告阳性率

2. 住院超声报告阳性率

2020 年宁夏回族自治区住院超声报告阳性率均值约 69.37%,其中中卫市、石嘴山市、银川市均略高于均值,吴忠市、固原市均低于均值,见图 3-30-23。三级综合及民营医院住院超声报告阳性率较高,其余类型医院超声报告阳性率较低,见图 3-30-24。

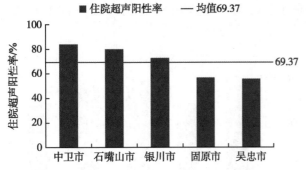

图 3-30-23　2020 年宁夏回族自治区住院超声报告阳性率

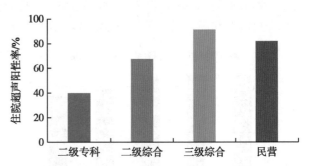

图 3-30-24　2020 年宁夏回族自治区各类医疗机构住院超声报告阳性率

指标 8. 胎儿重大致死性畸形在超声筛查中的检出率

宁夏回族自治区胎儿重大致死性畸形在超声筛查中的检出率均值为 0.05%。固原市明显高于平均值水平，为 0.11%；吴忠市、石嘴山市略高于平均值水平；银川市低于平均值水平，为 0.04%，见图 3-30-25。不同类型医疗机构中，三级综合医院的检出率最高，达 9.1%，其余医疗机构检出率较低，见图 3-30-26。无脑儿与严重的开放性脊柱裂在超声检查中的检出率最高，均为 26.32%，严重脑膨出为 22.81%，单腔心的检出率最低，为 5.26%，见图 3-30-27。

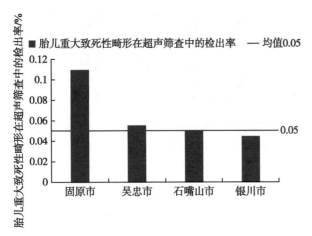

图 3-30-25　2020 年宁夏回族自治区胎儿重大致死性畸形在超声筛查中的检出率

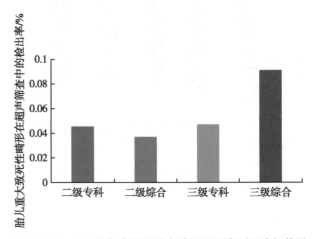

图 3-30-26　2020 年宁夏回族自治区不同类型医疗机构胎儿重大致死性畸形在超声筛查中的检出率

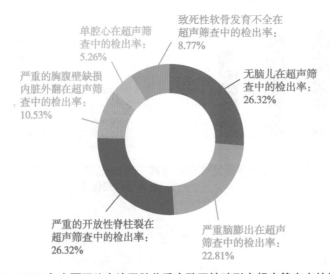

图 3-30-27　2020 年宁夏回族自治区胎儿重大致死性畸形在超声筛查中的检出率比例

指标 9. 超声诊断符合率

宁夏回族自治区超声诊断符合率均值约 87.12%，其中石嘴山市诊断符合率最高为 89.65%，固原市为 89.18%，银川市为 87.36%，高于均值，吴忠市低于均值。二级专科医院的超声诊断符合率较高，二级与三级综合医院略低。2017—2020 三年超声诊断符合率呈现下降后又上升的趋势，见图 3-30-28～图 3-30-30。

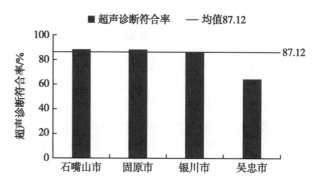

图 3-30-28　2020 年宁夏回族自治区医疗机构超声诊断符合率

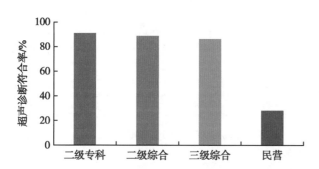

图 3-30-29　2020 年宁夏回族自治区各类医疗机构超声诊断符合率

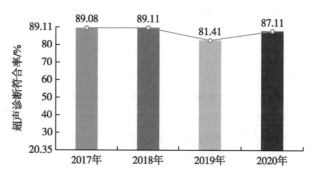

图 3-30-30　2017—2020 年宁夏回族自治区超声诊断符合率变化

指标 10. 乳腺癌超声诊断准确性

宁夏回族自治区乳腺癌超声诊断准确性均值为 78.51%，石嘴山市高于平均值水平，为 86.72%，吴忠市和固原市均低于平均值水平，分别为 72%、60%，见图 3-30-31。

指标 11. 超声介入相关主要并发症发生率

宁夏回族自治区超声介入相关主要并发症发生率均值为 1.05%，固原市和银川市均明显高于平均值水平，其中固原市为 2.00%，银川市为 1.49%。各类型介入相关主要并发症总发生率主要以出血为主，见图 3-30-32。

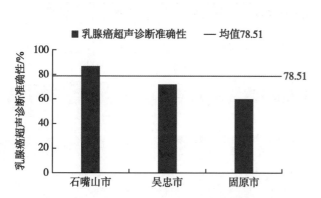

图 3-30-31　2020 年宁夏回族自治区乳腺癌超声诊断准确性

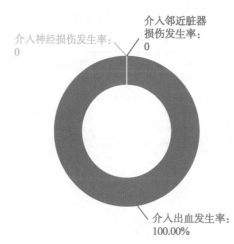

图 3-30-32　2020 年宁夏回族自治区超声介入各类并发症构成比例

二、问题分析及改进措施

（一）存在的主要问题及原因分析

1. 银川市三级综合医院和各类体检医疗机构相对聚集，所以超声医师日均门诊检查工作量较大。且统计数据显示，银川市三级综合医院超声医师日均体检工作量高出平均水平两倍，高学历、高诊断水平的三级综合医院超声医师承担大量体检工作，致使超声医师除日常超声诊疗工作外，还要超负荷完成体检工作。

2. 宁夏地区介入穿刺工作开展起步较晚，由于人才匮乏、体制受限和发展理念的偏差，导致介入超声在很多市县级医院发展不均衡，导致宁夏地区介入工作开展不全面，故介入工作并发症统计数据较少。

3. 宁夏三级综合医院危急值上报数量远远高于二级综合、二级专科医院，且主要集中在银川市区，主要是由于宁夏的三级医院本身数量较少，其次是三级综合医院中诊疗水平较高的医院也集中在银川市区。而其他二级医院及民营医院诊断和救治危重症患者的能力较低，且对危急值上报重视程度不高。

（二）改进措施

1. 宁夏超声医师年龄及职称构成比显示，超声医师呈年轻化态势，年轻超声医师担负着超负荷的临床工作。应通过提高医师待遇，引进高质量人才，减轻工作负荷，并加强对年轻医师的教育培训，提高诊断水平。

2. 加强介入穿刺学科带头人的培养，带领全区介入工作走向新平台。深入探讨介入超声在我区发展的现状和未来发展的方向，开拓超声医师的视野、更新理念、创新思维，让各市县级医院的超声介入医师和有望从事超声介入诊疗工作的医师，对如何开展超声介入医学科的建设有更为清晰的认知。

3. 宁夏二级综合、二级专科医院危急值上报重视不够，应加大对二级医院危急值上报的管控，做到及时上报、及时救治、及时转诊，让患者得到及时有效的救治。

第三十一节 新疆维吾尔自治区

一、医疗服务与质量安全情况分析

（一）数据上报概况

2020年，新疆维吾尔自治区共有164家设有超声医学专业的医疗机构参与数据上报。其中，公立医院158家，包括三级综合医院29家（18.35%），二级综合医院113家（71.52%），三级专科医院6家（3.80%），二级专科医院10家（6.33%）；民营医院6家（36.59%）。各地级市及各类别医院分布情况见表3-31-1。

表3-31-1　2020年新疆维吾尔自治区超声专业医疗质量控制指标抽样医疗机构分布情况

单位：家

地市	二级专科	二级综合	三级专科	三级综合	民营	合计
阿克苏地区	0	14	1	1	0	16
阿勒泰地区	0	8	0	2	0	10
巴音郭楞蒙古自治州	3	11	0	1	0	15
博尔塔拉蒙古自治州	2	5	0	1	0	8
昌吉回族自治州	0	9	0	1	0	10
哈密市	0	6	0	1	1	8
和田地区	0	6	0	1	0	7
喀什地区	1	13	0	2	1	17
克拉玛依市	0	3	0	1	0	4
克孜勒苏柯尔克孜自治州	0	4	0	1	0	5

续表

地市	二级专科	二级综合	三级专科	三级综合	民营	合计
塔城地区	0	9	0	1	0	10
吐鲁番市	0	3	0	1	0	4
乌鲁木齐市	0	7	4	11	4	26
伊犁哈萨克自治州	4	15	1	4	0	24
全自治区	10	113	6	29	6	164

（二）超声医师人员配置情况

1. 超声医患比

新疆维吾尔自治区 164 家超声医学专业医疗机构中，2020 年超声医患比均值为 1.48 人 / 万人次，克拉玛依市、巴音郭楞蒙古自治州、塔城地区、伊犁哈萨克自治州、阿克苏地区、昌吉回族自治州、喀什地区、博尔塔拉蒙古自治州高于均值，其中克拉玛依市最高，为 2.16 人 / 万人次；其余地区低于均值，阿勒泰地区超声医患比均值最低，为 0.83 人 / 万人次。见图 3-31-1。

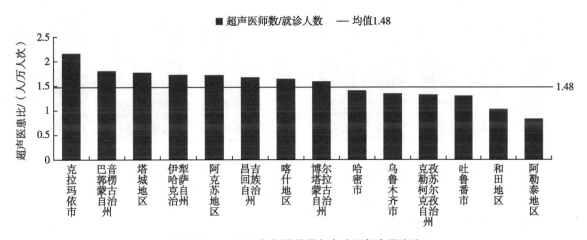

图 3-31-1　2020 年新疆维吾尔自治区超声医患比

2017—2020 年超声医患比均值，2017 年为 1.47 人 / 万人次，2018 年为 1.27 人 / 万人次，2019 年为 1.25 人 / 万人次，2020 年为 1.48 人 / 万人次。见图 3-31-2。

2. 各类医疗机构超声科医师学历分布情况

各类医疗机构超声科医师学历分布情况是，二级专科医院学士以下占比最高，为 90.48%，其次为学士和硕士，占比分别为 4.76%；二级综合医院学士以下占比最高，为 61.39%，其次为学士，占比为 36.49%，硕士为 2.12%；三级专科医院学士占比最高，为 69.81%，其次为学士以下，为 18.87%，硕士为 11.32%；三级综合医院学士占比最高，为 67.32%，其次为硕士，为 18.20%，学士以下 11.74%，博士为 2.74%；民营医院学士及学士以下占比分别为 45.45%，其次为硕士，为 18.20%，博士为 9.09%，无硕士学位人员。各类医疗机构超声医师的构成以学士及以下学历的超声医师为主，仅三级综合医院和民营医院有博士学位医师。由此可见，我区严重缺乏高学历的超声医师，尤其是二级专科、二级综合和三级专科医院应更加重视对高学历人才的培养和引进。见图 3-31-3。

3. 各类医疗机构超声科医师职称分布情况

各类医疗机构超声科医师职称分布除三级专科医院以主治医师居多外，其余类型的医疗机构均以住院医师居多，主治医师次之，高级职称占比最高的是二级专科医院，为 33.33%，占比最低的是民营医院，为 22.72%。见图 3-31-4。

4. 各类医疗机构超声科医师年龄分布情况

各类医疗机构超声科医师年龄分布除民营医院 >45 岁人数占比最多为 41.67%，>25～35 岁人数次之，为 33.33%，其余类型的医疗机构均以 >25～35 岁人数居多，>35～45 岁人数次之，>45 岁人数较少，提示超声医师中的中青年是超声医学科的主力军，应更加注重对青年医师的培养。见图 3-31-5。

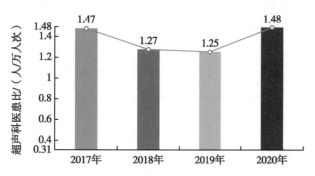

图 3-31-2 2017—2020 年新疆维吾尔自治区超声医患比变化

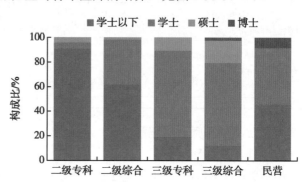

图 3-31-3 2020 年新疆维吾尔自治区各类医疗机构超声科医师学历分布情况

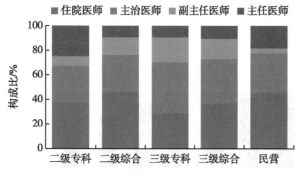

图 3-31-4 2020 年新疆维吾尔自治区各类医疗机构超声科医师职称分布情况

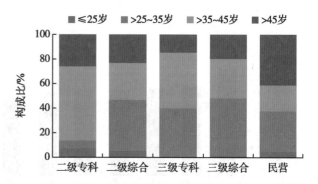

图 3-31-5 2020 年新疆维吾尔自治区各类医疗机构超声科医师年龄分布情况

（三）超声质控指标抽样调查结果

指标 1. 超声医师日均承担工作量

各地级市医疗机构超声医学科每日人均工作量均值为 26.99 人次，阿勒泰地区、和田地区、吐鲁番市、克孜勒苏柯尔克孜自治州、乌鲁木齐市、哈密市在均值以上，其中阿勒泰地区最多，为 47.99 人次；其余地区低于平均值，克拉玛依市最低为 18.43 人次。见图 3-31-6。

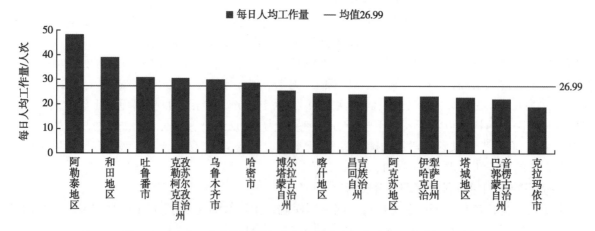

图 3-31-6 2020 年新疆维吾尔自治区各地市超声医师日均承担工作量

各类医疗机构超声医师日均承担工作量，依次是三级综合医院最多，其次是民营医院、三级专科医院、二级专科医院、二级综合医院。见图 3-31-7。

2017—2020 年日均承担超声工作量，2017 年为 27.87 人次，2018 年为 32.07 人次，2019 年为 36.58 人次，2020 年为 26.99 人次。2017—2019 年日均承担超声工作量呈逐年上升的趋势，2020 年有所下降，可能受疫情影响。见图 3-31-8。

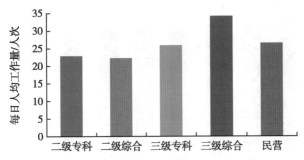

图 3-31-7　2020 年新疆维吾尔自治区各类医疗机构超声医师日均承担工作量　　　图 3-31-8　2017—2020 年新疆维吾尔自治区超声医师日均承担工作量变化

指标 2. 超声仪器质检率

各地市医疗机构超声仪器质检率均值为 94.97%，其中克拉玛依市、克孜勒苏柯尔克孜自治州、吐鲁番市均为 100%，哈密市最低为 72.41%。见图 3-31-9。

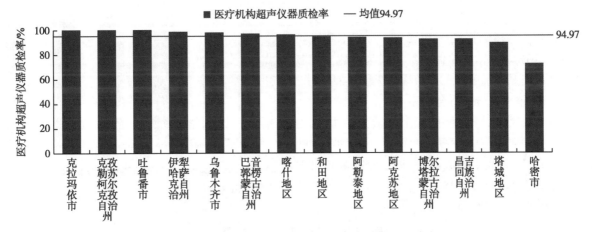

图 3-31-9　2020 年新疆维吾尔自治区超声仪器质检率

指标 3. 住院超声检查 48 小时完成率

各地市医疗机构住院超声检查 48 小时完成率均值为 99.42%，喀什地区、和田地区、博尔塔拉蒙古自治州、阿勒泰地区、吐鲁番市、巴音郭楞蒙古自治州、阿克苏地区高于均值，其中喀什地区最高为 99.99%；其余地区低于平均值，昌吉回族自治州比值最低为 95.55%。见图 3-31-10。

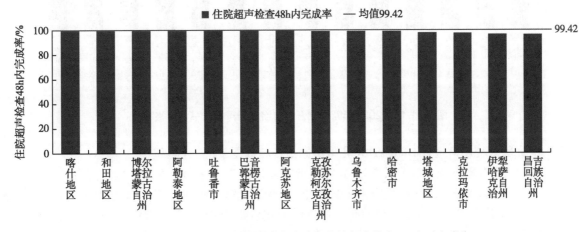

图 3-31-10　2020 年新疆维吾尔自治区住院超声检查 48 小时完成率

指标 4. 超声危急值通报率

各地市医疗机构超声危急值通报率均值为 97.03%，巴音郭楞蒙古自治州、昌吉回族自治州、和田地区、克孜勒苏柯尔克孜自治州、塔城地区通报率均为 100%，喀什地区最低为 87.08%。见图 3-31-11。

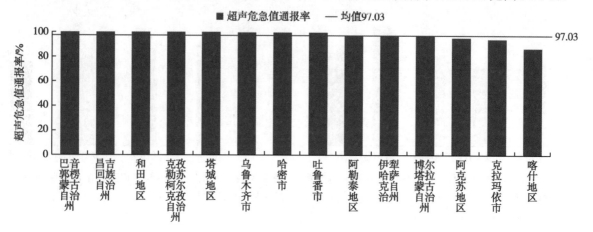

图 3-31-11　2020 年新疆维吾尔自治区超声危急值通报率

各类医疗机构超声危急值通报率，依次是三级专科医院、民营医院均为 100%，其次是二级综合医院为 98.50%，三级综合医院为 98.21%，二级专科医院最低为 72.70%。提示应督促二级专科医院建立相应的超声危急值报告制度和工作流程。见图 3-31-12。

指标 5. 超声报告书写合格率

各地市医疗机构超声报告书写合格率均值为 96.24%，博尔塔拉蒙古自治州、哈密市、和田地区、吐鲁番市、喀什地区高于均值，其中博尔塔拉蒙古自治州最高为 99.02%；其余地区低于平均值，阿克苏地区最低为 89.32%。见图 3-31-13。

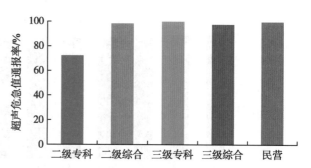

图 3-31-12　2020 年新疆维吾尔自治区各类医疗机构超声危急值通报率

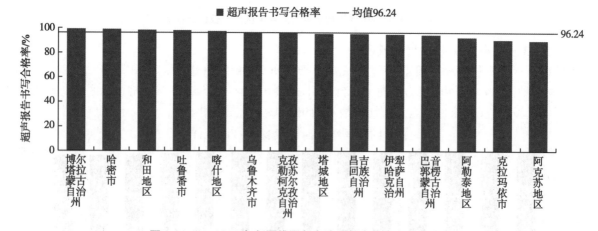

图 3-31-13　2020 年新疆维吾尔自治区超声报告书写合格率

指标 6. 乳腺病变超声报告 BI-RADS（乳腺影像报告和数据系统）分类率

各地市医疗机构乳腺病变超声报告 BI-RADS 分类率均值为 79.05%，博尔塔拉蒙古自治州、哈密市、和田地区、喀什地区、乌鲁木齐市、昌吉回族自治州、阿勒泰地区、阿克苏地区、塔城地区、巴音郭楞蒙古自治州高于均值，其中博尔塔拉蒙古自治州分类率达 100%；其余地区低于平均值，克拉玛依市最低仅为 54.49%。提示应加强对克拉玛依等市医疗机构乳腺病变超声报告 BI-RADS 分类率的培训。见图 3-31-14。

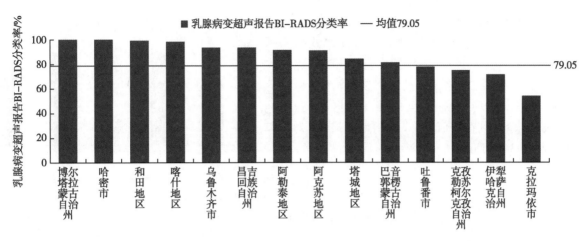

图 3-31-14　2020 年新疆维吾尔自治区乳腺病变超声报告 BI-RADS 分类率

各类医疗机构乳腺病变超声报告 BI-RADS 分类率,依次是三级专科医院为 94.78%,民营医院均为 91.70%,三级综合医院为 91.44%,二级专科医院为 84.90%,二级综合医院最低为 73.01%。见图 3-31-15。

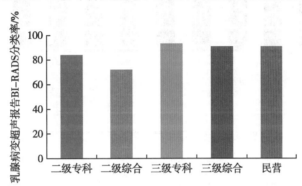

图 3-31-15　2020 年新疆维吾尔自治区各类医疗机构乳腺病变超声报告 BI-RADS 分类率

指标 7. 超声报告阳性率

1. 门急诊超声报告阳性率

各地级市医疗机构门急诊超声报告阳性率均值为 75.26%,喀什地区、乌鲁木齐市、巴音郭楞蒙古自治州、塔城地区、博尔塔拉蒙古自治州、克拉玛依市在均值以上,喀什地区最高,为 87.54%;其余地区在均值以下,哈密市最低,为 52.38%。见图 3-31-16。

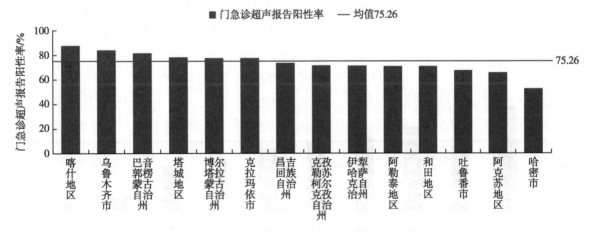

图 3-31-16　2020 年新疆维吾尔自治区门急诊超声报告阳性率

不同类型医疗机构超声阳性率中三级专科医院最高,为 83.38%,其次是二级综合医院,为 76.75%,三级综合医院为 75.61%,民营医院为 63.77%,二级专科医院最低,为 53.42%。见图 3-31-17。

2. 住院超声报告阳性率

各地级市医疗机构住院超声报告阳性率均值为77.50%，喀什地区、博尔塔拉蒙古自治州、阿克苏地区、巴音郭楞蒙古自治州、昌吉回族自治州、伊犁哈萨克自治州在均值以上，其中喀什地区最高，为91.72%；其余地区在均值以下，和田地区最低，为54.60%。见图3-31-18。

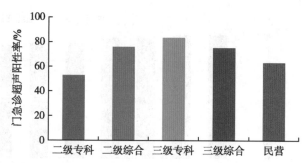

图 3-31-17 2020年新疆维吾尔自治区各类医疗机构门急诊超声报告阳性率

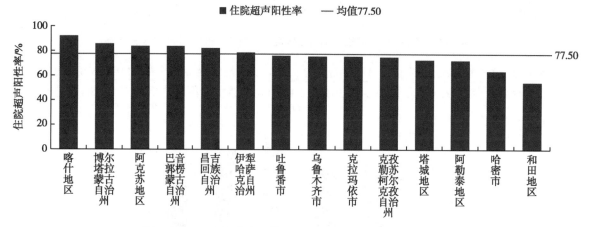

图 3-31-18 2020年新疆维吾尔自治区住院超声报告阳性率

不同类型医疗机构住院超声阳性率中三级综合医院最高，为81.21%，其次是二级综合医院，为81.02%，三级专科医院为79.00%，民营医院为70.00%，二级专科医院最低，为34.50%。见图3-31-19。

指标8. 胎儿重大致死性畸形在超声筛查中的检出率

各地级市医疗机构胎儿重大致死性畸形在超声筛查中的检出率均值为0.08%，吐鲁番市、喀什地区、阿克苏地区、伊犁哈萨克自治州在均值以上，其中吐鲁番市最高，为0.12%；其余地区在均值以下，克拉玛依市最低，为0.008 0%。见图3-31-20。

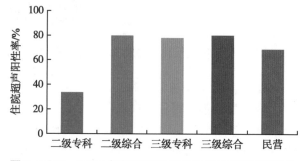

图 3-31-19 2020年新疆维吾尔自治区各类医疗机构住院超声报告阳性率

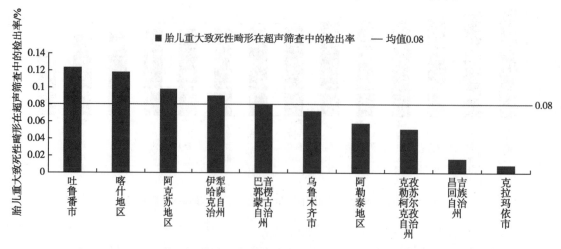

图 3-31-20 2020年新疆维吾尔自治区胎儿重大致死性畸形在超声筛查中的检出率

胎儿重大致死性畸形在超声筛查中的检出率比例依次是，无脑儿占比24.50%，严重的开放性脊柱裂占比23.00%，严重的胸腹壁缺损内脏外翻占比20.00%，严重脑膨出占比17.50%，单腔心占比8.00%，致死性软骨发育不全占比7.00%。见图3-31-21。

指标9. 超声诊断符合率

各地级市医疗机构超声诊断符合率均值为87.69%，哈密市、博尔塔拉蒙古自治州、克孜勒苏柯尔克孜自治州、巴音郭楞蒙古自治州、昌吉回族自治州、阿克苏地区、喀什地区高于均值，其中哈密市最高，为93.70%，其余地区在均值以下，阿勒泰地区最低，为69.31%。见图3-31-22。

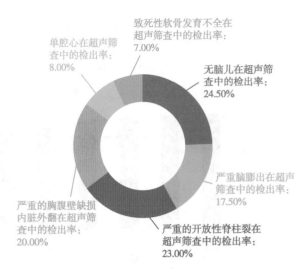

图3-31-21　2020年新疆维吾尔自治区胎儿重大致死性畸形在超声筛查中的检出率比例

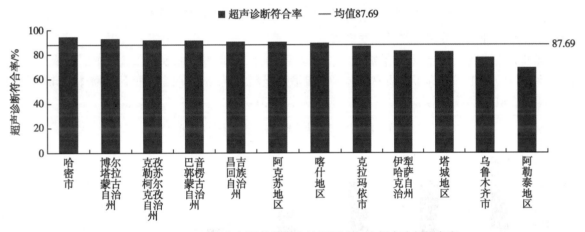

图3-31-22　2020年新疆维吾尔自治区医疗机构超声诊断符合率

各类医疗机构超声诊断符合率，依次是二级综合医院为88.34%，三级专科医院为87.94%，三级综合医院为87.01%，二级专科医院为81.21%。见图3-31-23。

2017—2020年超声诊断符合率变化是，2017年为77.80%，2018年为80.77%，2019年为80.23%，2020年为87.69%。四年的超声诊断符合率呈逐年上升的趋势，但整体的超声诊断符合率仍有进步空间。影响超声诊断符合率的因素较多，不同地区不同医院应根据实际情况发现问题，有针对性地进行持续改进，从而为临床提供更加准确的报告。见图3-31-24。

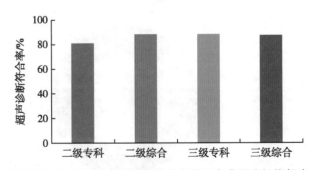

图3-31-23　2020年新疆维吾尔自治区各类医疗机构超声诊断符合率

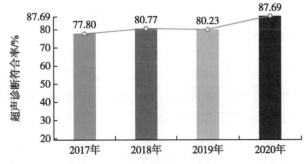

图3-31-24　2017—2020年新疆维吾尔自治区超声诊断符合率变化

指标10. 乳腺癌超声诊断准确性

各地级市医疗机构乳腺癌超声诊断准确性均值为74.19%，伊犁哈萨克自治州、阿勒泰地区、克孜勒苏柯尔克孜自治州、乌鲁木齐市、哈密市、喀什地区、克拉玛依市高于均值，其中伊犁哈萨克自治州最高为91.71%；其余地区在均值以下，阿克苏地区最低为37.65%。提示对明显诊断准确性较低的和田地区、塔城地区、阿克苏地区，应加强对乳腺癌超声诊断的系统培训。见图3-31-25。

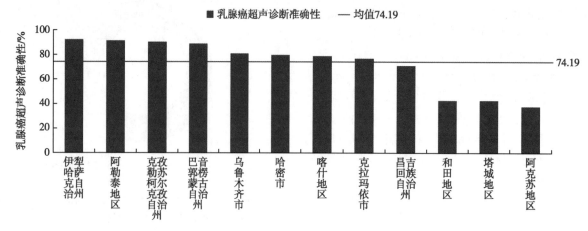

图 3-31-25　2020 年新疆维吾尔自治区乳腺癌超声诊断准确性

指标 11. 超声介入相关主要并发症发生率

各地级市医疗机构超声介入并发症总发生率均值为 0.33%，昌吉回族自治州、克拉玛依市、和田地区、哈密市、阿克苏地区高于均值，其中昌吉回族自治州最高，为 1.67%，吐鲁番市、乌鲁木齐市低于均值，为 0.22%，其余地区没有超声介入并发症的数据。见图 3-31-26。

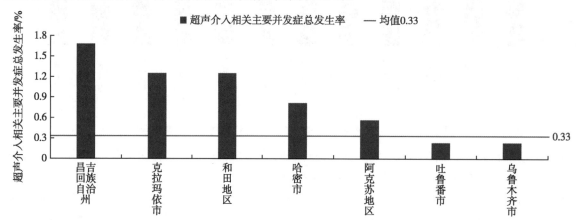

图 3-31-26　2020 年新疆维吾尔自治区超声介入并发症总发生率

超声介入各类并发症构成比例依次是，介入出血占 84.62%，介入临近脏器损伤占 7.69%，介入感染、介入针道种植分别占 3.85%。见图 3-31-27。

对超声介入并发症发生率占比最高的出血发生率进行分析发现，昌吉回族自治州最高为 1.33%，其次是克拉玛依市为 1.26%，和田地区为 1.25%，哈密市为 0.81%，阿克苏地区为 0.57%，乌鲁木齐市、吐鲁番市低于均值。提示应针对出血发生率最高的昌吉回族自治州、克拉玛依市、和田地区等区市进行超声介入的重点培训，有针对性地减少并发症发生率。见图 3-31-28。

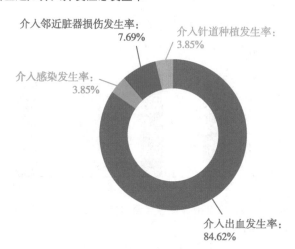

图 3-31-27　2020 年新疆维吾尔自治区超声介入各类
并发症构成比例

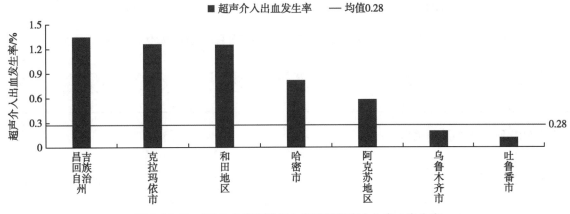

图 3-31-28　2020 年新疆维吾尔自治区超声介入出血发生率

二、问题分析及改进措施

（一）存在的主要问题及原因分析

1. 高学历人才队伍短缺

各类医疗机构超声科医师学历分布中学士及以下学位的超声医师占较大比重，二级专科、二级综合和三级专科医院中无博士学位医师，应更加重视对高学历人才的培养和引进，尤其注重对青年医师的培养。

2. 二级专科医院的超声质控管理有待进一步提高

在各类医疗机构中，二级专科医院超声危急值通报率、超声报告阳性率、超声诊断符合率均为最低，应重点加强对二级专科医院超声质控管理。

3. 超声诊断符合率有待进一步提高

2017—2020 年超声诊断符合率呈上升趋势，但整体的超声诊断符合率仍较低，个别地市超声诊断符合率统计结果存在较大差异，超声诊断符合率有待提升。

（二）改进措施

1. 加强人才队伍建设培养

注重对青年医师的培养，提高基层超声医师的待遇，制定相关人才培养计划和措施，加强对基层医院超声医师的规范化培训和管理，充分发挥医联体的作用，分级别传帮带，做到三级医院超声医师"传帮带"，引领示范二级医院，二级医院引领提升二级以下医院。

2. 注重加强超声质控管理

建立健全超声质控管理制度，提高质量管理水平，不断加强完善和落实超声质量管理相关制度，通过建立监督和管理体系、超声质量管理考评机制、业务学习培训制度等，加强对超声危急值通报率、超声报告阳性率、超声诊断符合率的管理和流程的规范，尤其注重对二级专科医院的质控管理和指导。

3. 提高超声诊断符合率

按照国家超声医学质控中心制定的要求，严格在工作中遵循超声检查操作规范及各项规章制度，系统地学习落实已有的成熟规范及指南，进行超声标准化扫查、数据收集和诊断分析，不断提高超声诊断符合率。

第三十二节 新疆生产建设兵团

一、医疗服务与质量安全情况分析

（一）数据上报概况

2020 年，新疆生产建设兵团共有 18 家设有超声医学专业的医疗机构参与数据上报。其中，公立医院 18 家，包括三级综合医院 11 家(61.11%),二级综合医院 7 家(38.89%)。各地级市及各类别医院分布情况见表 3-32-1。

表 3-32-1　2020 年新疆生产建设兵团超声专业医疗质量控制指标抽样医疗机构分布情况

单位:家

省份	二级专科	二级综合	三级专科	三级综合	民营	合计
新疆生产建设兵团	0	7	0	11	0	18

(二)超声医师人员配置情况

1. 超声医患比

新疆生产建设兵团 2017—2020 年超声医患比均值,2017 年为 1.33 人/万人次,2018 年为 1.36 人/万人次,2019 年为 1.28 人/万人次,2020 年为 1.26 人/万人次。见图 3-32-1。

2. 各类医疗机构超声科医师学历分布情况

各类医疗机构超声科医师学历分布情况是二级综合医院学士以下占比为 48.33%,学士占比为 51.67%;三级综合医院学士以下占比为 18.32%,学士为 56.49%,硕士为 24.43%,博士为 0.76%。各类医疗机构超声医师的构成以学士及以下学历的超声医师为主,二级综合医院无硕士和博士学位医师,由此可见,新疆生产建设兵团严重缺乏高学历的超声医师,应高度重视对高学历人才的培养和引进。见图 3-32-2。

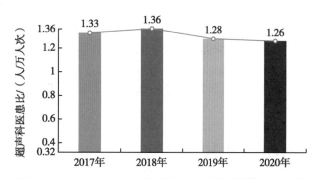

图 3-32-1　2017—2020 年新疆生产建设兵团超声医患比变化

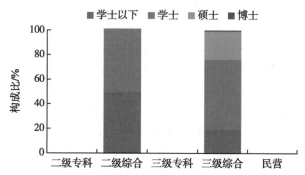

图 3-32-2　2020 年新疆生产建设兵团各类医疗机构超声科医师学历分布情况

3. 各类医疗机构超声科医师职称分布情况

各类医疗机构超声科医师职称分布中,二级综合医院住院医师占 46.51%,主治医师占 23.26%,副主任医师占 27.91%,主任医师占 2.33%;三级综合医院中住院医师占 39.26%,主治医师占 38.52%,副主任医师占 17.78%,主任医师占 4.44%。见图 3-32-3。

4. 各类医疗机构超声科医师年龄分布情况

各类医疗机构超声科医师年龄分布,二级综合医院和三级综合医院均以 >25～35 岁人数居多,>35～45 岁人数次之,>45 岁人数较少,提示超声医师中的中青年是超声医学科的主力军,应注重对青年医师的培养。见图 3-32-4。

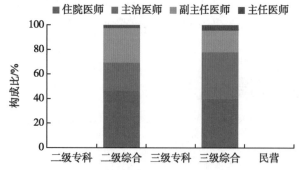

图 3-32-3　2020 年新疆生产建设兵团各类医疗机构超声科医师职称分布情况

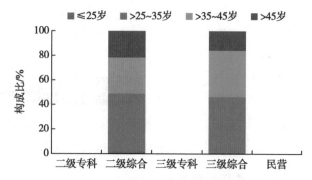

图 3-32-4　2020 年新疆生产建设兵团各类医疗机构超声科医师年龄分布情况

(三)超声质控指标抽样调查结果

指标 1. 超声医师日均承担工作量

各类医疗机构超声医师日均承担工作量,依次是二级综合医院为 26.74 人次、三级综合医院为 33.70 人次。见图 3-32-5。

2017—2020 年日均承担超声工作量,2017 年为 30.29 人次,2018 年为 31.73 人次,2019 年为 31.13 人次,2020 年为 31.68 人次。见图 3-32-6。

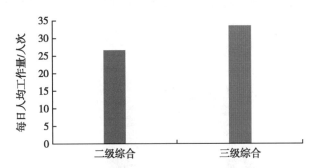

图 3-32-5 2020 年新疆生产建设兵团各类医疗机构超声医师日均承担工作量

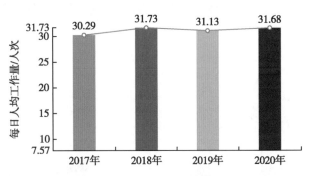

图 3-32-6 2017—2020 年新疆生产建设兵团超声医师日均承担工作量变化

指标 2. 超声仪器质检率

各地市医疗机构超声仪器质检率均值为 95.77%。

指标 3. 住院超声检查 48 小时完成率

各地市医疗机构住院超声检查 48 小时完成率均值为 99.90%。

指标 4. 超声危急值通报率

各地市医疗机构超声危急值通报率均值为 94.81%。

指标 5. 超声报告书写合格率

各地市医疗机构超声报告书写合格率均值为 94.09%。

指标 6. 乳腺病变超声报告 BI-RADS(乳腺影像报告和数据系统)分类率

各地市医疗机构乳腺病变超声报告 BI-RADS 分类率均值为 75.21%。各类医疗机构乳腺病变超声报告 BI-RADS 分类率,三级综合医院为 95.11%,二级综合医院为 64.16%。提示应加强对二级综合医院的乳腺病变超声报告 BI-RADS 分类率的培训,见图 3-32-7。

指标 7. 超声报告阳性率

1. 门急诊超声报告阳性率

各地级市医疗机构门急诊超声报告阳性率均值为 84.49%。不同类型医疗机构超声阳性率中,二级综合医院为 68.75%,三级综合医院为 87.00%,见图 3-32-8。

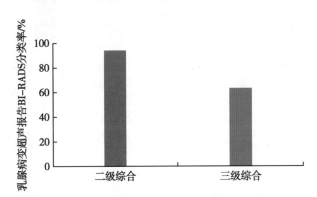

图 3-32-7 2020 年新疆生产建设兵团各类医疗机构乳腺病变超声报告 BI-RADS 分类率

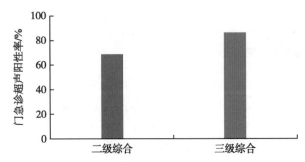

图 3-32-8 2020 年新疆生产建设兵团各类医疗机构门急诊超声报告阳性率

2. 住院超声报告阳性率

各地级市医疗机构住院超声报告阳性率均值为 87.02%。不同类型医疗机构住院超声阳性率中，二级综合医院为 88.25%，三级综合医院为 89.00%。见图 3-32-9。

指标 8. 胎儿重大致死性畸形在超声筛查中的检出率

各地级市医疗机构胎儿重大致死性畸形在超声筛查中的检出率均值为 0.04%。胎儿重大致死性畸形在超声筛查中的检出率比例依次是，严重的开放性脊柱裂占比 31.58%，严重的胸腹壁缺损内脏外翻占比 26.32%，严重脑膨出、单腔心、无脑儿、致死性软骨发育不全各占比 10.53%。见图 3-32-10。

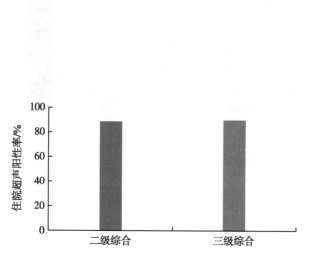

图 3-32-9　2020 年新疆生产建设兵团各类医疗机构住院超声报告阳性率

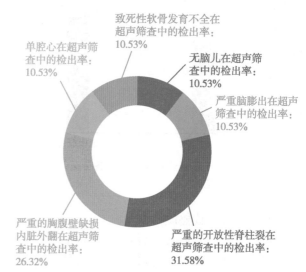

图 3-32-10　2020 年新疆生产建设兵团胎儿重大致死性畸形在超声筛查中的检出率比例

指标 9. 超声诊断符合率

各地级市医疗机构超声诊断符合率均值为 81.74%。各类医疗机构超声诊断符合率，二级综合医院为 75.36%，三级综合医院为 87.27%。见图 3-32-11。

2017—2020 年超声诊断符合率变化是，2017 年为 77.80%，2018 年为 80.77%，2019 年为 80.23%，2020 年 87.69%。见图 3-32-12。

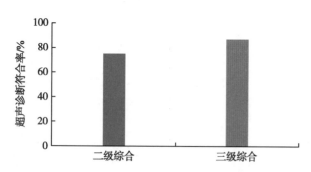

图 3-32-11　2020 年新疆生产建设兵团各类医疗机构超声诊断符合率

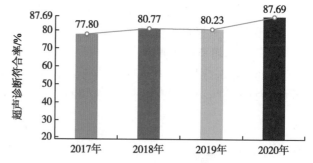

图 3-32-12　2017—2020 年新疆生产建设兵团超声诊断符合率变化

指标 10. 乳腺癌超声诊断准确性

各地级市医疗机构乳腺癌超声诊断准确性均值为 72.71%。各类医疗机构超声诊断符合率，二级综合医院为 60%，三级综合医院为 78.54%。

指标 11. 超声介入相关主要并发症发生率

各地级市医疗机构超声介入并发症总发生率均值为 0.48%。各类医疗机构超声介入并发症总发生率，二级综合医院为 1.28%，三级综合医院为 0.16%。提示应加强对二级综合医院超声介入的培训。超声介入各类并发症构成比例,介入出血占75.00%,介入感染、介入神经损伤各占12.50%。见图3-32-13。

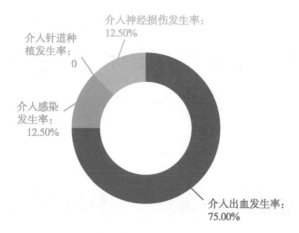

介入神经损伤发生率:
12.50%

介入针道种植发生率:
0

介入感染发生率:
12.50%

介入出血发生率:
75.00%

图3-32-13　2020年新疆生产建设兵团超声介入各类并发症构成比例

二、问题分析及改进措施

(一)存在的主要问题及原因分析

缺乏高学历和高级职称的超声医师,虽然三级综合医院超声医师日均承担工作量高于二级综合医院,但乳腺病变超声报告BI-RADS分类率、乳腺癌超声诊断准确性二级综合医院远低于三级综合医院,超声介入相关主要并发症发生率二级综合医院高于三级综合医院,可见二级综合医院应进一步提高其技术水平。

(二)改进措施

在建立实施《不同级别医院超声医学质控标准》《超声医学科医疗质量安全核心制度》等超声质控体系下,在国家超声医学质控中心的带领下,自治区超声质控中心与兵团分中心共同协作,将各类超声质控规范落实到基层医疗机构质量控制管理中,不断提高基层医院的超声诊断水平。

第四章

国家与各省级质控中心概况

国家超声医学质量控制中心

一、基本情况

（一）成立时间：2017 年 7 月

（二）主任委员单位：北京协和医院

（三）组织架构（图 4-1-1）

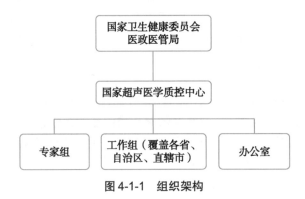

图 4-1-1　组织架构

（四）工作目标

国家超声医学质量控制中心（简称"国家超声质控中心"），是指由国家卫生健康委员会根据国家医疗质量管理工作需要，为提升医疗质量和医疗服务水平，促进质量同质化和持续改进，协助落实国家医疗质量管理与控制有关工作要求，组建的专业组织。

在国家卫生健康委员会医政医管局领导下，国家超声质控中心将通过质量控制的专业手段，对超声医疗服务的人员、设备、操作以及报告全过程实施动态监测与质量评估，以发现全国各级医院的超声医疗服务中的差异与不足，并督促其持续改进，加强超声医学专业医疗质量管理，进一步完善适合我国国情的医疗质量管理与控制体系，实现超声医学专业医疗质量和服务水平持续改进。

二、职能定位

1. 国家卫生健康委员会主管部门职能的延伸机构。
2. 国家卫生健康主管部门提高政策执行力的抓手。
3. 发挥专家特长，协助政府决策的平台。
4. 保障临床超声安全十分重要的举措。

三、工作职责

在国家卫生健康委员会的领导下：

1. 分析本专业医疗质量现状,研究制定医疗质量管理与控制的规划、实施和办法。
2. 拟订全国统一的质控指标、标准和质量管理要求,提出质量安全改进目标,提高医疗质量同质化水平。
3. 收集、分析医疗质量数据,定期发布质控信息,促进医疗质量持续改进。
4. 指导省级质控中心开展质控工作。
5. 完成国家卫生健康委员会交办的其他任务。

第二节 省级质控中心概况及 2020 年重点工作总结

一、北京市超声医学质量控制中心

(一)基本情况

为加强北京市超声医学专业医疗质量管理,2017 年北京市超声医学质量控制和改进中心成立,并设立专家组、学术指导专家组、办公室,以开展北京市超声医学医疗质量管理及质量控制工作。主任委员单位为北京协和医院。

(二)2020 年重点工作

1. 开展北京市超声质控规范体系建设,制定质控管理规范

编纂《北京市超声医学质量控制管理规范》,主要内容包括人员构成、仪器、诊间、诊疗流程、规范化的技术操作、标准化存图、规范化的报告书写、质控考评标准、管理制度、基层医院的质控管理等。2020 年 1 月 8 日召开北京超声医学质量控制管理手册中期编写工作会议。2020 年 11 月 4 日召开北京超声医学质量控制管理手册定稿工作会议。

2. 完成覆盖北京的质控调研与数据收集、分析

今年继续完善北京市超声质控中心建立的“超声医学质控网络平台”,该系统实现了对超声质控指标的自动统计,医院质控智能化评估。2020 年本中心利用“超声医学质控网络平台”已完成了北京超声医疗质量抽样数据收集,并进行数据分析、总结、汇报,书写完成本年度《北京市超声质量与安全报告》。

3. 召开质控会议及培训,建立市级 - 区级 - 医院的三级超声质控管理体系

2020 年 8 月 8～9 日,北京市超声医学质控中心与国家超声质控中心共同召开了第三届全国超声医学质量控制大会,通过在线的方式,30 余万超声同仁参与了本次会议。北京市超声质控中心参与、督导区级超声质量控制中心工作,并与区级超声质量控制中心联合开展“'携手同心'走基层超声质控培训班”的系列活动,通过线上的方式,本年度已召开培训会议 5 次,已初步构建市级 - 区级 - 医院的三级超声质控管理体系,意在提高各级医院的超声报告水平,达到超声报告的同质化、规范化。

(三)疫情主要工作

1. 出台的相应政策(表 4-2-1)

表 4-2-1　相应政策及内容

序号	文件全称	文件对应解决的问题
1	《超声医学科新型冠状病毒感染防控指导意见》第一版	指导北京市各级各类医疗机构超声科的诊疗和新型冠状病毒防控工作
2	《超声医学科新型冠状病毒感染防控指导意见》第二版	指导北京市各级各类医疗机构常态化新型冠状病毒防控工作,积极组织本专业在新形势下复工复产

2. 疫情相关工作

本中心于 2020 年 2 月在《中华医学超声杂志(电子版)》发布《超声医学科新冠病毒感染防控专家共识》,组织专家对共识进行推广及应用,同步开展线上宣传和培训活动,包括社交群公众号推广及专家在线直播解读等方式,遏制疫情的扩散。2020 年 2 月与意大利超声医师远程连线,交流超声抗疫防控经验,为疫情防控提供建议。2020 年 3 月,本中心组织编写《疫情防控工作简报》,促进各医疗机构远程线上交流,防止疫情扩散,保障医疗质量安全。疫情期间,号召全体超声人坚守岗位,全力保护人民群众的健康安全。定点医院超声科承担着大量新冠肺炎的超声诊疗工作,为临床的诊断和治疗提供有力的支持。

二、天津市超声医学质量控制中心

(一)基本情况

天津市超声质量控制中心于 2013 年筹建,最初名称为"天津市超声质量控制指导中心",2015 年正式挂牌成立"天津市超声质量控制中心"。2020 年度,主任委员单位为天津市人民医院。

(二)2020 年重点工作

1. 坚持三级医院超声质控指标及工作情况上报制度,并对上报的内容进行分析反馈,提示科室及时整改。

2. 每季度召开质控工作推动会。

3. 对《天津市超声质量控制规范(2015 年版)》进行修订,于 2020 年 6 月将完成的《天津市超声质量控制规范(2020 年版)》并分发至我市各级医疗机构。2020 年版规范更系统、更严谨、更适宜我市超声诊疗水平的逐步提高。

4. 编辑《天津市超声检查质量控制记录手册》。内容包括科室各项规章制度、月质控检查记录(业务学习培训记录、超声报告缺陷记录、疑难病例随访记录、危急值上报记录、医疗安全差错记录、设备维修保养记录等),要求科室按时填写超声医师质控抽查情况、科室质控工作自查记录等,使科室质控管理常态化,以督促诊疗质量的提高。

5. 对 46 所医疗机构进行了实地督导检查。

6. 举办"规范化产前超声培训班",对 31 名产科超声医师进行培训、考试及上机考核。开展了超声筛查胎儿畸形的监管工作,并对 13 所开展胎儿超声系统性筛查的医疗机构进行了实地检查。

7. 对 59 所医疗机构的超声报告单进行了抽检,共抽查超声报告 590 份,逐份进行评分,并将结果反馈给各医疗机构。

(三)疫情主要工作

2020 年初,接受天津市卫健委的委托,以国家和我市有关感控标准为引导,结合超声专业特点,我质控中心相继制定了《天津市超声医学科医护人员防护新型冠状病毒方案》和《天津市超声专业感控实施方案》(以下简称《方案》),对疫情期间超声科就诊患者的管理、超声科工作人员的管理及超声诊区与仪器的消毒与防护管理均作出了明确规定,并倡导通过分时段预约、网上预约等形式减少患者等候时间,防止超声候诊区人员聚集。为《方案》促进的全面推广落实,我质控中心通过召开视频会议对二、三级医院超声科质控负责人进行了专项培训,同时依托区县卫健委医政部门对各区县超声质控组成员进行了培训,以点带面,将《方案》辐射至社区医疗机构。培训完成后,我们首先开展自查工作,要求各医院超声科按照《方案》的规定逐项落实。随后,我质控中心制定了超声专业感控督导检查细则,组织专家进行实地督导检查,根据督导检查结果,总结分析各医疗机构感控落实情况,找出不足,分别提出整改意见;并酌情组织复查,看整改落实成效,对各医疗机构感控方案实施情况进行持续性评价。通过以上工作,全面提升了我市超声专业常态化疫情防控能力。

三、河北省超声医学质量控制中心

(一)基本情况

河北省超声医学质量管理与控制中心成立于 2011 年 2 月,主任委员单位为河北省人民医院。

(二)2020 年重点工作

2020 年河北省超声质控中心负责全省超声诊断质量监控、积极推广先进的超声诊断质量控制管理模式,在新冠疫情突发的大环境下,通过线上培训,促进了学术交流的同时,增强了共抗疫情的信心;积极组织了全省前哨医院参加全国超声医学质控大会,并组织前哨医院填报质控资料;按照《河北省超声质量管理与控制评分标准》《河北省超声质量管理与控制指南》对各地市所有三甲医院进行质控工作大排查,掌握各地市对超声各项评分条款的落实情况,查漏补缺,持续改进;继续推进我省超声的甲状腺、乳腺结构化模板的应用;组织相关专家编写河北省超声质控教材,制定质控标准,从而进一步规范医疗行为;督促各医疗机构建立超声诊断符合率的监测及评价机制,每月召开质控小组会议,对抽查诊断符合率及报告书写质量进行讲评,及时发现问题,解决问题,查找原因,并进行总结,对下一步工作提出意见。

(三)疫情主要工作

1. 疫情相关知识的学习

利用质控工作网络社交群以及医疗类相关网站,组织全省超声工作者参加《新型冠状病毒肺炎诊疗方案(第八版)》的学习,以及新冠肺炎疫情防控的强化培训,并对各哨点医院疫情防控知识的学习进行督查。

2. 超声科消毒措施

依据院感相关规定,结合超声科实际情况,制定了"超声科消毒工作措施",供全省相关科室参考使用。措施中,详细说明了超声仪器的消毒方法,还说明了有关个人防护、手卫生以及诊室内空气、物体表面、地面、分诊台、更衣室的消毒方法,为超声科工作的正常开展提供保障。

3. 肺超声的推广应用

以往人们认为,肺脏疾病是不能用超声诊断的,随着肺脏超声技术的发展,含气的空腔性脏器不再是医学超声的"禁区"。援鄂医疗队使用超声技术和设备完全在疫情防控中发挥了重要作用,之后越来越多的超声医师深入隔离区,为抗击疫情做出了重要贡献。

而河北省肺脏超声的发展还处于起步阶段,河北省超声质控中心一直在努力肺脏超声的应用研究,目前已经有了一定的病例基础,总结了肺脏超声的研究专题。下一步将组织举办肺脏超声学习班,为河北省肺脏超声的发展注入新的活力。

四、山西省超声医学质量控制中心

(一)基本情况

新一届山西省超声质控中心于 2016 年 7 月 30 日成立,主任委员单位山西医科大学第一医院。

(二)2020 年重点工作

1. 制定了质控中心专家委员会工作制度。定期举行全省质控超声专业委员会;对全省质控工作进行调研及督导;积极完成省卫健委的各项工作部署;完善超声专业质控监测指标,定期分析质控工作状况。质控中心成员共同商讨及开展有关质控工作任务。

2. 2020 年 2 月 8 日发布了《山西省超声医学新型冠状病毒感染防控专家共识(第一版)》。

3. 2020 年在全省范围内开展了超声质量控制相关会议及网络课堂平台讲座,目的在于提高我省各级医院超声专业诊疗水平,规范超声诊疗程序,提高本专业医疗质量和医疗服务水平,推进我省超声医学事业的健康发展。

举办山西省卫生健康委员会超声医疗质控中心系列巡讲暨甲状腺超声规范化诊疗会议。大同市超声质控会议,就《超声质量控制体系》等相关内容做了详细讲解;长治市超声质控部筹备大会,详细讲解超声医学科质量控制及规范等;举行老年医学超声的医疗质量控制会议。召开太原市超声医学质量控制会议及临床急危重症等超声诊断及新技术应用研讨会。在山西省肿瘤超声介入专科联盟会议中进行介入超声规范化讲座。

4. 2020 年 5 月参与完成《超声医学医疗质量安全管理规范》的修订。

5. 2020 年 8 月山西省有 131 家设有超声医学专业的医疗机构参与基线调研及数据上报。

6. 在已有太原市、运城市、临汾市、大同市等地市超声质控部基础上,指导并组建新的市级质控组织。2020 年 10 月 31 日,成立了长治市超声质控部。

7. 2020 年 11 月撰写完成 2019 年《医疗服务与质量安全报告——超声医学专业分册》山西省调研报告。

(三)疫情主要工作

2020 年 2 月 8 日山西省超声医学专业质量控制中心发布了关于新型冠状病毒感染肺炎防控期间超声诊疗工作的建议,即《山西省超声医学新型冠状病毒感染防控专家共识(第一版)》。

制定了超声诊疗工作质控规范:包括环境分区隔离规范,超声预约分诊区及候诊大厅规范,普通患者诊室规范,针对疫情隔离观察人群的超声规范,疑似或确诊"新冠肺炎"患者超声规范,介入超声规范,床旁超声规范,夜班超声规范等。

疫情期间积极举办及参加线上网络授课及超声规范培训:①2020 年 6 月 12 日质控中心主任在超声网络课堂平台受邀作"超声造影在甲状腺结节中的应用价值及甲状腺造影相关规范"讲座;②2020 年 6 月 24 日质控中心委员在超声学院网络平台作"胆囊疾病的超声诊断及超声造影的应用"及相关规范讲座;③2020 年 12 月 3 日质控主任在超声学院网络平台作"超声造影在膀胱癌临床分期中的应用价值"及相关规范讲座。

五、内蒙古自治区超声医学质量控制中心

(一)基本情况
内蒙古超声质量控制中心于 2016 年成立,主任委员单位为鄂尔多斯市中心医院。

(二)2020 年重点工作
1. 召开 2020 年内蒙古自治区超声质量控制网上学习班。2020 年初正值新型冠状病毒肺炎疫情防控治疗的重要阶段,为了普及规范肺超声检查及提高肺超声检查和诊断水平,内蒙古超声质控中心于 2020 年 2 月 29 日通过网络直播平台进行肺超声相关内容的讲解,并取得圆满成功。

2. 通过网络平台"内蒙古超声影像研究所"发布最新超声进展和知识,规范超声检查,提高诊断水平

3. 每周网络课堂学习。每周通过网络平台进行超声知识授课,课程以最新进展为主,同时兼顾基础知识的学习。让全区超声医师通过在此平台的学有所获。

(三)疫情主要工作
2020 年初正值新型冠状病毒肺炎疫情防控治疗的重要阶段,肺部超声能够提供床旁连续动态的肺部疾病医学影像学信息,对疾病严重程度和治疗后转归进行有效评价。内蒙古仅有部分医院在临床工作中开展和应用肺超声,仅在新生儿及重症患者诊疗中应用。为了普及规范肺超声检查及提高肺超声检查和诊断水平,内蒙古超声质控中心于 2020 年 2 月 29 日通过网络直播平台进行肺超声相关内容的讲解,并取得圆满成功。

六、辽宁省超声医学质量控制中心

(一)基本情况
1. 成立时间:2020 年 11 月 14 日
2. 主任委员单位:中国医科大学附属盛京医院

(二)2020 年重点工作
1. 建立辽宁省超声医学质量控制评审专家库

质控中心根据各亚专业质控需求,建立了辽宁省超声医学质量控制评审专家库,专家库由辽宁省 14 个城市 33 家医院 75 名专家构成,为未来质控工作的开展奠定了良好的基础。

2. 撰写 2020 年《国家医疗服务与质量安全报告:超声医学分册省级报告(辽宁省)》

根据《国家医疗服务与质量安全报告——超声医学分册》数据,分析辽宁省超声科各项指标存在的问题,以及未来应对措施。

3. 辽宁省超声医学质量控制基线调查

辽宁省超声医学质量控制中心下发辽宁省超声医学质量控制基线调查问卷,调查对象为辽宁省内各级各类医院的超声科。采用问卷形式,各医疗机构超声科负责人网上填写。辽宁省各级医院超声科在多项质量控制指标中存在明显差异,质量控制中心将基于辽宁省各级医院超声科的发展现状,有针对性地制定相关的质控政策和规范,开展相关的质控工作。

4. 质控哨点医院遴选工作

积极开展质控哨点医院遴选工作,通过基层医院报名,质控中心考察遴选方式,共向国家上报哨点医院 43 家。

5. 在国内核心期刊发表质控文章,积极参与国家超声医学质控中心的会议

撰写《辽宁省超声医学质量控制基线调查情况及现状分析》,文章被第四届全国超声医学质量控制大会录用为优秀论文,并且计划发表于《中华医学超声杂志(电子版)》。

6. 举办质控中心学术会议

6月6日,辽宁省超声医学质控中心学术会议在线上召开。会议以乳腺疾病的规范化诊断为主题,邀请了多位专家对乳腺疾病的规范化诊断进行了专题讲授。同时,省内乳腺疾病超声诊断专家也参与了本次会议的学术交流。

7. 筹备撰写《辽宁省超声医学质量控制指南》

质控中心在学习国内先进医院质控经验的基础上,结合我省超声专业发展特点,组织专家筹备撰写《辽宁省超声医学质量控制指南》。

(三)疫情主要工作

辽宁省超声质控中心成立于2020年,在疫情最艰难的时刻,团结协作,锐意进取,以加强行业规范、提升学科质量为己任,开展了大量卓有成效的工作。相继出台了疫情防控超声检查指导意见,完善哨点医院建设与数据清洗,下基层推广超声新技术,实现5G远程医疗会诊,完成了区域与技术领域的双布局,覆盖全省多家医院。

七、吉林省超声医学质量控制中心

(一)基本情况

1. 成立时间: 2019年6月20日

2. 主任委员单位: 吉林大学中日联谊医院

(二)2020年重点工作

1. 在省卫健委的领导下,以吉林省超声医学分会为专家团队来源,由吉林大学中日联谊医院牵头完成了吉林省超声医学专业质控中心组织机构建设,成立专家组及覆盖各市、县、自治州的工作组,并对吉林省超声医学科质控办公室工作职能进行细化布置,形成了相对完善的超声医学专业质控体系。

2. 在省内各级卫生健康行政部门的指导和帮助下,开展了吉林省超声医学专业的质量管理基线调查,完成了吉林省超声医学专业相关数据的调查及现场调研,对吉林省412家医院超声质量控制数据进行了采集及整理,此外中心完成了吉林省超声质控报告的书写,并上报至国家超声医学质量控制中心,参与国家质控报告的编写。

3. 开展了吉林省超声医学科具体质量控制管理活动。举办超声医师技能及规范化培训(匠心工程),在2018、2019年第一期、第二期的基础上进一步扩大培训范围,2020年受疫情影响,第三期采取线上教学的方式,以心脏和血管为主,课后进行线上考核并择优奖励。

4. 疫情期间,开展超声医学疫情防控指导工作,迅速采取相关措施应对突如其来的疫情,对相关工作人员和仪器进行有效防护和消毒。倡导广大超声同仁齐心协力,共抗疫情。采取线上培训形式并进行相关考核,获得较好成效。

5. 开展了超声医学专业数字化质控工作。吉林省超声医学质控中心王辉主任参与制定了中国医师协会超声行业管理与学科建设规范与指导意见(草案),加强了超声医学专业医疗质量管理,实现了超声医学专业医疗质量和服务水平的持续改进。

6. 为推动吉林省超声医学的发展,吉林省超声质控中心王辉主任参加2020年全国超声医学质量控制线上会议并进行相关培训。与全国各省的超声质控同道,就质控信息系统的相关热点问题进行了深入探讨与交流。通过会议,解决了一些质控工作中的困惑,进一步明确了下一步的工作任务及难点。

7. 强化信息化建设。①建立吉林省超声医学质控中心网络社交群;②建立吉林省超声医学质控中心网络平台;③开展吉林省首届"精准5G•吉速会诊"疑难病例远程会诊线上学术会议,利用5G高效传输速率,聚焦业内专家对疑难病例进行实时会诊和讨论,实现超声图像千里传声,推动吉林省超声医学发展和进步。

8. 推广新技术、新疗法。①举办"好声影"吉林省超声造影联盟项目病例研讨会，加强新技术的推广，通过超声造影的学习和病例讨论，提高诊断准确率，实现上下级医院的交流，促进吉林省超声事业的发展。②开展肿瘤微波消融精品培训班，提升介入超声的临床应用水平。

（三）疫情主要工作

1. 疫情期间，吉林省各定点院区收治多例危重症新冠肺炎患者，部分患者伴有急发下肢深静脉血栓、脑出血等多种慢性基础疾病，床旁超声检查成为有力的诊断方式。为了提高诊断效率、节约时间、节省医疗防护耗材，我们有效采取多学科协作方式，为新冠肺炎患者行颈部血管、心脏、胸腔、双下肢静脉等超声检查，作出准确诊断并给临床医师提供诊断治疗依据。

2. 采取弹性工作制，根据患者人数情况调整到岗人数。面对突发疫情情况，患者人数骤减，全员到岗势必造成资源浪费，而且增加聚集性感染的可能。因此，我们及时调整工作安排，分组上岗，每天都有不同亚专业组的超声医师在岗，有效保证了不同患者的需求，切实节约大量防护物资。

3. 对每日上班人员进行分组，组与组之间人员避免重叠，防止交叉感染。尽可能每个走廊开诊一个诊室，这样保证各诊室之间距离较远，减少患者聚集，彼此间减少接触。各诊室工作人员不互相来往，一旦出现接触疑似、确诊病例等情况，保证隔离人数降到最低。

4. 疫情期间，指导超声医务人员科学有效采取防护措施，降低职业暴露风险。要求上班人员按要求佩戴口罩、帽子、手套、手术衣、护目镜等，做好防护。

5. 诊室每天专人负责消毒，每半小时喷洒一次。超声探头使用隔离护套。

6. 要求当日无岗工作人员居家待命，有需求时随时上岗。保障出现突发情况时，不耽误正常工作的继续进行。

7. 对各单位工作人员进行严格排查，信息登记，明确节假日去向及是否有疫区人员接触史，逐一排查后可上岗工作，一旦发现有科室医师与疑似患者接触，马上进行居家隔离。

8. 面对医疗物资整体匮乏的情况，我们多方征集，寻找口罩、手术衣、消毒液等物资，保证值班人员能正常工作。

9. 疫情期间，工作群定期发布官方消息，及时辟谣，传播正能量，稳定一线医师情绪，注重对医师的心理辅导。对于年轻医师心理焦虑情况较普遍的情况，我们号召各位支部委员关注他们的心理情绪，及时进行疏导和安慰。

10. 对工作人员每天进行安全确认，及时发现危急情况以采取应急措施。

11. 疫情期间，不忘学习。通过互联网进行相关线上培训，组织全省超声工作人员第一时间共同学习超声医学科新型冠状病毒感染防控专家共识，保障吉林省超声医学医疗质量和安全。同时，组织超声工作者们在线学习新型冠状病毒肺炎的肺部超声表现，新型冠状病毒肺炎患者床旁超声心动图检查要点等临床技能，并组织全体人员进行线上考核，合格率达80%，学习效果良好。

12. 为前线提供便携式彩色多普勒超声，保证仪器完好送达武汉前线，吉林大学第一医院超声科专家赴武汉支援，进行超声诊断工作。

八、黑龙江省超声医学质量控制中心

（一）基本情况

黑龙江省超声质量控制中心成立于2011年6月，主任委员单位为哈尔滨医科大学附属第二医院。

（二）2020年重点工作

1. 在省卫健委的直接领导下，负责全省超声诊断质量和管理。建立和健全超声诊断质量控制体系，提高各级医疗机构从事超声诊断工作医护人员的质量控制意识。

2. 开展全省超声诊断质量状况调查，结合全省实际情况，制定超声诊断质量控制指标、操作规范、考核标准和评估方法。拟定超声诊断质量控制阶段目标，定期组织专家进行超声诊断质量监督、考核、评估、汇总、分析结果，反馈存在问题，提出整改方案并追踪落实情况。

3. 掌握和了解超声诊断专业技术发展新动向，疫情期间开展线上全省超声学术活动，传授新知识、新技术。不定期开展全省质量控制、超声规范化的专题讲座、经验交流和检查。

4. 定期向省卫健委主管部门汇报质控工作进展。

（三）疫情主要工作

2020 年疫情以来，受疫情影响线下会议改为线上会议。2020 年由黑龙江省超声质量控制中心联合省超声医学工程学会、省医学会超声专委会和省医师协会超声专委会共主办 50 余场线上学术交流会议，在线聆听累计 5 万人次以上，开启了学术交流的新模式。主办：①2020 年"龙江超声公益（网络）讲坛——抗疫专场"共 5 期；②"东北超声造影及介入研讨会""2020 年黑龙江省心脏超声培训班"共 2 期；③"'超爱龙江'黑龙江省超声线上系列讲坛"共 13 期；④"2020'龙江中青年超声新秀论坛'线上系列讲座"共 13 期；⑤2021 年计划主办 10 场"2021 龙江中青年超声新秀论坛"线上系列讲座，现已完成 7 场。通过学习交流，传递了新知识，规范超声操作方法，提高了各类医疗机构超声工作者的业务能力，从而提高了本省的超声水平，以更高的质量为广大患者服务。

九、上海市超声医学质量控制中心

（一）基本情况

上海市超声质控中心成立于 2000 年 2 月，是上海市最早成立的医疗质控中心之一，主任委员单位为复旦大学附属中山医院。

（二）2020 年重点工作

1. 2020 年，除了常规的专家委员全体会议、年度质控工作总结交流会和质控培训之外，本中心借助网络直播平台，联合复旦大学附属中山医院开展 5 场"中山超声大讲堂"系列讲座，邀请本市多名著名超声专家就目前超声领域热门临床诊疗技术进行详细的专题授课，有助于全市各级医院超声科开展相关新技术，提升临床诊疗质量。在线人数达 1 300 人（峰值）。

2. 2020 年 11 月 22 日，举办"上海市超声质量控制中心成立 20 周年暨 2020 年上海超声医学质控学术论坛"，回顾了上海市超声质控中心从创立至今 20 年的历程和工作成果。借助本次会议，发布《上海市超声质控手册（2018 版）》，发放至全市医疗机构。

3. 开展全市二级以上医院超声科医疗质量管理工作督查，多年来督查结果显示总体优良率不断提高（由 2003 年的 50% 左右提高至 2020 年的 95% 以上）。根据各区卫健委的相关要求，区质控组每年开展 1-2 次质控督查。2020 年全年各区共完成 660 余家（次）医疗机构的质控督查工作。

4. 2020 年，上海市超声质控中心开展了限制临床应用医疗技术（高强度聚焦超声）的专项督查。

（三）疫情主要工作

制定《新型冠状病毒肺炎防控期间上海市超声质控工作的指导性意见（第一版）》

根据当前全国和上海新冠肺炎疫情形势，参考相关文件，上海市超声质控中心组织质控专家组线上讨论并制定《新型冠状病毒肺炎防控期间上海市超声质控工作的指导性意见（第一版）》（《肿瘤影像学》，2020 年第 29 卷第 1 期），指导全市各级医疗机构超声专业在疫情期间，做好规范消毒、隔离和防护工作，确保有序的医疗工作。通过多种渠道层层下发精神，传达到位。本市各个质控中心的指导性意见由上海市医疗质控管理事务中心统一汇总，在上海市医院协会官网发布，并已汇编印刷白皮书下发。

十、江苏省超声医学质量控制中心

（一）基本情况

江苏省超声技术质量控制中心成立于 2021 年 5 月，主任委员单位为苏州市立医院（南京医科大学附属苏州医院）。

（二）疫情主要工作

疫情期间，江苏省各医院超声科均做好消毒措施，超声医师严格遵守新冠肺炎疫情防控要求，做好患者和个人防护工作，避免交叉感染并做到了零感染。加入到抗疫大军中去，如担任志愿者工作等，并开展线上义诊与答疑活动，减少人员流动，让患者足不出户就能享受到医疗服务。东部战区总医院超声科的王泓主任逆行前往武汉火神山医院抗疫,在抗疫工作中做出了巨大贡献。

十一、浙江省超声医学质量控制中心

(一)基本情况

浙江省超声医学质量控制中心成立于2016年1月,主任委员单位为浙江大学医学院附属第二医院。

(二)2020年重点工作

1. 省质控中心主任扩大会于2020年6月21日在杭州召开,省质控中心的主任、副主任及各地市质控中心主任和部分委员等19人参加会议,重点讨论了2020年超声质控检查、技能大赛、超声项目物价提案等三方面的内容。

2. 省质控中心于7月21—31日参与省质评办组织的2020年联合质控检查,共38家三级乙等综合医院受检。此次检查将评分标准作了重新调整,以百分制进行打分(人员资质20分、质量管理65分、仪器设备与检查场所10分、"最多跑一次"举措5分)。检查分七组,每组派一位超声专家参与联合检查,严格按照2016《浙江省二级、三级医院超声质控指南(试行版)》及浙江省三级医院超声医学质控检查评分表(2020版)的评分标准进行评分,充分体现公平、公正、公开的原则。

3. 省质控中心组织省内58家哨点医院的超声医学专家于8月8~9日以线上形式参与第四届全国超声医学质量控制大会。

4. 开展超声介入规范化培训,线上举办2020"点石"计划—浙江省介入超声人才培训项目,于5月16日在浙大二院超声医学科创办的"广济之声"平台直播,听众达8 000多人。

5. 参与撰写《2020年国家医疗服务与质量安全报告——超声医学分册》。

6. 完成2020年超声质控哨点医院的征集。

7. 第三届超声技能大赛和质控年会于11月20日—22日在杭州成功召开。

(三)疫情主要工作

浙江省于2020年1月23日启动突发公共卫生事件一级响应机制,在疫情期间,浙江省超声医学质量控制中心开展了以下工作。

1. 制定了《浙江省超声医学科新型冠状病毒防控指导意见(试行版)》

超声检查作为当前临床常规的检查手段,接诊患者多,且均为近距离接触患者,为更好地保障超声医学科医护人员的健康,有效防护新型冠状病毒,降低超声诊疗工作中的感染和传播风险,参照《医疗机构内新型冠状病毒感染预防与控制技术指南(第一版)》《新型冠状病毒肺炎诊疗方案(试行第六版)》《医院隔离技术规范》《医院空气净化管理规范》等国家相关与技术指南以及浙江省相关系列文件要求,结合超声诊疗工作实际,特制定全省超声医学科防控工作指导性建议,供全省各级医疗机构参考和应用。

2. 线上举办《超声在新型冠状病毒肺炎中的应用》浙江经验分享系列讲座

2020年2月23日,浙江省医学会超声分会组织超声专家进行为期半天的线上培训,讲座内容涉及患者的心肺功能评估、并发症的筛查、治疗过程中的病程监测以及疗效评估和指导治疗等方面的应用,系统地指导超声在新冠患者多器官病变检查及配合重症治疗的临床解决方法。

3. 全省超声人积极投身抗疫

全省超声人在做好超声医学科医护人员自己的健康防护同时,有序做好本科室常规、急诊、发热门诊以及病房的各项超声诊疗工作,尤其各定点医院认真做好新冠患者的超声诊疗和救治工作。本省超声医师奔赴湖北武汉抗疫一线,在湖北省妇幼保健院光谷院区开展超声诊疗工作。

十二、安徽省超声医学质量控制中心

(一)基本情况

安徽省超声医学质控中心成立于2015年,主任委员单位为安徽医科大学第二附属医院。

(二)2020年重点工作

1. 匠心工程——安徽超声走基层进阶三部曲 为了搭建上级医院和基层医院交流的桥梁,安徽省超声质控中心联合淮南市质控中心以为基层医疗机构超声工作解困难、办实事为出发点开展了此次走基层项目,该项目以线上直播授课的形式对学员进行培训,自8月9日启动会后,每周四晚7:30—20:30开始线上课程并可回看。目前已开展产科篇4节、妇科篇4节、腹部消化篇6节及腹部泌尿系篇2节,通过上级超声专家对专科专项的常见问题逐一指导和经验分享,为基层超声工作者扎实理论基础、开阔眼界、提高诊疗水平,以期提高安徽省整个超声队伍的技术水平。目前,在线观看和回放观看课程的总人数突破11万,在基层同仁中受到了一致好评。

2. 开展专题培训 安徽医科大学第二附属医院作为安徽省超声医学质控中心挂靠单位及新冠肺炎定点收治单位,联合安徽省超声医学工程学会,率先利用网络平台线上直播授课的形式开展了专题培训,从5月31日始截至目前,已举办了乳腺专场、血管、经食道超声等6场专题,如"TEE超声检查规范及新技术临床应用专场""浅表器官及外周血管专题讲座"等,在每一期的专题培训后,举办安徽省超声医学质控中心线上技能大赛,为优胜者颁发证书。旨在疫情期间,提供线上交流和学习的平台。

3. 开展2020年专项督查工作

根据省卫生健康委员会《关于做好2020年医疗质量评估工作的通知》(皖卫传〔2020〕340)文件要求,省超声质控中心按照卫生健康委三级医院名单,对全省100家三级医院超声科进行督查,督查采取线上评估,结合随机现场督查的方式开展,对去年督查中存在的问题、难点进行重点查看,旨在提高各级各类医疗机构重视科室的管理,包括人员资质、科室医疗质量等,不断查漏补缺、日益精进。

(三)疫情主要工作

自疫情暴发以来,安徽省超声医学质控中心根据国家超声医学质控中心部署,第一时间将《超声医学科新型冠状病毒感染防控专家共识》(以下简称《共识》)及《新型冠状病毒肺炎防控方案》(目前已学习至第八版)转发给全省16个地市,组织并督促各地市进行学习。要求根据《共识》内容,规范疫情防控期间各级各类医疗机构的超声医学诊疗工作,保障超声医学医疗质量和安全,指导超声医务人员科学有效采取防护措施,降低职业暴露风险。具体包括:

1. 要求各级各类医院超声科按照医院感控关于新冠防护等级及要求,分类分别采用不同防护措施,部分医院成立以党员为先锋的应急队员,承担隔离病房及发热门诊工作。

2. 发热门诊采用专房、专机、专人。

3. 急诊保持24小时开放。

4. 门诊患者进行三级防控,流行病学调查后分流安排;住院患者入院前核酸检测。

5. 超声诊室及时增装紫外线消毒灯。

6. 全员完成新冠肺炎知识在线培训及考核(年度继续教育)。

7. 完成医院下发相关防控文件的学习、培训。目前,疫情进入常态化防控阶段。

通过不懈努力,目前在超声检查环节未出现防控疏漏,我们将继续坚守常态化疫情防控,把好每一道关,不断完善科室应急机制、强化科室工作人员防控意识。

十三、福建省超声医学质量控制中心

(一)基本情况

2002年10月,福建省卫生厅授权成立福建省超声医学质控中心,主任委员单位为福建医科大学附属协和医院。

(二)2020年重点工作

1. 制定新冠肺炎疫情防控相关措施,供各医疗机构超声科参照执行。

2. 修订福建省超声医学质控评价工作方案及指标,并草拟《福建省超声医学科医疗质量安全核心制度》。

3. 中心于2020年11月中旬至12月组织中心专家开展全省超声质控检查评价。

4. 举办超声医学质控会议及培训班。2020年11月以"线上"形式举办第17次福建省超声医学质控会议。2020年7月、12月举办2期省级超声医学规范与质控培训班,加强对基层超声医师在质控基本知识方面的普及培训。

5. 支持指导各地市开展市级超声质控检查评价以及超声质控培训班,把质控工作延伸至基层。

6. 举办超声医学质量安全核心制度知识竞赛。

7. 进一步完善《福建省超声医学质量管理信息平台》。

8. 积极配合国家超声质控中心开展各项工作。

(1) 组织省内140家各级医疗机构参与全国超声医学专业质控数据上报工作,并提交了《2020年度福建省超声医学质控指标分析报告》。

(2) 遴选53家各级医疗机构作为哨点医院。

(3) 组织省内超声医学专家及各级医疗机构(含哨点医院)超声科质控人员踊跃参加全国超声医学质量控制大会,中心主任及秘书分别受邀做专题报告("从'医疗质量安全核心制度'浅析超声医学专业的质量安全与管理")、壁报展示"福建省超声医学质控检查评价分析及对策"。

(三)疫情主要工作

为切实做好福建省超声医学科新冠肺炎疫情防控管理工作,保障新冠肺炎疫情防控期间福建省超声医学医疗质量安全。福建省超声医学质控中心根据国家卫健委《医疗机构传染病预检分诊管理办法》《新冠肺炎诊疫情期间医务人员防护技术指南》、国家超声医学质量控制中心《超声医学科新型冠状病毒感染防控专家共识(第一版)》等相关文件要求,组织专家编写了《福建省超声医学科新冠肺炎疫情防控管理工作建议》《福建省超声医学科卫生消毒管理措施》,供全省各医疗机构超声科参照执行。

十四、河南省超声医学质量控制中心

(一)基本情况

河南省超声医学质量控制中心成立于2018年12月14日,主任委员单位为河南省人民医院。

(二)2020年重点工作

1. 召开了"河南省超声医学质控中心大会"和"河南省超声医学质控中心专家委员会会议"。

2. 发布了《河南省盆底超声检查质量控制流程》。

3. 举办质控专题培训、论坛10余期。

4. 高质量、分批次建立河南省超声医学质控中心各地市分中心。

5. 组织申报河南省超声医学哨点医院。

6. 开展全省18个地市超声医疗机构数据调研。

(三)疫情主要工作

目前,全国新型冠状肺炎疫情形势力严峻,河南省超声医学质量控制中心迅速贯彻落实省市区新型冠状病毒感染的肺炎疫情防控工作会议精神,结合部门职能,主动担当履职、不畏艰险、迅速行动,全力做好疫情防控工作,现将近期工作开展情况汇总如下:

1. 强化宣传,科学引导疫情防控。在河南省超声医学质量控制相关网络社交群及时传达国家及省市区新型冠状病毒感染的肺炎最新动态,科学防控,不信谣、不传谣。

2. 高度重视,超前部署防疫工作。河南省各地市超声医疗机构对此次防疫工作高度重视,超声医师不畏困难,勇于担当,积极投入到抗疫一线。

3. 对于进入感染重症病房的超声医师,严格按照质控标准,进入前进行系统穿脱隔离衣培训。

4. 参与撰写新型冠状病毒感染的肺炎相关防控指南和规范,包括《超声医学科新型冠状病毒感染防控专家共识(第一版)》《新型冠状病毒防控期间超声医学科医护人员防护指导意见》及 *Chinese Expert Consensus on Protection For Ultrasound Healthcare Workers Against* COVID-19(《新型冠状病毒防控期间超声医护人员防护指导意见》),要求各地市认真学习,严格落实防控措施。

5. 为了更好地对新型冠状病毒肺炎感染患者病情进行诊断,同时减少超声医师暴露和隔离,在此次疫情防控中本超声质控中心应用了超声远程会诊。不仅降低了超声科医师的感染风险,还为一线节省了紧缺防护物资。为超声远程会诊下沉到临床一线积累了经验。

十五、湖北省超声医学质量控制中心

（一）基本情况

成立时间：2011 年 11 月 17 日

主任委员单位：武汉大学人民医院

（二）2020 年重点工作

1. 抗疫工作。疫情早期，以质控中心为平台，组织湖北省超声质控专家共同编写《关于新型冠状病毒感染肺炎防控期间超声诊疗工作的建议》；参与国家超声质控中心组织编写的《超声医学科新型冠状病毒感染防控专家共识》和四川省超声质控中心组织编写的《新冠肺炎床旁超声心动图检查及远程诊断实施建议》。疫情中后期针对不同岗位风险防护，按超声科内部及出诊的不同风险程度对应防护级别进行职业暴露预防的推广。组织问卷调查湖北省各级医院超声科疫情期间工作，汇总我省新冠肺炎疫情防控期间超声医师日常工作情况，为后续公共卫生事件积累经验。疫情期间，质控主委及专家组成员主持和参加了 20 余场抗疫学术活动，宣教抗疫防控知识和超声工作流程。

2. 加强哨点医院质控工作。积极组织申报哨点医院，组织省内医院尤其是哨点医院参加国家质控中心的各项工作，包括全国超声质控大会投稿，学习质控知识和会议精神等。积极组织省内多家医院进行超声质控数据的填报。

3. 主持湖北省县级重点专科评审。以省质控中心为依托，依据新形势下国家对基层卫生健康服务要求，重新修订了湖北省县级重点专科评审标准，并组织质控专家对申报医院进行逐级评审。通过评审，加强了质控中心职能，强化质控工作的重要性。

4. 超声质控培训。2020 年全省各级质控中心组织线上、线下质控活动 40 余次，参加人员 1 万多人次，主要内容涉及超声规范化、科室质控管理和质控制度强化。

（三）疫情主要工作

1. 制定工作建议。组织湖北省超声质控专家制定了《关于新型冠状病毒感染肺炎防控期间超声诊疗工作的建议（试行第一版）》，帮助省内超声医务人员提高防护意识，改进防护措施，减少感染概率，规范诊疗行为。

2. 参编专家共识。湖北省超声质控中心主委周青教授、副主委邓又斌和谢明星教授参与国家超声质控中心、中华医学会超声医学分会组织编写的《超声医学科新型冠状病毒感染防控专家共识（第一版）》。

3. 参编超声建议。湖北省超声质控中心主委周青教授、副主委邓又斌和谢明星教授参与中华医学会超声医学分会超声心动图学组组织编写的《新型冠状病毒肺炎床旁超声心动图检查及远程诊断实施建议（第一版）》。

4. 组织培训学习。组织省超声质控中心委员们学习和推广国家质控中心编写的专家共识，进一步规范超声医务人员新冠肺炎期间的防控共识。组织学习国家、省卫健委和防控办新冠肺炎防治培训文件，对超声医务人员进行全面培训，保障医疗安全。

5. 防控诊疗工作。多名超声质控专家奋战在疫情防控第一线，带头披甲上阵，勇于担当做表率，组织超声医务工作者积极参与火神山医院、雷神山医院及其他新冠定点医院、方舱医院和非定点医院的超声诊疗工作。

6. 网络平台教学。参加中华医学会超声医学分会超声心动图学组网络公益讲堂、中国医师协会超声医师分会组织的"危急重症超声"规范化诊疗培训新冠肺炎网络在线访谈等多场网络平台在线直播教学。

十六、湖南省超声医学质量控制中心

（一）基本情况

湖南省超声医学质量控制中心成立于 2007 年 1 月，目前主任委员单位为中南大学湘雅三医院。

（二）2020 年重点工作

1. 完成制定了超声质控规范及考评标准，建立了超声质控管理制度。

2．完成超声质控网络建设。

3．积极组织超声质控培训。2020 年完成了心脏及外周血管的标准化统一培训,达到超声诊断的四个统一:切面统一、标准化测量统一、规范的诊断术语统一、报告书写统一,以帮助超声工作者在医疗工作中有章可循,更好地为患者服务。

另外,承办了多个全国性巡讲,邀请全国超声质控专家来我省进行超声质控指导,如启明星巡讲、产前超声规范化培训巡讲、百千万工程巡讲等。

4．定期进行超声质控督导。

5．召开全省质控总结会议,汇报总结各地市质控活动,交流经验,并评选出优秀地区质控中心,予以表彰。

6．积极组织人员参加全国质控会议,学习省外先进的质控经验和管理方法,积极配合国家质控中心的工作,连续 3 年组织湖南省 40 多家医院参与全国哨点医院遴选并组织全省超声质控数据上报并分析总结。

7．到国内先进省份学习质控经验。

（三）疫情主要工作

对部分超声医疗机构进行实地走访,深入了解各级超声医疗机构在疫情期间的工作状况,关注超声诊疗中的疫情防控落实情况,对发现的相关问题现场提出整改意见,针对不同的超声医疗机构中存在的问题和专业发展的困难进行总结分析,不断完善和提高。

受疫情影响,重要学术会议及培训活动均采用网络直播形式进行,各医疗机构积极组织线上活动,开展网络学术交流、公益免费课程,邀请国内外知名专家在线授课,既响应了国家的疫情防控要求,又极大地为超声医师提供了便利,专家授课内容涵盖超声多个专业方向。

十七、广东省超声医学质量控制中心

（一）基本情况

广东省超声医学质控中心成立于 2012 年 1 月,主任委员单位为中山大学附属第一医院。

（二）2020 年重点工作

在广东省卫健委的指导下,本中心 2020 年主要工作如下:

1．2020 年 1 月,召开广东省超声医学质量控制中心专委会会议。对质控中心专家委员会的部分委员进行了改选。另外,与会专家还讨论了我省超声质控规范的在日常超声诊疗中特别是在基层医院的具体实施标准。

2．为推广超声造影的规范化应用,继续推进"中国好声影"下基层活动,对多家基层单位的超声造影质控进行了检查和辅导,大大提高了本省超声造影的应用水平。

3．举办了 2 次面向基层超声医师的超声造影和介入超声精品班,普及超声造影和介入超声的规范化操作,对本省基层医院超声医师开展超声新技术提供有力的技术支持。

4．以省内多家地市级骨干医院的超声科为哨点,构建了全省超声质量控制网络。

5．质控中心邀请省内多位知名专家,多次到省内及国内基层超声科授课,传播超声质量控制在超声学科建设中的重要作用。

（三）疫情主要工作

1．省质控中心主任组织专家编写《广东省超声质控中心 COVID-19 防控指引》并征求意见,指导全省各医院超声医学科进行防护。该指引将就诊患者分为 3 级,并针对不同级别提出检查场地及检查防护要求。质控中心成员单位积极参与指引的讨论及修订工作,最终形成文件下发到各单位。

2．组织全省各级医院主任利用网络学习《超声医学科新型冠状病毒感染防控专家共识（第一版）》相关内容,并督促各级医院超声医学科负责人构建科室防控体系。

3．利用网络社交群鼓励大家积极献言献策,提供在日常工作中的有效防护措施向大家分享。

十八、广西省超声医学质量控制中心

（一）基本情况

广西超声诊断质控中心于 2006 年 10 月挂牌成立，本中心在自治区卫生厅医政处的直接领导下，挂靠广西医科大学第一附属医院。

（二）2020 年重点工作

1. 推进广西医学质控新冠疫情防控工作

（1）国家超声医学质控中心制定新冠防控专家共识，全体超声人积极学习

执行国家卫健委医管局相关文件要求，广西超声质控中心在国家超声质控中心发布的《超声医学科新型冠状病毒感染防控专家共识（第一版）》的基础上，结合广西的疫情及工作特点，中心制定了超声科新冠疫情防控建议，并进行推广。

（2）制度为先，落实防控措施

广西超声质控中心结合自身情况，指导辖区内各级各类医疗机构超声科组建防控管理架构，制定疫情期间工作方案及防控措施；并通过网络社交群等平台转发、推送及组织全体超声医务人员认真学习国家卫生健康委发布的《新型冠状病毒肺炎诊疗方案》。

2. 重视专业培训，积极开展线上学习活动，加强超声新技术规范化培训。定期或不定期地进行学术讲座推送并开展各类主题的线上讲座及交流活动。培训内容涉及超声临床诊疗技术和诊疗经验、超声创新技术应用、超声工程技术以及超声学科管理等。

3. 组织全体委员及各级医疗机构超声科负责人参与国家超声质控中心以线上的形式举办的第三届超声医学质量控制大会。

4. 完成 2020 年广西针对全区二级、三级综合、专科医疗机构以及民营医疗机构线上质控数据调研，并完成《国家医疗服务与质量安全报告——超声分册》广西评分的撰写。

5. 2020 年 8 月 8 日第三届国家质控大会上，中心主任出席专家访谈节目，就"区域医疗机构联合对超声医学质量提升的作用"作了相关探讨。

6. 组织全体委员召开第二届第二次全体委员会线下会议。

（三）疫情主要工作

1. 国家超声医学质控中心制定新冠防控专家共识，全体超声人积极学习

广西超声质控中心在国家超声质控中心发布的《超声医学科新型冠状病毒感染防控专家共识（第一版）》的基础上，结合广西的疫情及工作特点，中心制定了超声科新冠疫情防控建议，并通过质控工作等超声医疗工作平台进行推广。

2. 制度为先，落实防控措施

广西超声质控中心结合自身情况，指导辖区内各级各类医疗机构超声科组建防控管理架构，并制定疫情期间工作方案及防控措施。中心积极通过网络社交群等平台转发及组织全体超声医务人员认真学习国家卫生健康委发布的《新型冠状病毒肺炎诊疗方案》。各级各类医疗机构超声科规范诊疗工作流程，严格排查疑似和确诊病例。进入超声诊查区前对患者和陪同家属进行体温检测，分诊员严格询问患者有无发热、咳嗽等症状以及流行病学史。针对有发热症状或流行病学史阳性的患者，及时采取应急措施，引导患者前往发热门诊或居家隔离观察。通过分时段预约、候诊分散就坐、谢绝家属陪同进入诊区等措施，减少人员密度，降低交叉感染风险。

十九、海南省超声医学质量控制中心

（一）基本情况

海南省超声医学质控中心成立于 2018 年 11 月，主任委员单位为海南医学院第一附属医院。

（二）2020 年重点工作

1. 针对我省基层医院部分检查项目普遍存在的技术水平偏低及检查操作不规范的现状，依托"第八

届海南省基层适宜技术推广项目",深入基层医院进行了7期超声检查规范化培训:其中组织海南医学院第一附属医院超声科妇产超声组成员,分别在五指山市、昌江县和陵水县举办了三期中孕期胎儿心脏异常产前规范化超声筛查培训。组织海南省人民医院腹部超声组成员分别到琼山区、三亚市、儋州市、琼海市进行了四期的小儿胃肠超声规范化检查培训。上述培训均通过理论授课及现场操作示范相结合的方式进行教学,增强了基层医院胎儿心脏异常的检出能力和防范相关医疗纠纷的能力;提高了基层医院小儿胃肠道疾病的超声诊断水平。

2. 制定了海南省公立专科医院超声医学专业质量控制标准、海南省社会办医院超声医学专业质量控制标准及海南省社会办医院超声医学专业医疗质量长效控制标准。

3. 年度内分三次完成了超声医学专业质控督查和质控数据的收集工作,并将督查结果及时反馈给受检单位,指出存在问题及给出改进建议。督查完成后将督导评分进行排名,针对上述不同类别医院分别撰写了督导总结报告、质控数据分析报告和医疗质量调研报告,对各医院存在的基础管理问题、医疗质量问题和专业能力不足的问题,分析原因,提出整改建议。

4. 召开质控中心全体委员会议,全面分析质控督导数据,结合本省实际讨论并修订了海南省超声医学专业质控标准。

5. 成功举办海南省超声质控研讨会。会议邀请多名国内知名专家授课,线上线下同时进行,针对腹部大血管、介入性超声、超声弹性成像、肝移植评估、胎儿心脏检查等多个领域的超声诊疗质控问题进行研讨,线上参与人员超过万人。

（三）疫情主要工作

1. 在政府及医院防疫部门的正确领导下,坚持预防为主,以人为本原则,及时有效应对突发事件。超声质控中心制定了《超声科防控新型冠状病毒肺炎应急预案》,包括了超声科特殊时期检查流程及方案;制定了《超声科防控新型冠状病毒肺炎消毒防护措施》,包括超声科设立清洁区及污染区;不同检查对象划分不同的检查区域,诊室及仪器设备清洁消毒及医疗垃圾分类管理;进入新冠肺炎患者特殊病区进行床旁超声检查的仪器消毒处理等相应措施;制定了《超声科防控新型冠状病毒肺炎经食道超声管理措施》。

2. 组织全省超声工作人员利用网络平台线上学习疫情防控知识,通过网络社交等形式使广大患者知晓特殊时期检查流程,调整检查时间,做好宣传解释工作。鼓励省内有条件的医院超声科通过网络形式对下级医院进行线上实时会诊工作,使患者得到准确诊断同时减少患者流动。

3. 超声质控中心派出委员作为国家紧急救援队成员第一时间驰援武汉,参加一线抗疫工作。同时,省内新冠肺炎定点收治医院如海南省人民医院、海南医学院第二附属医院及海口市第四人民医院的超声质控中心委员为患者开展床旁肺超声检查,直接参与新冠肺炎患者的诊断救治工作。

二十、重庆市超声医学质量控制中心

（一）基本情况

重庆市卫生局于2011年9月19日正式批复成立重庆市医学影像（X线诊断专业、CT诊断专业、磁共振成像诊断专业、超声诊断专业）医疗质量控制中心,重庆医科大学附属第二医院为主任委员单位。

（二）2020年重点工作

2020年重庆市医学影像（超声专业）质量控制中心积极推动及协助区县组建相应超声质控分中心,目前已有24区县建立了医学影像（包括超声）或超声诊断质量控制中心。2020年度,共上报哨点医院96家;积极组织和带动重庆市各医疗单位参加全国超声医学质量控制大会,参加质控管理和数据填报相关培训;组织重庆市各哨点医院完成超声专业医疗质量管理与控制信息的网上填报工作,并按时完成、上报《医疗服务与质量安全报告——超声医学分册》省级报告。2020年度,重庆市医学影像（超声专业）质量控制中心先后召开了4次全市质控学术会议,学术会议上专家分享了超声医疗技术以及开展各种技术的规范化检查标准,对重庆市超声质量控制有很大的促进作用。质控中心组织市级质控专家先后到石柱、綦江、北碚、万州、江津、大足、永川、涪陵、南岸等区县积极开展超声诊断标准、指南与规范的宣讲和质量检查与评估工作,受到基层质控分中心和广大超声医务工作者的热烈欢迎和广泛好评。质控中心也利用网络平台、网络社交公众号和质控网络社交群向区县基层医疗机构进行质控培训活动宣传,同时通过质控中心建立的远程会诊平台向基层医疗单位进行超声检查规范的培训活动。

（三）疫情主要工作

自疫情暴发以来,重庆市超声医学质控中心积极通过网络社交群、网络等形式对新冠疫情期间超声科防护新型冠状病毒的相关指南和指导意见进行推广。重庆医科大学附属第二医院的专家们也利用超声质控中心的远程会诊平台与援鄂医疗队通过视频连线对武汉新冠肺炎危重患者进行了远程会诊。专家组成员参与了国家超声医学质量控制中心《超声医学科新型冠状病毒感染防控专家共识（第一版）》的编写工作,质控中心第一时间将发布的专家共识对重庆市所有区县质控分中心在线上进行了推广,得到了区县各级医疗单位超声科的积极响应和落实。同时,重庆市超声质控中心也积极组织质控专家对超声科疫情防控进行指导和总结,并发表指导性文章,专家组成员在临床超声医学杂志发表了《如何在新冠肺炎期间做好超声科感染控制的实践与思考》,对超声科在新冠期间的感染防控提出了指导建议。质控中心专家们也通过各种形式对区县基层医院超声科新冠防控工作进行线上指导,及时解答基层医院超声科在疫情防控中遇到的各类问题。

二十一、四川省超声医学质量控制中心

（一）基本情况

四川省超声医学质量控制中心成立于2013年7月,主任委员单位为四川省医学科学院•四川省人民医院。

（二）2020年重点工作

1. 2020年累计举办省级继教项目9项,国家级继教教育项目5项,其他级别继教项目20余项,进一步推进超声专业的同质化、优质化发展。

2. 组织专家修订、完善第二版《四川省超声医学质量控制手册》。

3. 2020年7月2日至5日,开展深入基层、健康扶贫"凉山行"活动,现场赠送基层医疗机构《临床常见疾病超声诊断图谱》17套共计85本,发放《新型冠状病毒肺炎心肺超声联合检查及远程诊断实施方案》100本,《标准化肺超声检查》挂图30套。

4. 规范四川省超声报告书写,组织专家起草撰写《超声医学报告规范化书写模板》,完成图书出版相关事宜,同时整理各位专家的初稿。

5. 2020年9月18日,组织专家团队前往阿坝州孢虫病多发地区进行实地考察,深入探索孢虫病的防治之道。

6. 组织专家对营山县人民医院、平昌县人民医院开展驻点帮扶工作,全面提升其诊疗水平。

7. 积极组织哨点医院超声医学科质控管理数据的填报工作,参加第三届全国超声医学质量控制大会线上会议,发动大家积极投稿。

8. 在全省21个市州间开展交叉指导检查工作,有效节约经费、提高工作效率,同时促进各市州间的相互交流学习,并收集分析其汇总材料,整理成文汇总上报至四川省省级医疗质控中心管理办公室,同时反馈给受指导医疗单位。

9. 收集整理各市州质控中心提交材料,定期提交四川省省级医疗质控中心管理办公室,督促、指导各市州质控中心积极开展质控工作,做好回访工作。

10. 积极完成省卫健委和国家超声医学质量控制中心交办的各项工作任务,按季度上报质控简报和工作总结。

（三）疫情主要工作

1. 疫情初期,2020年2月14日开展线上新型冠状病毒肺部超声诊断培训,加强超声专业知识和专业防控培训,规范诊断流程,发挥超声在疫情防治中的重要作用。

2. 通过网络社交群、各级质控中心管控群、网络等多种途径,加强我省超声从业人员对新冠病毒的在线学习。积极组织专家制定、优化病员接诊流程,更新疫情期间超声科院感防控要求,总结可供借鉴的疫情防控经验汇总发给各级医疗机构超声科借鉴。

3. 定期开展质控工作网络会议,指导各市州质控中心做好疫情期间防控,针对疫情防控严峻形势和需要,及时了解各市州动态,积极协助各市州解决问题。

4. 牵头全国专家并执笔编写《新型冠状病毒重症肺炎肺部超声检查及远程诊断实施方案(第一版)》和《新型冠状病毒肺炎(NCP)床旁超声心动图检查及远程超声诊断实施方案(第一版)》,组织完成《感染性肺炎超声诊断专家建议》,已由中华医学会系列杂志正式出版,相关内容已撰写成册《新型冠状病毒肺炎心肺超声联合检查及远程诊断实施方案》由中华医学音像出版社出版图书。

5. 积极组织专家绘制《肺部超声快速检查流程及标准切面挂图》。精简操作流程,直观呈现检查策略,切实帮助操作者快速掌握实战技巧,快速提升临床一线医师和超声医师对肺部超声的操作应用水平,并发放到各级医疗机构。

二十二、云南省超声医学质量控制中心

(一)基本情况

云南省超声医学质量控制中心成立于 2014 年 9 月,目前主任委员单位为昆明医科大学第一附属医院。目前已成立 10 个地级市质控中心成立,分别如下:昆明市质控中心、怒江州超声医学质量控制中心、曲靖市超声医学质量控制中心、德宏州超声医学质量控制中心、红河州超声医学质量控制中心、西双版纳傣族自治州超声医学质量控制中心、大理州超声医学质量控制中心、玉溪市超声医学质量控制中心、普洱市超声医学质量控制中心、楚雄州超声医学质量控制中心。目前地市级超声质控中心已成立 8 个,质控委员 226 名(主要成员是市级、县级超声科主任)。

(二)2020 年重点工作

2020 年云南省超声质控中心修订和完善质控中心各项工作制度和工作职责,使各项工作有据可依、有序开展,根据中国医师协会超声分会的超声质控评分标准制定适合我省的考核评分标准。指导各地州市超声质控分中心的成立,于 2020 年 12 月召开了第七届云南省超声诊断质量控制培训大会,落实国家超声质控中心工作任务,并邀请国内知名专家进行线上超声质控专题培训,带给云南前沿超声知识,提高云南省超声诊断质量。2020 年完成了云南省哨点医院的筛查工作,总共上报云南省哨点医院 62 家,参与《国家医疗服务与质量安全报告——超声医学分册》中云南省质控调查报告的编写。

(三)疫情主要工作

为及时有效预防和控制新型冠状病毒肺炎的流行传播,快速有效地救治患者,进一步做好超声医学科新型冠状病毒的肺炎感染预防与控制工作,降低发生感染新型冠状病毒肺炎科室感染的风险,规范科室人员行为,保障人民群众身体健康和生命安全,指导云南省各地州市超声医学科在抗疫期间做了在第一时间内制定了超声医学科新型冠状病毒感染的肺炎防控救治应急方案和医务科沟通制定检查流程。加强培训学习《新型冠状病毒感染的肺炎诊疗方案》《新型冠状病毒防控期间超声医学科医护人员防护指导意见》提高对疾病的认识,加强自我防护,结合各自医院情况,科室实际制定了科室的防护检查措施。积极将我省超声中心新冠肺炎防控工作上报至国家中心,参与编写了《超声医学科新型冠状病毒感染防控专家共识(第一版)》。

二十三、西藏自治区超声医学质量控制中心

(一)基本情况

成立时间为 2018 年,目前主任委员单位为西藏自治区人民医院。

(二)2020 年重点工作

1. 2020 年 12 月 31 日在我院超声医学科举办全区超声医学质控中心成立动员大会,并按国家超声医学质量控制中心的要求,对全区共计 40 名超声医师进行业务培训和督导。

2. 参与完成《超声医学科新型冠状病毒感染防控专家共识(第一版)》。

3. 2020 年 11 月 8 日成功举办西藏自治区超声医学质控中心成立大会,由西藏自治区卫生健康委员会相关领导预约授牌。并邀请数十位国内知名超声医学专家莅临我区指导开展质控工作。

4. 完成西藏自治区超声医学质控中心经费预算工作。

（三）疫情主要工作

为全面做好超声医学科"新冠"疫情防控工作，我中心成立核心管理小组，制定工作方案，确保疫情防控无死角，确保科室人员"零"感染。培训西藏自治区各级医院超声医师，制定并宣讲西藏自治区人民医院超声医学科疫情防控工作指南。

二十四、陕西省超声医学质量控制中心

（一）基本情况

陕西省超声医学质量控制中心于 2005 年成立，主任委员单位为西安交通大学第二附属医院。

（二）2020 年重点工作

1. 省超声诊断质控中心分别于 2020 年 7 月、10 月对新成立的渭南市、西安市超声诊断质控中心进行指导工作，督导培训内容如下：7 月 4 日赴渭南市中心医院进行督导并召开渭南市质控中心委员管理培训会；9 月 26 日赴榆林市榆阳区儿童医院进行督导并召开榆林市儿科超声论坛；10 月 21 日赴西安市中心医院进行督导检并召开西安市质控管理培训会。

2. 建立陕西省超声医学质量控制管理平台，6 月 16 日上线并进行线上质控管理培训会议。省级质控管理平台在全国为首家，标志着陕西省超声专业质控管理迈入信息化。

3. 积极对外交流，陕西省超声质控基线调研论文在 2020 全国超声质控大会获优秀论文奖，《陕西省超声医学质控体系的信息化建设》获得壁报交流，中心专家参加湖北省质控年会进行经验分享。

4. 举办"陕西省区域性超声诊疗规范化培训暨浅表超声造影培训提高班"，提高我省超声造影开展率，促进浅表超声造影技术规范化应用。

5. 我中心联合住院医师规范化培训基地共同录制视频课程，包含超声基础仪器调节、到各系统规范化扫查等，至年底已进行 15 期，累计在线培训基层人员 2 万人次。

6. 召开 2020 年陕西省超声医学质控大会。会议内容涵盖超声质控指南专家解读、管理经验交流、发展趋势探讨、各级超声医学质控中心汇报等。

（三）疫情主要工作

自新冠疫情防控工作启动以来，陕西省超声诊断质控中心第一时间组织我省专家组成员，参考中华医学会超声医学分会制定的《超声医学科新型冠状病毒感染防控专家共识》、中国医师协会超声医师分会制定的《超声医学科医护人员防护新型冠状病毒指导意见》等，形成《陕西省超声医学科新型冠状病毒肺炎医护防护指导意见》，并迅速印发后下发到全省各级医疗机构。

为了第一时间把最科学有效的防护措施传递给一线超声医护人员，省质控中心主动联系网络直播平台、录制防疫课程相关视频、制作网络授课课件，并联系各市级超声专业质控中心负责人下达授课通知，以求全省超声从业人员共同参与本次陕西省超声专业的线上学习。2020 年 2 月 27 日，省质控中心主任线上直播方式为大家解读《陕西省超声学科医护防护新型冠状病毒感染指导意见》，并指导我省超声医疗岗位在疫情期间的防护工作，2 000 余超声医务工作者和住院医师规范化培训学员线上学习，反响热烈，学员齐齐点赞。

疫情期间，陕西省超声从业人员零感染，陕西省超声诊断质控中心编写《陕西省超声医学科新型冠状病毒肺炎医护防护指导意见》，并以线上授课，线下下发纸质版，带领各级医疗机构超声学科形成了全省超声人员参与防控的大格局。

二十五、甘肃省超声医学质量控制中心

（一）基本情况

成立时间为 2013 年 5 月，目前主任委员单位为兰州大学第二医院。

（二）2020 年重点工作

1. 制定超声结果互认培训方案、加强互认项目技术培训，规范诊疗行为，提升诊疗水平

根据甘肃省卫健委《甘肃省检查检验结果互认工作方案（2020—2021）》文件内容，制定了超声检查结果互认的培训方案。赴基层进行疑难病例会诊，进行操作规范演示。

2. 加强互认项目质量控制工作，对各级医院超声报告抽查考核，进行报告规范、互认标准专题讲座

对地州市质控中心进行超声报告质量控制，对各级医院的超声报告以随机时间点抽查进行质控，以报告抽查的方式进行各亚专业报告质量评分考核，从报告书写、诊断意见、报告规范等方面进行报告规范、互认标准专题讲座。

3. 建立甘肃省超声质控专科联盟，加强质控专科联盟建设

2020年5月16日，举行了甘肃省超声质控专科联盟（第一批）启动会，共与11家联盟单位签订联盟合作协议。截至12月31日，先后8次进行下基层帮扶活动。

4. 为规范诊疗行为，疫情期间先后四次举办甘肃超声线上专题培训会暨诊断能力擂台赛

4月18日，举办心脏、妇产专题培训会暨诊断能力擂台赛；

6月27日，举办腹部、浅表及血管专题培训会暨诊断能力擂台赛；

9月12日，举办甘肃省超声检查结果互认专题培训会暨县级医院诊断能力擂台赛；

11月15日，举办新技术专题培训会/超声检查结果互认考核暨综合诊断能力擂台赛决赛。

5. 进行互认标准线上考核，确认考核名单

互认考核分别于11月15日和11月21日分两批次进行。通过对互认标准内知识点以单选题、多选题、和病例分析题的形式进行考核，共1 686人次医师参加考核。

6. 为规范新技术的临床应用，举办两期超声造影临床规范应用精品培训班

分别于10月15日、12月23日，举办了两期超声造影规范应用精品培训班。

7. 建立疑难病例会诊及讨论制度

根据基层需求，以超声质控专科联盟为依托，基层定期集中疑难病例，专家团队赴基层进行疑难病例会诊讲解，同时建立网络社交交流平台，已有5个网络社交群定期进行疑难病例诊断思路讲座的分享和基层会诊病例的即刻解答机制。

8. 积极参与国内大型超声学术活动，加强与国内知名超声专家的交流，提升甘肃超声知名度

2020年度甘肃超声质控中心主任作为中国医师协会超声医师分会副会长筹划并参与中国介入性超声医师培训推动项目线上会议系列活动（四期）。

（三）疫情主要工作

疫情期间，为做好对新型冠状病毒感染疫情期间超声防控工作，降低传染风险，保证医疗安全，在网络社交公众平台发布《甘肃超声医疗质量控制中心关于新型冠状病毒感染疫情期间超声检查防控建议》，并参与编写《新型冠状病毒防控期间超声医护人员防护指导意见》，已于2020年3月发表于《中华超声医学（电子版）》。

二十六、青海省超声医学质量控制中心

（一）基本情况

青海省超声质控中心成立于2016年12月，目前主任委员单位为青海省人民医院。

（二）2020年重点工作

1. 督查青海省所有二级及二级以上医院超声质控工作。

2. 成立州级、地市级质控中心。

3. 对于超声质控相对薄弱医院进行多种形式的帮扶。

4. 对青海省各级医疗机构数据填报工作进行培训。

5. 积极完成上级安排的各项工作任务。

（三）疫情主要工作

1. 组织全省超声医师进行线上学习国家质控中心制定的《超声医学科新型冠状病毒感染防控专家共识（第一版）》《超声医学质控中心新冠疫情防控工作简报》。

2. 疫情期间质控中心要求各级各类医院培训超声医师个人防护，要求各级各类医院院感科加强对超声检查室的消毒及检查。

3.疫情期间通过网络,组织省内专家,从4月至10月进行对基层医师的专业培训,每周一次。

4.依据网络,完成国家质控中心的填报工作,并且对我省所有二级以上医院进行了基本情况的数据填报。

5.疫情缓解后,对部分二级医院进行了现场走访与督查。

6.完成了省医管局对我中心的考核。

二十七、宁夏回族自治区超声医学质量控制中心

(一)基本情况

宁夏回族自治区超声医学质量控制中心于2020年12月20日在银川市成立,挂靠于宁夏医科大学总医院。

(二)2020年重点工作

在宁夏回族自治区卫健委的领导下,宁夏回族自治区超声医学质量控制中心成立之初,今后将负责全区各个医院超声医疗质量的总体监控。根据卫健委的有关规定以及各个医院超声医疗工作的核心任务,制定医疗质量管理方案,如目标、指标、计划、效果评价、信息反馈等。研究提高医疗服务质量、加强日常监控的工作方法。建立超声医疗质量监控指标体系和评价方法。定期组织医疗质量检查、考核及评价,判断超声医疗质量完成情况,提出改进措施。全面负责全区超声医疗质量控制和改进管理工作。

(三)疫情主要工作

为响应国家的号召,增强我区应对新型冠状病毒感染的肺炎疫情的防控和应急能力,疫情期间宁夏超声医师积极明确疫情期间的超声诊疗工作开展,超声医师严格执行预防措施,做好个人防护和诊疗环境的管理,保证正常患者超声检查需求,针对确诊及疑似患者积极配合感染科行多次床旁检查。其次,多次开展线上学习肺脏的超声诊断、肺超声直播课堂等。

同时,宁夏超声医学质控中心筹备成立期间,积极配合宁夏定点医院——宁夏回族自治区第四人民医院日常及科研工作,先后派出多名超声医师前往支援,并完成多例重症肺炎超声诊断的病例,完成新型冠状病毒相关超声科研课题。此外,在疫情防控的危急时刻,国家紧急医学救援队(宁夏)队员们(含多名超声工作人员)响应国家卫生健康委员会的号召,紧急出发支援湖北疫情防控工作。

二十八、新疆维吾尔自治区超声医学质量控制中心

(一)基本情况

新疆维吾尔自治区超声医学质量控制中心成立于2003年,目前主任委员单位为新疆医科大学第一附属医院。

(二)2020年重点工作

1.疫情期间指导各地州进行新型冠状病毒防控工作的培训,强化安全意识和院感防控。

2.持续开展全区超声质控网络的建设工作,积极开展13个各地区质控分中心,各项超声质控管理工作,督促各地州分中心建立各地区基层医院质控网络,开展各项督导检查和调研。

3.开展各类质控学术交流和培训,继续开展了针对基层地区的"胎儿超声心动图检查技术推广与应用""乳腺及妇科疾病的超声规范化诊断及病变早期筛查"的超声技术的规范应用,以线上形式开展了"临床超声医学质量控制培训班",定期召开"超声沙龙及疑难病例诊断讨论会——读图会",同时指导并参与了各地州分中心开展学术交流。

4.定期召开超声诊断专业质控中心会议。定期组织全区内13个超声质控分中心进行经验交流,研究讨论本地区超声医学专业学科发展情况,不断提高超声诊断质量持续改进方法。

5.完成自治区卫生健康委和国家超声医学质控中心交办的其他工作。

(三)疫情主要工作

1.疫情期间指导各地州进行新型冠状病毒防控工作的培训。按照国家超声医学质控中心组织编写的《超声医学科新型冠状病毒感染防控专家共识(第一版)》进行推广和培训。制定了"超声医学科新冠病毒感染的防控指导方案",指导一线医护人员保护自身及患者安全,提高防护意识。

2.对重点成员单位超声医务人员进行安全意识和院感防控的指导,降低职业暴露风险。

附录

2021 年全国超声医学质量控制哨点医院名单 *

序号	省（直辖市、自治区）	市（区、自治州、地区、盟）	医院名称	级别	专科/综合	公立/民营
1		石景山区	中国医学科学院整形外科医院	三级	专科	公立
2		西城区	北京大学人民医院	三级	综合	公立
3		西城区	首都医科大学附属复兴医院	三级	综合	公立
4		西城区	北京市第二医院	二级	综合	公立
5		西城区	北京中医药大学附属护国寺中医院	三级	专科	公立
6		西城区	北京市回民医院	三级	专科	公立
7		西城区	北京市健宫医院	二级	综合	民营
8		西城区	北京市西城区妇幼保健院	二级	专科	公立
9		西城区	北京大学第一医院	三级	综合	公立
10		顺义区	北京市顺义区妇幼保健院	三级	专科	公立
11		石景山区	首都医科大学附属北京康复医院	三级	专科	公立
12		海淀区	北京大学第三医院	三级	综合	公立
13		海淀区	北京市社会福利医院	二级	综合	公立
14		海淀区	北京市海淀医院	三级	综合	公立
15		海淀区	航天中心医院	三级	综合	公立
16		海淀区	首都医科大学附属北京世纪坛医院	三级	综合	公立
17		海淀区	北京大学医院	二级	综合	公立
18		海淀区	北京老年医院	三级	综合	公立
19	北京	海淀区	北京四季青医院（北京市海淀区四季青镇社区卫生服务中心）	二级	综合	公立
20		海淀区	清华大学医院	二级	综合	公立
21		海淀区	北京市中关村医院（中国科学院中关村医院）	二级	综合	公立
22		东城区	北京市第六医院	二级	综合	公立
23		东城区	中国医学科学院北京协和医院	三级	综合	公立
24		大兴区	北京市大兴区人民医院	三级	综合	公立
25		朝阳区	首都医科大学附属北京地坛医院	三级	专科	公立
26		朝阳区	北京市垂杨柳医院	三级	综合	公立
27		朝阳区	北京市朝阳区双桥医院	二级	综合	公立
28		朝阳区	首都医科大学附属北京朝阳医院	三级	综合	公立
29		朝阳区	首都医科大学附属北京安贞医院	三级	综合	公立
30		朝阳区	北京中日友好医院	三级	综合	公立
31		朝阳区	北京民航总医院	三级	综合	公立
32		朝阳区	首都医科大学附属北京潞河医院	三级	综合	公立
33		朝阳区	北京市朝阳区妇幼保健院	三级	专科	公立
34		朝阳区	首都医科大学附属北京安贞医院	三级	综合	公立
35		朝阳区	清华大学附属北京清华长庚医院	三级	综合	公立
36		昌平区	北京市昌平区医院	三级	综合	公立
37		怀柔区	北京怀柔医院	三级	综合	公立
38		和平区	天津医科大学总医院	三级	综合	公立
39		南开区	天津市第一中心医院	三级	综合	公立
40	天津市	河东区	天津市第三中心医院	三级	综合	公立
41		河西区	天津医科大学第二医院	三级	综合	公立
42		河西区	天津市肿瘤医院	三级	专科	公立

续表

序号	省(直辖市、自治区)	市(区、自治州、地区、盟)	医院名称	级别	专科/综合	公立/民营
43		和平区	中国医学科学院血液病医院	三级	专科	公立
44		红桥区	天津市人民医院	三级	综合	公立
45		河西区	天津市天津医院	三级	综合	公立
46		北辰区	天津市儿童医院	三级	专科	公立
47		南开区	天津市中心妇产科医院	三级	专科	公立
48		红桥区	天津市中医药研究院附属医院	三级	综合	公立
49		河北区	天津市第四中心医院	三级	综合	公立
50		津南区	天津市胸科医院	三级	专科	公立
51		南开区	天津市中西医结合医院(天津市南开医院)	三级	综合	公立
52		津南区	天津市环湖医院	三级	专科	公立
53		津南区	天津市海河医院	三级	综合	公立
54		河西区	天津市安定医院	三级	专科	公立
55		北辰区	天津医科大学朱宪彝纪念医院	三级	综合	公立
56		西青区	天津中医药大学第一附属医院	三级	综合	公立
57		河北区	天津市第三中心医院分院	三级	综合	公立
58		河北区	天津中医药大学第二附属医院	三级	综合	公立
59		河西区	天津市第四医院	三级	综合	公立
60		河东区	天津市职业病防治院	三级	专科	公立
61		滨海新区	天津市第五中心医院	三级	综合	公立
62		北辰区	天津市北辰医院	三级	综合	公立
63		北辰区	天津市北辰中医医院	三级	综合	公立
64		宝坻区	天津市宝坻区人民医院	三级	综合	公立
65		蓟州区	天津市蓟州区人民医院	三级	综合	公立
66		静海区	天津市静海区医院	三级	综合	公立
67		宁河区	天津市宁河区医院	三级	综合	公立
68		武清区	天津市武清区人民医院	三级	综合	公立
69		武清区	天津市武清区中医医院	三级	综合	公立
70		西青区	天津市西青医院	三级	综合	公立
71		东丽区	天津医科大学总医院空港医院	三级	综合	公立
72		东丽区	天津市肿瘤医院空港医院	三级	专科	公立
73		滨海新区	天津北大医疗海洋石油医院	二级	综合	公立
74		滨海新区	天津海滨人民医院	二级	综合	公立
75		滨海新区	天津市滨海新区中医医院	三级	综合	公立
76		滨海新区	天津市滨海新区大港医院	三级	综合	公立
77		滨海新区	天津市滨海新区塘沽妇产医院	二级	专科	公立
78		滨海新区	天津港口医院	二级	综合	公立
79		滨海新区	天津市滨海医院	二级	综合	公立
80		和平区	天津市和平区妇产医院	二级	专科	公立
81		和平区	天津市公安医院	二级	综合	公立
82		南开区	天津市水阁医院	二级	专科	公立
83		南开区	天津市美津宜和妇儿医院	二级	专科	民营
84		南开区	天津南开天孕医院	二级	专科	民营
85		河东区	天津市河东区中医医院	二级	综合	公立
86		河北区	天津市第二医院	二级	综合	公立
87		红桥区	天津市红桥医院	二级	综合	公立
88		津南区	天津市津南医院	二级	综合	公立
89		东丽区	天津市东丽医院	三级	综合	公立
90		东丽区	天津市东丽区中医医院	二级	综合	公立
91		武清区	天津市武清区第二人民医院	二级	综合	公立
92		静海区	天津市静海区中医医院	二级	综合	公立
93		宝坻区	天津市宝坻区妇产医院	二级	专科	公立
94		宝坻区	天津市宝坻区中医医院	二级	综合	公立
95		宁河区	天津市宁河区中医医院	二级	综合	公立
96		蓟州区	天津市蓟州区中医医院	二级	综合	公立
97		河西区	天津坤如玛丽妇产医院	二级	专科	民营
98		河西区	天津市河西区妇产科医院	二级	专科	公立

续表

序号	省（直辖市、自治区）	市（区、自治州、地区、盟）	医院名称	级别	专科/综合	公立/民营
99		石家庄市	河北省人民医院	三级	综合	公立
100		石家庄市	河北医科大学第一医院	三级	综合	公立
101		石家庄市	河北医科大学第二医院	三级	综合	公立
102		石家庄市	河北医科大学第三医院	三级	综合	公立
103		石家庄市	河北医科大学第四医院	三级	综合	公立
104		石家庄市	石家庄市人民医院	三级	综合	公立
105		石家庄市	石家庄市平安医院	三级	综合	民营
106		石家庄市	石家庄市第二医院	二级	综合	公立
107		石家庄市	石家庄市第三医院	二级	综合	公立
108		石家庄市	石家庄市第四医院	三级	专科	公立
109		石家庄市	石家庄市中医院	三级	专科	公立
110		邯郸市	邯郸市妇幼保健院	二级	专科	公立
111		邯郸市	冀中能源峰峰集团有限公司总医院	三级	综合	公立
112		邯郸市	河北工程大学附属医院	三级	综合	公立
113		邯郸市	邯郸市中医院	三级	专科	公立
114		邯郸市	大名县人民医院	二级	综合	公立
115		邯郸市	邯郸市第一医院	三级	综合	公立
116		邯郸市	邯郸市中心医院	三级	综合	公立
117		保定市	保定市第一中心医院	三级	综合	公立
118		保定市	河北大学附属医院	三级	综合	公立
119		保定市	保定市第一医院	三级	综合	公立
120		保定市	保定市妇幼保健院	三级	专科	公立
121		保定市	涿州市医院	三级	综合	民营
122		保定市	曲阳县恒州医院	二级	专科	民营
123		保定市	徐水区妇幼保健院	二级	专科	公立
124		保定市	安新县中医医院	二级	综合	公立
125		保定市	保定牡丹妇婴医院	二级	专科	民营
126	河北	张家口市	河北北方学院附属第一医院	三级	综合	公立
127		张家口市	河北北方学院附属第二医院	三级	综合	公立
128		张家口市	张家口市中医院	三级	综合	公立
129		张家口市	张家口市第二医院	二级	综合	公立
130		张家口市	张家口市妇幼保健院	二级	专科	公立
131		张家口市	张家口市第五医院	二级	综合	公立
132		张家口市	张家口市下花园区医院	二级	综合	公立
133		张家口市	张家口宣钢医院	二级	综合	民营
134		张家口市	涿鹿县医院	二级	专科	公立
135		承德市	承德医学院附属医院	三级	综合	公立
136		承德市	承德市妇幼保健院	二级	专科	公立
137		承德市	承德市中心医院	三级	综合	公立
138		承德市	丰宁满族自治县医院	二级	综合	公立
139		承德市	围场满族蒙古族自治县医院	二级	综合	公立
140		承德市	承德市宽城满族自治县医院	二级	综合	公立
141		承德市	承德围场大都医院	二级	综合	民营
142		承德市	河北省隆化县医院	二级	综合	公立
143		承德市	承德县医院	二级	综合	公立
144		唐山市	华北理工大学附属医院	三级	综合	公立
145		唐山市	唐山市工人医院	三级	综合	公立
146		唐山市	开滦总医院	三级	综合	公立
147		唐山市	唐山市第二医院	三级	专科	公立
148		唐山市	唐山市妇幼保健院	三级	专科	公立
149		唐山市	唐山市中心医院	三级	综合	民营
150		唐山市	曹妃甸区人民医院	二级	综合	公立
151		唐山市	滦州市人民医院	二级	综合	公立
152		唐山市	遵化市妇幼保健院	二级	专科	公立
153		廊坊市	廊坊市人民医院	三级	综合	公立
154		廊坊市	廊坊市妇幼保健中心	二级	专科	公立

续表

序号	省（直辖市、自治区）	市（区、自治州、地区、盟）	医院名称	级别	专科/综合	公立/民营
155		廊坊市	廊坊市第四人民医院	二级	综合	公立
156		廊坊市	大城县医院	二级	综合	公立
157		廊坊市	固安县人民医院	二级	综合	公立
158		廊坊市	三河市燕郊人民医院	二级	综合	民营
159		廊坊市	廊坊万福妇产医院	二级	专科	民营
160		沧州市	南皮县人民医院	二级	综合	公立
161		沧州市	沧州市中心医院	三级	综合	公立
162		沧州市	黄骅市人民医院	二级	综合	公立
163		沧州市	任丘市人民医院	二级	综合	公立
164		沧州市	沧州市妇幼保健院	二级	专科	公立
165		沧州市	沧州市人民医院	三级	综合	公立
166		沧州市	沧县医院	二级	综合	公立
167		沧州市	河北省沧州市中西医结合医院	三级	综合	公立
168		衡水市	衡水市人民医院	三级	综合	公立
169		衡水市	衡水市第四人民医院	三级	综合	公立
170		衡水市	衡水市妇幼保健院	二级	专科	公立
171		衡水市	武强县医院	二级	综合	公立
172		衡水市	深州市医院	二级	综合	公立
173		衡水市	安平县人民医院	二级	综合	公立
174		衡水市	衡水市第六人民医院	二级	综合	公立
175		邢台市	邢台市人民医院	三级	综合	公立
176		邢台市	邢台市妇幼保健院	二级	专科	公立
177		邢台市	邢台医学高等专科学校第二附属医院	三级	综合	公立
178		邢台市	巨鹿县医院	三级	综合	公立
179		邢台市	清河县人民医院	二级	综合	公立
180		邢台市	邢台市第二医院	二级	专科	公立
181		秦皇岛市	秦皇岛市第一医院	三级	综合	公立
182		秦皇岛市	秦皇岛市第二医院	三级	综合	公立
183		秦皇岛市	秦皇岛市妇幼医院	三级	专科	公立
184		秦皇岛市	秦皇岛市第四医院	二级	专科	公立
185		秦皇岛市	秦皇岛市海港区医院	二级	综合	公立
186		秦皇岛市	秦皇岛市北戴河区医院	二级	综合	公立
187		秦皇岛市	秦皇岛市军工医院	二级	综合	公立
188		秦皇岛市	秦皇岛市抚宁区医院	二级	综合	公立
189		秦皇岛市	河北省卢龙县医院	二级	综合	公立
190		太原市	山西医科大学第一医院	三级	综合	公立
191		太原市	山西省人民医院	三级	综合	公立
192		太原市	山西省肿瘤医院	三级	专科	公立
193		太原市	山西医科大学第二医院	三级	综合	公立
194		太原市	山西白求恩医院	三级	综合	公立
195		太原市	山西省心血管病医院	三级	专科	公立
196		太原市	山西省儿童医院	三级	专科	公立
197		太原市	太原市第二人民医院	二级	综合	公立
198		太原市	太原市中心医院	三级	综合	公立
199		临汾市	临汾市中心医院	三级	综合	公立
200	山西省	运城市	运城市中心医院	三级	综合	公立
201		晋中市	晋中市第一人民医院	三级	综合	公立
202		晋城市	晋城市人民医院	三级	综合	公立
203		大同市	大同市第五人民医院	三级	综合	公立
204		忻州市	忻州市人民医院	三级	综合	公立
205		汾阳市	山西省汾阳医院	三级	综合	公立
206		长治市	长治医学院附属和平医院	三级	综合	公立
207		朔州市	朔州市人民医院	二级	综合	公立
208		阳泉市	阳泉市第一人民医院	三级	综合	公立
209		临汾市	临汾市人民医院	三级	综合	公立
210		大同市	大同市第三人民医院	三级	综合	公立

序号	省(直辖市、自治区)	市(区、自治州、地区、盟)	医院名称	级别	专科/综合	公立/民营
211		长治市	长治市和济医院	三级	综合	公立
212		河津市	河津市人民医院	二级	综合	公立
213		吕梁市	临县人民医院	二级	综合	公立
214		太原市	山西省煤炭中心医院	三级	综合	公立
215		太原市	太原市人民医院	二级	综合	公立
216		吕梁市	吕梁市人民医院	三级	综合	公立
217		晋中市	晋中市第二人民医院	三级	综合	公立
218		朔州市	朔州市中心医院	二级	综合	公立
219		呼和浩特市	内蒙古自治区妇幼保健院	三级	专科	公立
220		包头市	内蒙古科技大学包头医学院第一附属医院	三级	综合	公立
221		巴彦淖尔市	巴彦淖尔市医院	三甲	综合	公立
222		呼和浩特市	内蒙古自治区人民医院	三级	综合	公立
223		呼和浩特市	内蒙古医科大学附属医院	三级	综合	公立
224		乌海市	乌海市人民医院	三级	综合	公立
225		呼伦贝尔市	内蒙古林业总医院	三级	综合	公立
226		包头市	包头市中心医院	三级	综合	公立
227		赤峰市	赤峰学院附属医院	三级	综合	公立
228		锡林浩特市	锡林郭勒盟蒙医医院	三级	综合	公立
229	内蒙古自治区	包头市	内蒙古包钢医院	三级	综合	公立
230		鄂尔多斯市	鄂尔多斯市中心医院	三级	综合	公立
231		呼和浩特市	呼和浩特市第一医院	三级	综合	公立
232		乌兰浩特市	兴安盟人民医院	三级	综合	公立
233		赤峰市	赤峰市医院	三级	综合	公立
234		赤峰市	赤峰市妇幼保健计划生育服务中心	二级	专科	公立
235		鄂尔多斯市	鄂尔多斯市伊金霍洛旗人民医院	二级	综合	公立
236		呼伦贝尔市	呼伦贝尔市人民医院	三级	综合	公立
237		阿拉善盟	阿拉善盟中心医院	三级	综合	公立
238		包头市	九原区医院	二级	综合	公立
239		乌兰察布市	乌兰察布市中心医院	三级	综合	公立
240		呼和浩特市	内蒙古国际蒙医医院	三级	综合	公立
241		锡林浩特市	锡林郭勒盟中心医院	三级	综合	公立
242		沈阳市	中国医科大学附属第一医院	三级	综合	公立
243		辽阳市	辽阳市中心医院	三级	综合	公立
244		铁岭市	铁岭市中心医院	三级	综合	公立
245		葫芦岛市	葫芦岛市中心医院	三级	综合	公立
246		阜新市	阜新市第二人民医院(阜新市妇产医院)	三级	专科	公立
247		锦州市	锦州医科大学附属第一医院	三级	综合	公立
248		沈阳市	沈阳安联妇婴医院有限公司	三级	专科	民营
249		丹东市	凤城市中心医院	三级	综合	公立
250		大连市	大连市中心医院	三级	综合	公立
251		朝阳市	朝阳市中心医院	三级	综合	公立
252		大连市	大连大学附属中山医院	三级	综合	公立
253		本溪市	华润辽健集团本钢总医院	三级	综合	公立
254	辽宁省	大连市	大连医科大学附属第一医院	三级	综合	公立
255		阜新市	阜新市中心医院	三级	综合	公立
256		沈阳市	辽宁省人民医院	三级	综合	公立
257		丹东市	东港市中心医院	三级	综合	公立
258		沈阳市	辽宁中医药大学附属医院	三级	综合	公立
259		大连市	大连市妇女儿童医疗中心(集团)	三级	专科	公立
260		大连市	大连医科大学附属第二医院	三级	综合	公立
261		丹东市	丹东市中心医院	三级	综合	公立
262		沈阳市	中国医科大学附属盛京医院	三级	综合	公立
263		营口市	方大群众(营口)医院有限公司	三级	综合	民营
264		营口市	中心医院	三级	综合	公立
265		锦州市	锦州市中心医院	三级	综合	公立
266		本溪市	本溪市中心医院	三级	综合	公立

续表

序号	省(直辖市、自治区)	市(区、自治州、地区、盟)	医院名称	级别	专科/综合	公立/民营
267		沈阳市	沈阳市妇幼保健院	三级	专科	公立
268		沈阳市	沈阳市儿童医院	三级	专科	公立
269		鞍山市	鞍钢集团总医院	三级	综合	公立
270		抚顺市	辽宁省健康产业集团抚矿总医院	三级	综合	公立
271		大连市	大连市友谊医院	三级	综合	公立
272		沈阳市	沈阳医学院附属第二医院	三级	综合	公立
273		沈阳市	中国医科大学附属第四医院	三级	综合	公立
274		沈阳市	沈阳医学院附属中心医院	三级	综合	公立
275		鞍山市	鞍山市妇儿医院	三级	专科	公立
276		鞍山市	鞍山市中心医院	三级	综合	公立
277		盘锦市	盘锦市中心医院	三级	综合	公立
278		沈阳市	沈阳市红十字会医院	三级	综合	公立
279		沈阳市	沈阳市第四人民医院	三级	综合	公立
280		锦州市	锦州医科大学附属第三医院	三级	综合	公立
281		长春市	长春市中心医院	三级	综合	公立
282		吉林市	吉林市中心医院	三级	综合	公立
283		长春市	吉林大学第一医院二部	三级	综合	公立
284		长春市	吉林国健高新妇产医院	二级	专科	民营
285		长春市	吉林国健经开妇产医院	二级	专科	民营
286		长春市	吉林国健妇产医院	二级	专科	民营
287		长春市	德惠市人民医院	二级	综合	公立
288		长春市	德惠市中医院	二级	综合	公立
289		长春市	农安县中医院	二级	综合	公立
290		长春市	吉林国文医院	三级	综合	民营
291		吉林市	龙潭区铁东医院	二级	综合	公立
292		吉林市	蛟河市人民医院	二级	综合	公立
293		吉林市	舒兰市第二人民医院	二级	综合	公立
294		松原市	松原市中西医结合医院	三级	综合	公立
295	吉林省	松原市	松原吉林油田医院	三级	综合	民营
296		松原市	前郭尔罗斯蒙古族自治县医院	三级	综合	公立
297		松原市	长岭县中医院	二级	综合	公立
298		白城市	洮南市人民医院	二级	综合	公立
299		白城市	白城医学高等专科学校附属医院	二级	综合	公立
300		白城市	镇赉县人民医院	二级	综合	公立
301		辽源市	辽源市西安区人民医院	二级	综合	公立
302		辽源市	东辽县人民医院	二级	综合	公立
303		延边州朝鲜族自治州	延边妇幼保健院	三级	专科	公立
304		延边州朝鲜族自治州	敦化市医院	二级	综合	公立
305		延边州朝鲜族自治州	珲春市人民医院	二级	综合	公立
306		延边州朝鲜族自治州	和龙市人民医院	二级	综合	公立
307		通化市	中心医院	三级	综合	公立
308		通化市	梅河口市中心医院	三级	综合	公立
309		通化市	辉南县人民医院	二级	综合	公立
310		哈尔滨市	哈尔滨医科大学附属第二医院	三级	综合	公立
311		哈尔滨市	哈尔滨医科大学附属第一医院	三级	综合	公立
312		哈尔滨市	哈尔滨医科大学附属第四医院	三级	综合	公立
313		哈尔滨市	黑龙江省医院	三级	综合	公立
314		哈尔滨市	黑龙江省农垦总局总医院	三级	综合	公立
315		哈尔滨市	哈尔滨市第一医院	三级	综合	公立
316	黑龙江	哈尔滨市	哈尔滨市第二医院	三级	综合	公立
317		哈尔滨市	哈尔滨市中医院	三级	综合	公立
318		哈尔滨市	哈尔滨医科大学附属儿童医院	三级	专科	公立
319		佳木斯市	佳木斯大学附属第一医院	三级	综合	公立
320		大庆市	大庆油田总医院	三级	综合	公立
321		鸡西市	鸡西市人民医院	三级	综合	公立
322		七台河市	七台河七煤总医院	三级	综合	公立

续表

序号	省（直辖市、自治区）	市（区、自治州、地区、盟）	医院名称	级别	专科/综合	公立/民营
323		鹤岗市	鹤岗市人民医院	三级	综合	公立
324		双鸭山市	双鸭山双矿医院	三级	综合	公立
325		绥化市	绥化市第一医院	三级	综合	公立
326		黑河市	黑河市第一人民医院	三级	综合	公立
327		大兴安岭地区	大兴安岭地区人民医院	三级	综合	公立
328		牡丹江市	牡丹江市肿瘤医院	三级	专科	公立
329		哈尔滨市	黑龙江玛丽亚妇产医院	三级	专科	民营
330		牡丹江市	牡丹江医学院红旗医院	三级	综合	公立
331		佳木斯市	佳木斯市妇幼保健院/佳木斯市儿童医院	三级	专科	公立
332		佳木斯市	佳木斯市中医院	三级	综合	公立
333		双鸭山市	农垦红兴隆管理局中心医院	三级	综合	公立
334		双鸭山市	双鸭山市人民医院	三级	综合	公立
335		双鸭山市	双鸭山市妇幼保健院	三级	专科	公立
336		哈尔滨市	黑龙江中医药大学附属第四医院	三级	综合	公立
337		大庆市	大庆龙南医院	三级	综合	公立
338		鸡西市	鸡西妇幼保健院	二级	专科	公立
339		哈尔滨市	哈尔滨二四二医院	三级	综合	公立
340		哈尔滨市	哈尔滨市第五医院	三级	综合	公立
341		齐齐哈尔市	齐齐哈尔医学院附属第三医院	三级	综合	公立
342		齐齐哈尔市	齐齐哈尔医学院附属第一医院	三级	综合	公立
343		齐齐哈尔市	齐齐哈尔医学院附属第二医院	三级	综合	公立
344		齐齐哈尔市	齐齐哈尔市中医院	三级	综合	公立
345		齐齐哈尔市	龙江县第一人民医院	二级	综合	公立
346		佳木斯市	佳木斯市中心医院	三级	综合	公立
347		牡丹江市	牡丹江市第一人民医院	三级	综合	公立
348		齐齐哈尔市	齐齐哈尔一厂医院	二级	综合	民营
349		鸡西市	鸡西鸡矿医院	三级	综合	民营
350		牡丹江市	牡丹江林业中心医院	三级	综合	公立
351		哈尔滨市	哈尔滨市妇幼保健计划生育服务中心	三级	综合	公立
352		牡丹江市	牡丹江市第二人民医院	三级	综合	公立
353		齐齐哈尔市	齐齐哈尔市第一医院	三级	综合	公立
354		哈尔滨市	黑龙江中医药大学附属第二医院	三级	综合	公立
355		哈尔滨市	黑龙江天元妇产医院	三级	专科	民营
356		上海市	复旦大学附属中山医院	三级	综合	公立
357		上海市	复旦大学附属华山医院	三级	综合	公立
358		上海市	复旦大学附属肿瘤医院	三级	专科	公立
359		上海市	上海交通大学医学院附属瑞金医院	三级	综合	公立
360		上海市	上海市第一人民医院	三级	综合	公立
361		上海市	上海市第六人民医院	三级	综合	公立
362		上海市	中国福利会国际和平妇幼保健院	三级	专科	公立
363		上海市	上海中医药大学附属龙华医院	三级	专科	公立
364		上海市	上海市宝山中西医结合医院	三级	专科	公立
365		上海市	上海交通大学医学院附属同仁医院	三级	综合	公立
366		上海市	上海市第一人民医院宝山分院	二级	综合	公立
367	上海市	上海市	上海市浦东新区公利医院	三级	综合	公立
368		上海市	上海市江湾医院	二级	综合	公立
369		上海市	上海市闵行区中心医院	三级	综合	公立
370		上海市	上海天佑医院	未定级	综合	民营
371		上海市	上海市大华医院	二级	综合	公立
372		上海市	上海市嘉定中心医院	二级	综合	公立
373		上海市	上海市杨浦区中心医院	三级	综合	公立
374		上海市	上海交通大学医学院附属仁济医院	三级	综合	公立
375		上海市	上海市第四人民医院	二级	综合	公立
376		上海市	上海市第五人民医院	三级	综合	公立
377		上海市	上海同济大学附属同济医院	三级	综合	公立
378		上海市	上海同济大学附属第十人民医院	三级	综合	公立

序号	省（直辖市、自治区）	市（区、自治州、地区、盟）	医院名称	级别	专科/综合	公立/民营
379		上海市	上海市奉贤区中心医院	三级	综合	公立
380		上海市	上海浦东新区周浦医院	三级	综合	公立
381		上海市	上海市徐汇区中心医院	三级	综合	公立
382		上海市	上海市浦东医院	三级	综合	公立
383		上海市	上海中医药大学附属曙光医院	三级	专科	公立
384		上海市	上海市浦南医院	二级	综合	公立
385		上海市	上海市第八人民医院	二级	综合	公立
386		上海市	中国人民解放军海军第九〇五医院	三级	综合	公立
387		常州市	苏州大学附属常州肿瘤医院	三级	综合	公立
388		常州市	常州市第一人民医院	三级	综合	公立
389		常州市	常州第二人民医院	三级	综合	公立
390		常州市	常州市妇幼保健院	三级	专科	公立
391		淮安市	淮安市第一人民医院	三级	综合	公立
392		连云港市	连云港市妇幼保健院	三级	专科	公立
393		南京市	江苏省人民医院	三级	综合	公立
394		南京市	南京市妇幼保健院	三级	专科	公立
395		南京市	南京大学医学院附属鼓楼医院	三级	综合	公立
396		南京市	南京明基医院	三级	综合	民营
397		南京市	中国人民解放军东部战区总医院	三级	综合	公立
398		南京市	江苏省肿瘤医院	三级	专科	公立
399		南京市	南京市第二医院	三级	专科	公立
400		南京市	江苏省中医院	三级	综合	公立
401		南京市	南京市第一医院	三级	综合	公立
402		南京市	南京医科大学第二附属医院	三级	综合	公立
403		南京市	东南大学附属中大医院	三级	综合	公立
404		南京市	南京市浦口医院	二级	综合	公立
405		南通市	南通市第一人民医院	三级	综合	公立
406		南通市	南通市妇幼保健院	三级	专科	公立
407		南通市	南通大学附属医院	三级	综合	公立
408		无锡市	江阴市人民医院	三级	综合	公立
409		无锡市	无锡市人民医院	三级	综合	公立
410	江苏省	宿迁市	沭阳县人民医院	三级	综合	民营
411		宿迁市	南京鼓楼医院集团宿迁市人民医院	三级	综合	民营
412		徐州市	徐州第一人民医院	三级	综合	公立
413		徐州市	徐州市中心医院	三级	综合	公立
414		盐城市	盐城市第一人民医院	三级	综合	公立
415		盐城市	盐城市第三人民医院	三级	综合	公立
416		扬州市	苏北人民医院	三级	综合	公立
417		镇江市	江苏大学附属医院	三级	综合	公立
418		镇江市	镇江市第一人民医院	三级	综合	公立
419		镇江市	扬中市人民医院	三级	综合	公立
420		南京市	南京瑞东医院	三级	综合	公立
421		徐州市	徐州医科大学附属医院	三级	综合	公立
422		扬州市	扬州大学附属医院	三级	综合	公立
423		泰州市	靖江市人民医院	三级	综合	公立
424		南京市	南京市溧水区人民医院	三级	综合	公立
425		徐州市	睢宁县人民医院	三级	综合	公立
426		无锡市	无锡市第二人民医院	三级	综合	公立
427		无锡市	无锡市儿童医院	三级	专科	公立
428		无锡市	无锡市新吴区新瑞医院	二级	综合	公立
429		徐州市	徐州市第一人民医院	三甲	综合	公立
430		徐州市	徐州市中心医院	三甲	综合	公立
431		镇江市	丹阳市人民医院	三级	综合	公立
432		淮安市	淮安市第二人民医院	三级	综合	公立
433		连云港市	连云港市第二人民医院	三甲	综合	公立
434		苏州市	苏州市立医院	三级	综合	公立

续表

序号	省（直辖市、自治区）	市（区、自治州、地区、盟）	医院名称	级别	专科/综合	公立/民营
435		苏州市	苏州大学附属第一医院	三级	综合	公立
436		苏州市	苏州大学附属第二医院	三级	综合	公立
437		苏州市	苏州市中医医院	三级	专科	公立
438		苏州市	苏州市独墅湖医院	三级	综合	公立
439		苏州市	苏州科技城医院	三级	综合	公立
440		苏州市	上海交通大学医学院附属苏州九龙医院	三级	综合	民营
441		苏州市	苏州明基医院	三级	综合	民营
442		苏州市	苏州市第九人民医院	三级	综合	公立
443		苏州市	苏州市吴中人民医院	三级	综合	公立
444		苏州市	苏州永鼎医院	二级	综合	民营
445		苏州市	常熟市第一人民医院	三级	综合	公立
446		杭州市	浙江大学医学院附属第二医院	三级	综合	公立
447		杭州市	浙江大学医学院附属第一医院	三级	综合	公立
448		杭州市	浙江大学医学院附属邵逸夫医院	三级	综合	公立
449		杭州市	浙江大学医学院附属妇产科医院	三级	专科	公立
450		杭州市	浙江大学医学院附属儿童医院	三级	专科	公立
451		温州市	温州医科大学附属第一医院	三级	综合	公立
452		温州市	温州医科大学附属第二医院	三级	综合	公立
453		杭州市	浙江省肿瘤医院	三级	专科	公立
454		杭州市	浙江省人民医院	三级	综合	公立
455		金华义乌	浙江大学医学院附属第四医院	二级	综合	公立
456		杭州市	杭州市第三人民医院	三级	综合	公立
457		杭州市	杭州市第一人民医院	三级	综合	公立
458		杭州市	杭州市妇产科医院	三级	专科	公立
459		杭州市	杭州市红十字会医院	三级	综合	公立
460		杭州市	杭州市余杭区第一人民医院	三级	综合	公立
461		宁波市	宁波市第一医院	三级	综合	公立
462		宁波市	中国科学院大学宁波华美医院	三级	综合	公立
463		宁波市	余姚市人民医院	三级	综合	公立
464		宁波市	慈溪市人民医院	三级	综合	公立
465		温州市	温州市中心医院	三级	综合	公立
466		温州市	温州市人民医院	三级	综合	公立
467		温州市	瑞安市人民医院	三级	综合	公立
468	浙江省	温州市	浙江省乐清开发区同乐医院	二级	综合	民营
469		温州市	永嘉县人民医院	二级	综合	公立
470		温州市	苍南县人民医院	三级	专科	公立
471		台州市	台州医院	三级	综合	公立
472		台州市	台州市中心医院（台州学院附属医院）	三级	综合	公立
473		台州市	台州市立医院	三级	综合	公立
474		台州市	台州市第一人民医院	三级	综合	公立
475		台州市	玉环市人民医院	二级	综合	公立
476		台州市	三门县人民医院	二级	综合	公立
477		台州市	温岭市第一人民医院	三级	综合	公立
478		金华市	金华市中心医院	三级	综合	公立
479		金华市	兰溪市人民医院	二级	综合	公立
480		金华市	义乌市妇幼保健院	三级	专科	公立
481		金华市	金华广福肿瘤医院	三级	专科	民营
482		金华市	东阳市人民医院	三级	综合	公立
483		金华市	义乌市中心医院	三级	综合	公立
484		金华市	永康市人民医院	三级	综合	公立
485		金华市	武义县人民医院	二级	综合	公立
486		金华市	浦江县人民医院	二级	综合	公立
487		金华市	磐安县人民医院	二级	综合	公立
488		绍兴市	绍兴市人民医院	三级	综合	公立
489		绍兴市	绍兴市妇幼保健院	三级	专科	公立
490		绍兴市	诸暨市中心医院	二级	综合	公立

续表

序号	省（直辖市、自治区）	市（区、自治州、地区、盟）	医院名称	级别	专科/综合	公立/民营
491		绍兴市	绍兴第二医院	三级	综合	公立
492		绍兴市	绍兴文理学院附属医院	三级	综合	公立
493		绍兴市	新昌县人民医院	三级	综合	公立
494		绍兴市	嵊州市人民医院	三级	综合	公立
495		嘉兴市	浙江新安国际医院	三级	综合	民营
496		嘉兴市	嘉兴市第一医院	三级	综合	公立
497		嘉兴市	嘉兴市妇幼保健院	三级	专科	公立
498		嘉兴市	平湖市第一人民医院	二级	综合	公立
499		嘉兴市	海宁市人民医院	三级	综合	公立
500		嘉兴市	嘉兴市第二医院	三级	综合	公立
501		嘉兴市	桐乡市第一人民医院	三级	综合	公立
502		嘉兴市	海盐县人民医院	二级	综合	公立
503		嘉兴市	嘉善县第一人民医院	三级	综合	公立
504		衢州市	衢州市人民医院	三级	综合	公立
505		衢州市	衢州市妇幼保健院	二级	专科	公立
506		衢州市	浙江衢化医院	二级	综合	民营
507		衢州市	常山县人民医院	二级	综合	公立
508		衢州市	江山市人民医院	二级	综合	公立
509		衢州市	柯城区人民医院	二级	综合	公立
510		衢州市	衢州市第二人民医院	二级	综合	公立
511		衢州市	龙游县人民医院	二级	综合	公立
512		衢州市	开化县人民医院	二级	综合	公立
513		舟山市	舟山医院	三级	综合	公立
514		舟山市	舟山市普陀区人民医院	三级	综合	公立
515		舟山市	岱山县第一人民医院	二级	综合	公立
516		舟山市	嵊泗县人民医院	二级	综合	公立
517		丽水市	丽水市中心医院	三级	综合	公立
518		丽水市	丽水市人民医院	三级	综合	公立
519		丽水市	丽水市妇幼保健院	三级	专科	公立
520		丽水市	缙云县人民医院	二级	综合	公立
521		丽水市	遂昌县人民医院	二级	综合	公立
522		丽水市	庆元县人民医院	二级	综合	公立
523		丽水市	龙泉市人民医院	二级	综合	公立
524		丽水市	景宁县人民医院	二级	综合	公立
525		丽水市	青田县人民医院	二级	综合	公立
526		湖州市	湖州市第一人民医院	三级	专科	公立
527		湖州市	湖州市中心医院	三级	综合	公立
528		湖州市	湖州市妇幼保健院	三级	专科	公立
529		湖州市	湖州市南浔区人民医院	二级	综合	公立
530		湖州市	长兴县人民医院	三级	综合	公立
531		湖州市	安吉县人民医院	二级	综合	公立
532		淮北市	濉溪县中医医院	二级	综合	公立
533		铜陵市	铜陵市义安区人民医院	二级	综合	公立
534		宿州市	安徽医科大学附属宿州医院（宿州市立医院）	三级	综合	公立
535		合肥市	安徽医科大学第二附属医院	三级	综合	公立
536		合肥市	安徽医科大学附属巢湖医院	三级	综合	公立
537		合肥市	中国科学技术大学附属第一医院（安徽省立医院）	三级	综合	公立
538		合肥市	合肥市第二人民医院	三级	综合	公立
539	安徽省	安庆	安庆市立医院	三级	综合	公立
540		六安市	六安市人民医院三甲	三级	综合	公立
541		六安市	六安市妇幼保健院	二级	专科	公立
542		宣城市	宣城市人民医院	三级	综合	公立
543		淮北市	淮北市人民医院	三级	综合	公立
544		淮北市	淮北矿工总医院	三级	综合	公立
545		淮北市	淮北市妇幼保健院	二级	专科	公立
546		淮北市	淮北市朝阳医院	二级	综合	民营

序号	省（直辖市、自治区）	市（区、自治州、地区、盟）	医院名称	级别	专科/综合	公立/民营
547		淮北市	濉溪县医院	三级	综合	公立
548		淮北市	濉溪县中医院	二级	综合	公立
549		淮北市	淮北市第四人民医院	二级	综合	公立
550		马鞍山市	马鞍山十七冶医院	三级	综合	公立
551		马鞍山市	德驭医疗马鞍山总医院（原马鞍山市中心医院）	三级	综合	民营
552		马鞍山市	和县人民医院	二级	综合	公立
553		铜陵市	铜陵市立医院	三级	综合	公立
554		铜陵市	铜陵市义安区人民医院	二级	综合	公立
555		铜陵市	枞阳县人民医院	二级	综合	公立
556		铜陵市	铜陵市妇幼保健院	三级	专科	公立
557		亳州市	亳州市人民医院	三级	综合	公立
558		亳州市	亳州市中医院	三级	综合	公立
559		亳州市	利辛县人民医院	三级	综合	公立
560		亳州市	蒙城县第一人民医院	三级	综合	公立
561		淮南市	淮南市第一人民医院（安徽理工大学附属医院）	三级	综合	公立
562		淮南市	东方医院集团凤凰医院	三级	综合	民营
563		淮南市	淮南新华医疗集团新华医院	三级	综合	民营
564		阜阳市	阜阳市中医医院	三级	综合	公立
565		阜阳市	中国中铁阜阳中心医院	二级	综合	公立
566		池州市	池州市人民医院	三级	综合	公立
567		黄山市	黄山市人民医院	三级	综合	公立
568		黄山市	黄山市中医医院	二级	综合	公立
569		芜湖市	芜湖市妇幼保健院	二级	专科	公立
570		芜湖市	皖南医学院第二附属医院	三级	综合	公立
571		福州市	福建省级机关医院	二级	综合	公立
572		福州市	福建省立医院	三级	综合	公立
573		福州市	福建医科大学附属第一医院	三级	综合	公立
574		福州市	福建省肿瘤医院	三级	专科	公立
575		福州市	福建中医药大学附属人民医院	三级	综合	公立
576		福州市	福建省妇幼保健院	三级	专科	公立
577		福州市	福建医科大学附属协和医院	三级	综合	公立
578		福州市	福州市晋安区医院	二级	综合	公立
579		福州市	福建省罗源县医院	二级	综合	公立
580		福州市	福建省连江县医院	二级	综合	公立
581		福州市	福州市儿童医院	三级	专科	公立
582		福州市	福州市长乐区医院	二级	综合	公立
583		福州市	福建医科大学孟超肝胆医院	二级	专科	公立
584		福州市	福清市医院	三级	综合	公立
585		福州市	福州市第二医院	三级	专科	公立
586	福建省	福州市	福州市第一医院	三级	综合	公立
587		龙岩市	福建省龙岩市第二医院	三级	综合	公立
588		龙岩市	福建省龙岩市第一医院	三级	综合	公立
589		南平市	福建省建瓯市立医院	二级	综合	公立
590		南平市	南平市妇幼保健院	二级	专科	公立
591		南平市	南平市建阳区妇幼保健院	二级	专科	公立
592		南平市	松溪县医院	二级	综合	公立
593		南平市	南平市第一医院	三级	综合	公立
594		南平市	武夷山市立医院	二级	综合	公立
595		宁德市	福鼎市医院	三级	综合	公立
596		宁德市	寿宁县医院	二级	综合	公立
597		宁德市	柘荣县医院	二级	综合	公立
598		宁德市	宁德市医院	三级	综合	公立
599		宁德市	宁德市闽东医院	三级	综合	公立
600		莆田市	东南医院（原涵江区医院）	二级	综合	民营
601		莆田市	莆田市中医医院	二级	综合	民营
602		莆田市	莆田市第一医院	三级	综合	公立

续表

序号	省(直辖市、自治区)	市(区、自治州、地区、盟)	医院名称	级别	专科/综合	公立/民营
603		莆田市	莆田学院附属医院	三级	综合	公立
604		莆田市	福建省仙游县医院	三级	综合	公立
605		泉州市	福建医科大学附属第二医院	三级	综合	公立
606		泉州市	泉州市第一医院	三级	综合	公立
607		泉州市	晋江市医院	三级	综合	公立
608		三明市	三明市中西医结合医院	三级	专科	公立
609		三明市	三明市第二医院	三级	综合	公立
610		三明市	三明市第一医院	三级	综合	公立
611		厦门市	厦门大学附属翔安医院	三级	综合	公立
612		厦门市	厦门市第三医院	三级	综合	公立
613		厦门市	复旦大学附属中山医院厦门医院	三级	综合	公立
614		厦门市	厦门海沧新阳医院	二级	综合	民营
615		厦门市	厦门弘爱医院	三级	综合	民营
616		厦门市	厦门市湖里区妇幼保健院	二级	专科	公立
617		厦门市	厦门莲花医院	三级	综合	民营
618		厦门市	厦门大学附属第一医院	三级	综合	公立
619		厦门市	厦门大学附属心血管病医院	三级	专科	公立
620		厦门市	厦门大学附属中山医院	三级	综合	公立
621		厦门市	厦门市第五医院	三级	综合	公立
622		厦门市	厦门市儿童医院	三级	专科	公立
623		厦门市	厦门市妇幼保健院	三级	专科	公立
624		厦门市	厦门市中医院	三级	综合	公立
625		厦门市	厦门医学院附属第二医院	三级	综合	公立
626		厦门市	厦门长庚医院	三级	综合	民营
627		漳州市	华安县医院	二级	综合	公立
628		漳州市	龙海市第一医院	二级	综合	公立
629		漳州市	漳州市人民医院	三级	综合	公立
630		漳州市	漳州正兴医院	三级	综合	民营
631		漳州市	漳州市第三医院	三级	综合	民营
632		漳州市	福建医科大学附属漳州市医院	三级	综合	公立
633		抚州市	抚州市妇幼保健院	二级	综合	公立
634		抚州市	临川区人民医院	二级	综合	公立
635		抚州市	抚州市第一人民医院	三级	综合	公立
636		抚州市	乐安县人民医院	二级	综合	公立
637		赣州市	赣州市赣县区人民医院	二级	综合	公立
638		赣州市	兴国县人民医院	三级	综合	公立
639		赣州市	赣南医学院第一附属医院	三级	综合	公立
640		赣州市	赣州市人民医院	三级	综合	公立
641		吉安市	泰和县人民医院	三级	综合	公立
642		吉安市	泰和县妇幼保健计划生育服务中心	二级	专科	公立
643		吉安市	吉安市中心人民医院	三级	综合	公立
644		吉安市	上海市东方医院吉安医院	三级	综合	公立
645	江西省	吉安市	井冈山大学附属医院	三级	综合	公立
646		景德镇市	景德镇市第二人民医院	三级	综合	公立
647		景德镇市	景德镇市第一人民医院	三级	综合	公立
648		九江市	九江市濂溪区人民医院	二级	综合	公立
649		九江市	九江市第一人民医院	三级	综合	公立
650		九江市	九江学院附属医院	三级	综合	公立
651		九江市	九江市妇幼保健院	三级	专科	公立
652		南昌市	新建区人民医院	二级	综合	公立
653		南昌市	南昌大学第二附属医院	三级	综合	公立
654		南昌市	南昌市第三医院	三级	综合	公立
655		南昌市	江西省人民医院	三级	综合	公立
656		南昌市	江西省妇幼保健院	三级	专科	公立
657		南昌市	南昌大学第一附属医院	三级	综合	公立
658		南昌市	江西省中西医结合医院	三级	综合	公立

序号	省(直辖市、自治区)	市(区、自治州、地区、盟)	医院名称	级别	专科/综合	公立/民营
659		南昌市	南昌市第一医院	三级	综合	公立
660		南昌市	江西省肿瘤医院	三级	专科	公立
661		南昌市	江西中医药大学附属医院	三级	专科	公立
662		南昌市	南昌大学第四附属医院	三级	综合	公立
663		萍乡市	萍乡市第二人民医院	三级	综合	公立
664		萍乡市	萍乡矿业集团有限责任公司总医院	三级	综合	公立
665		萍乡市	萍乡市人民医院	三级	综合	公立
666		萍乡市	萍乡市湘东区人民医院	二级	综合	公立
667		萍乡市	赣西肿瘤医院	二级	专科	民营
668		萍乡市	芦溪县妇幼保健院	二级	专科	公立
669		萍乡市	上栗县妇幼保健院	二级	专科	公立
670		萍乡市	萍乡市妇幼保健院	二级	专科	公立
671		上饶市	上饶市人民医院	三级	综合	公立
672		上饶市	铅山县人民医院	二级	综合	公立
673		上饶市	江西医学高等专科学校第一附属医院	二级	综合	公立
674		上饶市	万年县人民医院	二级	综合	公立
675		上饶市	上饶市立医院	三级	综合	公立
676		新余市	新余市人民医院	三级	综合	公立
677		新余市	新余钢铁集团有限公司中心医院	三级	综合	公立
678		宜春市	上高县中医院	二级	综合	公立
679		宜春市	宜春市妇幼保健院	三级	专科	公立
680		宜春市	万载县人民医院	二级	综合	公立
681		宜春市	宜丰县人民医院	二级	综合	公立
682		宜春市	宜春市人民医院	三级	综合	公立
683		宜春市	丰城市人民医院	三级	综合	公立
684		宜春市	丰城市妇幼保健院	二级	专科	公立
685		宜春市	丰城市中医院	二级	综合	公立
686		宜春市	宜春市第二人民医院	二级	综合	公立
687		鹰潭市	鹰潭市人民医院	三级	综合	公立
688		济南市	山东大学齐鲁医院	三级	综合	公立
689		济南市	山东省千佛山医院	三级	综合	公立
690		青岛市	青岛大学附属医院	三级	综合	公立
691		济南市	山东省立医院	三级	综合	公立
692		济宁市	济宁医学院附属医院	三级	综合	公立
693		济宁市	济南市中心医院	三级	综合	公立
694		济南市	山东中医药大学附属医院	三级	综合	公立
695		潍坊市	潍坊医学院附属医院	三级	综合	公立
696		泰安市	泰安市中心医院	三级	综合	公立
697		潍坊市	淄博市中心医院	三级	综合	公立
698		潍坊市	潍坊市人民医院	三级	综合	公立
699		威海市	威海市中心医院	三级	综合	公立
700		德州市	德州市人民医院	三级	综合	公立
701	山东省	济南市	山东省妇幼保健院	三级	专科	公立
702		烟台市	烟台毓璜顶医院	三级	综合	公立
703		济宁市	济宁市第一人民医院	三级	综合	公立
704		青岛市	青岛市第三人民医院	三级	综合	公立
705		临沂市	临沂市人民医院	三级	综合	公立
706		临沂市	临沂市中心医院	三级	综合	公立
707		日照市	日照市人民医院	三级	综合	公立
708		淄博市	淄博市第一人民医院	三级	综合	公立
709		济南市	山东省立第三医院	三级	综合	公立
710		滨州市	滨州市人民医院	三级	综合	公立
711		东营市	东营市胜利油田中心医院	三级	综合	公立
712		青岛市	青岛市市立医院	三级	综合	公立
713		济南市	山东省胸科医院	三级	专科	公立
714		滨州市	滨州市中心医院	三级	综合	公立

序号	省(直辖市、自治区)	市(区、自治州、地区、盟)	医院名称	级别	专科/综合	公立/民营
715		东营市	东营市人民医院	三级	综合	公立
716		济南市	山东大学第二医院	三级	综合	公立
717		聊城市	聊城市第二人民医院	三级	综合	公立
718		泰安市	山东第一医科大学第二附属医院	三级	综合	公立
719		枣庄市	枣庄市立医院	三级	综合	公立
720		青岛市	青岛市妇女儿童医院	三级	专科	公立
721		济南市	济南市第三人民医院	三级	专科	公立
722		济南市	济南市人民医院	三级	综合	公立
723		济南市	山东省肿瘤医院	三级	专科	公立
724		聊城市	聊城市人民医院	三级	综合	公立
725		济南市	济南市儿童医院	三级	专科	公立
726		青岛市	青岛市中心医院	三级	综合	公立
727		烟台市	烟台市烟台山医院	三级	综合	公立
728		青岛市	青岛市第八人民医院	三级	综合	公立
729		济南市	济南市第四人民医院	三级	综合	公立
730		滨州市	滨州医学院烟台附属医院	三级	综合	公立
731		滨州市	滨州医学院附属医院	三级	综合	公立
732		菏泽市	菏泽市立医院	三级	综合	公立
733		淄博市	淄博市妇幼保健院	三级	专科	公立
734		济南市	济南市妇幼保健院	三级	专科	公立
735		郑州市	河南省人民医院	三级	综合	公立
736		郑州市	河南省妇幼保健院	三级	专科	公立
737		郑州市	郑州大学第一附属医院	三级	综合	公立
738		洛阳市	河南科技大学第一附属医院	三级	综合	公立
739		郑州市	河南省肿瘤医院	三级	专科	公立
740		郑州市	阜外华中心血管病医院	三级	专科	公立
741		郑州市	郑州大学第二附属医院	三级	综合	公立
742		郑州市	郑州大学第五附属医院	三级	综合	公立
743		郑州市	河南省胸科医院	三级	专科	公立
744		新乡市	新乡医学院第一附属医院	三级	综合	公立
745		开封市	河南大学第一附属医院	三级	综合	公立
746		平顶山市	平煤神马集团总医院	三级	综合	公立
747		洛阳市	洛阳中心医院	三级	综合	公立
748		开封市	开封市中心医院	三级	综合	公立
749		新乡市	新乡市中心医院	三级	综合	公立
750		信阳市	信阳市中心医院	三级	综合	公立
751		商丘市	商丘市第一人民医院	三级	综合	公立
752	河南省	周口市	周口市中心医院	三级	综合	公立
753		洛阳市	河南科技大学第二附属医院	三级	综合	公立
754		开封市	河南大学淮河医院	三级	综合	公立
755		郑州市	郑州大学附属郑州中心医院	三级	综合	公立
756		南阳市	南阳市中心医院	三级	综合	公立
757		驻马店市	驻马店市中心医院	三级	综合	公立
758		三门峡市	三门峡市中心医院	三级	综合	公立
759		焦作市	焦作市人民医院	三级	综合	公立
760		鹤壁市	鹤壁市人民医院	三级	综合	公立
761		许昌市	许昌市中心医院	三级	综合	公立
762		漯河市	漯河市中心医院	三级	综合	公立
763		新乡市	辉县市人民医院	二级	综合	公立
764		郑州市	郑州大学医院	二级	综合	公立
765		驻马店市	汝南县人民医院	二级	综合	公立
766		洛阳市	洛阳市偃师人民医院	三级	综合	公立
767		郑州市	河南省职工医院	三级	综合	公立
768		南阳市	南阳市第一人民医院	三级	综合	公立
769		洛阳市	洛阳东方医院	三级	综合	民营
770		驻马店市	确山县人民医院	二级	综合	公立

序号	省（直辖市、自治区）	市（区、自治州、地区、盟）	医院名称	级别	专科/综合	公立/民营
771		周口市	太康县人民医院	二级	综合	公立
772		安阳市	安阳地区医院	三级	综合	公立
773		濮阳市	濮阳市妇幼保健院	三级	专科	公立
774		郑州市	郑州市妇幼保健院	三级	专科	公立
775		新乡市	第二人民医院	三级	综合	公立
776		新乡市	新乡市第一人民医院	三级	综合	公立
777		濮阳市	濮阳市油田总医院	三级	综合	民营
778		新乡市	新乡医学院第三附属医院	三级	综合	公立
779		商丘市	商丘市第一人民医院	三级	综合	公立
780		平顶山市	平顶山市第二人民医院	三级	综合	公立
781		商丘市	商丘市中心医院	二级	综合	公立
782		三门峡市	黄河三门峡医院	三级	综合	公立
783		郑州市	郑州人民医院	三级	综合	公立
784		三门峡市	三门峡市中医院	三级	综合	公立
785		焦作市	焦煤中央医院	三级	综合	公立
786		南阳市	镇平县人民医院	三级	综合	公立
787		漯河市	召陵区人民医院	二级	综合	公立
788		焦作市	焦作市妇幼保健院	三级	专科	公立
789		驻马店市	西平县人民医院	二级	综合	公立
790		郑州市	河南省直第三人民医院	三级	综合	公立
791		武汉市	武汉大学人民医院	三级	综合	公立
792		武汉市	华中科技大学同济医学院附属同济医院	三级	综合	公立
793		武汉市	华中科技大学同济医学院附属协和医院	三级	综合	公立
794		武汉市	武汉亚洲心脏病医院	三级	专科	民营
795		武汉市	武汉大学中南医院	三级	综合	公立
796		武汉市	湖北省肿瘤医院	三级	专科	公立
797		武汉市	湖北省妇幼保健院	三级	专科	公立
798		武汉市	中国人民解放军中部战区总医院	三级	综合	公立
799		武汉市	武汉市中心医院	三级	综合	公立
800		武汉市	武汉儿童医院	三级	专科	公立
801		武汉市	武汉市第三医院	三级	综合	公立
802		武汉市	武汉市第四医院	三级	综合	公立
803		武汉市	湖北省中西医结合医院	三级	综合	公立
804		武汉市	湖北省第三人民医院	三级	综合	公立
805		武汉市	华润武钢总医院	三级	综合	公立
806		武汉市	武汉市中医医院	三级	专科	公立
807		武汉市	华中科技大学同济医学院附属梨园医院	三级	综合	公立
808	湖北省	武汉市	武汉科技大学附属天佑医院	三级	综合	公立
809		武汉市	武汉市第五医院	三级	综合	公立
810		武汉市	武汉市第六医院	三级	综合	公立
811		武汉市	武汉市第九医院	二级	综合	公立
812		武汉市	武汉汉口医院	三级	综合	公立
813		武汉市	武汉中西医结合医院	三级	综合	公立
814		武汉市	长江航运总医院	三级	综合	公立
815		鄂州市	鄂州市中心医院	三级	综合	公立
816		鄂州市	鄂州市中医医院	三级	综合	公立
817		鄂州市	鄂州市妇幼保健院	三级	专科	公立
818		鄂州市	鄂州二医院	二级	综合	民营
819		恩施土家族苗族自治州	恩施州中心医院	三级	综合	公立
820		恩施土家族苗族自治州	湖北民族大学附属民大医院	三级	综合	公立
821		恩施土家族苗族自治州	宣恩县人民医院	二级	综合	公立
822		恩施土家族苗族自治州	巴东县人民医院	二级	综合	公立
823		恩施土家族苗族自治州	咸丰县人民医院	二级	综合	公立
824		恩施土家族苗族自治州	恩施亚菲亚妇产医院	二级	专科	民营
825		黄冈市	黄冈市中心医院	三级	综合	公立
826		黄冈市	黄州区妇幼保健院	二级	专科	公立

续表

序号	省(直辖市、自治区)	市(区、自治州、地区、盟)	医院名称	级别	专科/综合	公立/民营
827		黄冈市	英山县人民医院	二级	综合	公立
828		黄冈市	武穴市第一人民医院	二级	综合	公立
829		黄冈市	红安县人民医院	二级	综合	公立
830		黄冈市	英山县中医医院	二级	专科	公立
831		黄石市	黄石市中心医院	三级	综合	公立
832		黄石市	黄石市妇幼保健院	三级	专科	公立
833		黄石市	黄石市第二人民医院	二级	综合	公立
834		黄石市	大冶市人民医院	二级	综合	公立
835		黄石市	阳新县人民医院	二级	综合	公立
836		荆门市	荆门市第二人民医院	三级	综合	公立
837		荆门市	荆门市第一人民医院	三级	综合	公立
838		荆门市	钟祥市人民医院	三级	综合	公立
839		荆门市	京山市人民医院	二级	综合	公立
840		荆门市	沙洋县人民医院	二级	综合	公立
841		十堰市	十堰市太和医院	三级	综合	公立
842		十堰市	竹山县人民医院	二级	综合	公立
843		十堰市	房县妇幼保健院	二级	专科	公立
844		十堰市	竹溪县人民医院	二级	综合	公立
845		十堰市	丹江口市第一医院	二级	综合	公立
846		随州市	随州市中心医院	三级	综合	公立
847		随州市	随州市中医医院	三级	综合	公立
848		随州市	随州市曾都医院	二级	综合	公立
849		随州市	广水市第一人民医院	二级	综合	公立
850		随州市	随县中医医院	二级	综合	公立
851		仙桃市	仙桃市第一人民医院	三级	综合	公立
852		仙桃市	仙桃市中医医院	三级	专科	公立
853		仙桃市	仙桃市妇幼保健院	二级	专科	公立
854		咸宁市	咸宁市中心医院	三级	综合	公立
855		咸宁市	通城县人民医院	二级	综合	公立
856		咸宁市	通山县人民医院	二级	综合	公立
857		咸宁市	咸宁市妇幼保健院	三级	专科	公立
858		咸宁市	咸宁市第一人民医院	二级	综合	公立
859		咸宁市	崇阳县人民医院	二级	综合	公立
860		襄阳市	襄阳市第一人民医院	三级	综合	公立
861		襄阳市	枣阳市第一人民医院	二级	综合	公立
862		襄阳市	宜城市人民医院	二级	综合	公立
863		襄阳市	谷城县人民医院	二级	综合	公立
864		襄阳市	襄州区人民医院	二级	综合	公立
865		孝感市	孝感市中心医院	三级	综合	公立
866		孝感市	孝感市第一人民医院	三级	综合	公立
867		孝感市	汉川市人民医院	三级	综合	公立
868		孝感市	应城市人民医院	二级	综合	公立
869		孝感市	安陆市人民医院(安陆市普爱医院)	二级	综合	公立
870		孝感市	孝感市妇幼保健院	三级	专科	公立
871		宜昌市	宜昌市中心人民医院	三级	综合	公立
872		宜昌市	宜昌市第二人民医院	三级	综合	公立
873		宜昌市	宜昌市妇幼保健院	三级	专科	公立
874		宜昌市	长阳土家族自治县人民医院	二级	综合	公立
875		宜昌市	宜昌市夷陵医院	二级	综合	公立
876		宜昌市	宜昌市夷陵区妇幼保健院	二级	专科	公立
877		荆州市	荆州市中心医院	三级	综合	公立
878		潜江市	湖北江汉油田总医院	三级	综合	公立
879		长沙市	湖南省妇幼保健院	三级	专科	公立
880	湖南省	常德市	常德市妇幼保健院	三级	专科	公立
881		娄底市	娄底市中心医院	三级	综合	公立

序号	省(直辖市、自治区)	市(区、自治州、地区、盟)	医院名称	级别	专科/综合	公立/民营
882		湘潭市	湘潭市中心医院	三级	综合	公立
883		岳阳市	岳阳市一人民医院	三级	综合	公立
884		长沙市	长沙市第一医院	三级	综合	公立
885		长沙市	长沙市第四医院	三级	综合	公立
886		株洲市	株洲市三三一医院	三级	综合	公立
887		衡阳市	南华大学附属第一医院	三级	综合	公立
888		长沙市	中南大学湘雅三医院	三级	综合	公立
889		长沙市	浏阳市人民医院	三级	综合	公立
890		株洲市	株洲市中心医院	三级	综合	公立
891		长沙市	长沙市第三医院	三级	综合	公立
892		株洲市	茶陵县人民医院	二级	综合	公立
893		常德市	常德市第一人民医院	三级	综合	公立
894		长沙市	湖南省肿瘤医院	三级	专科	公立
895		岳阳市	华容县人民医院	二级	综合	公立
896		怀化市	怀化市第一人民医院	三级	综合	公立
897		株洲市	醴陵泰安医院	二级	综合	民营
898		衡阳市	南华大学附属南华医院	三级	综合	公立
899		邵阳市	邵阳学院附属第二医院	三级	综合	公立
900		湘西土家族苗族自治州	湘西土家族苗族自治州人民医院	三级	综合	公立
901		益阳市	益阳市中心医院	三级	综合	公立
902		株洲市	株洲恺德心血管病医院	三级	专科	民营
903		株洲市	株洲市人民医院	三级	综合	公立
904		郴州市	郴州市第一人民医院	三级	综合	公立
905		长沙市	中南大学湘雅医院	三级	综合	公立
906		张家界市	张家界市人民医院	三级	综合	公立
907		永州市	永州市中心医院	三级	综合	公立
908		邵阳市	邵阳市中心医院	三级	综合	公立
909		长沙市	湖南省人民医院	三级	综合	公立
910		衡阳市	南华大学附属第二医院	三级	综合	公立
911		珠海市	珠海市人民医院	三级	综合	公立
912		中山市	中山市人民医院	三级	综合	公立
913		广州市	中山大学孙逸仙纪念医院	三级	综合	公立
914		广州市	中山大学附属第一医院	三级	综合	公立
915		广州市	中山大学附属第三医院	三级	综合	公立
916		广州市	中山大学附属第六医院	三级	专科	公立
917		湛江市	湛江中心人民医院	三级	综合	公立
918		韶关市	粤北人民医院	三级	综合	公立
919		深圳市	深圳市人民医院	三级	综合	公立
920		汕头市	汕头大学医学院第二附属医院	三级	综合	公立
921		清远市	清远市人民医院	三级	综合	公立
922		广州市	南方医科大学南方医院	三级	综合	公立
923	广东省	梅州市	梅州市人民医院	三级	综合	公立
924		广州市	暨南大学附属第一医院	三级	综合	公立
925		广州市	广州医科大学附属第一医院	三级	综合	公立
926		广州市	广州市第一人民医院	三级	综合	公立
927		湛江市	广东医科大学附属医院	三级	综合	公立
928		广州市	广东省中医院	三级	综合	公立
929		广州市	广东省人民医院	三级	综合	公立
930		广州市	广东省第二人民医院	三级	专科	公立
931		佛山市	佛山市中医院	三级	综合	公立
932		佛山市	佛山市第一人民医院	三级	综合	公立
933		东莞市	东莞市人民医院	三级	综合	公立
934		东莞市	东莞市厚街医院	三级	综合	公立
935		东莞市	东莞东华医院(中山大学附属东华医院)	三级	综合	民营
936		深圳市	北京大学深圳医院	三级	综合	公立

序号	省(直辖市、自治区)	市(区、自治州、地区、盟)	医院名称	级别	专科/综合	公立/民营
937		南宁市	广西医科大学第一附属医院	三级	综合	公立
938		南宁市	广西壮族自治区人民医院	三级	综合	公立
939		南宁市	广西医科大学第二附属医院	三级	综合	公立
940		南宁市	广西壮族自治区肿瘤医院	三级	综合	公立
941		南宁市	广西壮族自治区妇幼保健院	三级	专科	公立
942		桂林市	广西壮族自治区南溪山医院	三级	综合	公立
943		南宁市	广西民族医院	三级	综合	公立
944		南宁市	南宁市第一人民医院	三级	综合	公立
945		桂林市	桂林医学院第一附属医院	三级	综合	公立
946		桂林市	桂林医学院第二附属医院	三级	综合	公立
947		桂林市	桂林市人民医院	三级	综合	公立
948	广西壮族自治区	百色市	右江民族医学院附属医院	三级	综合	公立
949		百色市	百色市人民医院	三级	综合	公立
950		柳州市	柳州市人民医院	三级	综合	公立
951		柳州市	柳州市工人医院	三级	综合	公立
952		玉林市	玉林市第一人民医院	三级	综合	公立
953		梧州市	梧州市工人医院	三级	综合	公立
954		梧州市	梧州市红十字会医院	三级	综合	公立
955		贵港市	贵港市人民医院	三级	综合	公立
956		北海市	北海市人民医院	三级	综合	公立
957		钦州市	钦州市第一人民医院	三级	综合	公立
958		河池市	河池市人民医院	三级	综合	公立
959		贺州市	贺州市人民医院	三级	综合	公立
960		防城港市	防城港市第一人民医院	三级	综合	公立
961		来宾市	来宾市人民医院	三级	综合	公立
962		海口市	海南医学院第一附属医院	三级	综合	公立
963		海口市	海南省人民医院	三级	综合	公立
964		海口市	海南医学院第二附属医院	三级	综合	公立
965		海口市	海口市人民医院	三级	综合	公立
966		海口市	海口市妇幼保健院	三级	专科	公立
967		海口市	现代妇女儿童医院	三级	专科	民营
968		海口市	海南省肿瘤医院	三级	专科	民营
969		海口市	琼山妇幼保健院	二级	专科	公立
970		海口市	海南省妇女儿童医学中心	三级	专科	公立
971		三亚市	三亚中心医院	三级	综合	公立
972	海南省	三亚市	三亚市人民医院	三级	综合	公立
973		三亚市	三亚市妇幼保健院	三级	专科	公立
974		儋州市	海南西部中心医院	三级	综合	公立
975		儋州市	儋州市人民医院	三级	综合	公立
976		琼海市	琼海市人民医院	三级	综合	公立
977		万宁市	万宁市人民医院	三级	综合	公立
978		五指山市	海南省第二人民医院	二级	综合	公立
979		文昌市	文昌市庆龄妇幼保健院	二级	专科	公立
980		文昌市	文昌市人民医院	三级	综合	公立
981		临高县	临高县人民医院	二级	综合	公立
982		乐东县	乐东县第二人民医院	二级	综合	公立
983		屯昌县	屯昌县人民医院	二级	综合	公立
984		渝中区	重庆医科大学附属第二医院	三级	综合	公立
985		渝中区	重庆医科大学附属第一医院	三级	综合	公立
986		渝中区	重庆医科大学附属儿童医院	三级	专科	公立
987		渝北区	重庆医科大学附属第三医院	三级	综合	民营
988	重庆市	江北区	重庆市中医院	三级	综合	公立
989		沙坪坝区	重庆大学附属肿瘤医院	三级	专科	公立
990		沙坪坝区	重庆医科大学附属大学城医院	三级	综合	公立
991		永川区	重庆医科大学附属永川医院	三级	综合	公立
992		渝中区	重庆市人民医院	三级	综合	公立

序号	省（直辖市、自治区）	市（区、自治州、地区、盟）	医院名称	级别	专科/综合	公立/民营
993		渝中区	重庆市急救医疗中心	三级	综合	公立
994		南岸区	重庆市第五人民医院	三级	综合	公立
995		渝北区	重庆市妇幼保健院	三级	专科	公立
996		北碚区	重庆市第九人民医院	三级	综合	公立
997		万州区	重庆大学附属三峡医院	三级	综合	公立
998		黔江区	重庆市黔江中心医院	三级	综合	公立
999		涪陵区	重庆市涪陵中心医院	三级	综合	公立
1000		璧山区	璧山区人民医院	三级	综合	公立
1001		南川区	南川区人民医院	三级	综合	公立
1002		合川区	合川区人民医院	三级	综合	公立
1003		江津区	江津区中心医院	三级	综合	公立
1004		大足区	大足区人民医院	三级	综合	公立
1005		綦江区	綦江区人民医院	三级	综合	公立
1006		垫江县	垫江县人民医院	三级	综合	公立
1007		开州区	开州区人民医院	三级	综合	公立
1008		巴南区	重庆市第七人民医院	二级	综合	公立
1009		渝北区	重庆两江新区第一人民医院	二级	综合	公立
1010		南岸区	重庆医药高等专科学校附属第一医院	二级	综合	公立
1011		巴南区	巴南区人民医院	三级	综合	公立
1012		渝北区	渝北区人民医院	二级	综合	公立
1013		彭水县	彭水县人民医院	二级	综合	公立
1014		酉阳县	酉阳县人民医院	二级	综合	公立
1015		荣昌区	荣昌区人民医院	二级	综合	公立
1016		石柱县	石柱县人民医院	二级	综合	公立
1017		奉节县	奉节县人民医院	二级	综合	公立
1018		丰都县	丰都县人民医院	二级	综合	公立
1019		铜梁区	铜梁区人民医院	二级	综合	公立
1020		潼南区	潼南区人民医院	二级	综合	公立
1021		巫溪县	巫溪县人民医院	二级	综合	公立
1022		梁平区	梁平区人民医院	二级	综合	公立
1023		秀山县	秀山县人民医院	二级	综合	公立
1024		忠县	忠县人民医院	二级	综合	公立
1025		巫山县	巫山县人民医院	二级	综合	公立
1026		涪陵区	涪陵区妇幼保健院	三级	专科	公立
1027		万州区	三峡医药高等专科学校附属医院	二级	综合	公立
1028		江北区	江北区中医院	二级	综合	公立
1029		长寿区	重庆市长寿区人民医院	三级	综合	公立
1030		开州区	开州区中医院	三级	综合	公立
1031		巴南区	重庆市巴南区中医院	二级	综合	公立
1032		綦江区	綦江区妇幼保健院	二级	专科	公立
1033		城口县	重庆市城口县人民医院	二级	综合	公立
1034		武隆区	武隆区妇幼保健院	二级	专科	公立
1035		潼南区	潼南区中医院	二级	综合	公立
1036		渝北区	重庆市渝北区妇幼保健院	二级	专科	公立
1037		武隆区	武隆区人民医院	二级	综合	公立
1038		垫江县	垫江县妇幼保健计划生育服务中心	二级	专科	公立
1039		彭水苗族土家族自治县	彭水县妇幼保健计划生育服务中心	二级	专科	公立
1040		潼南区	潼南区妇幼保健计划生育服务中心	二级	专科	公立
1041		九龙坡区	重庆建设医院	二级	综合	公立
1042		大渡口区	大渡口区人民医院	二级	综合	公立
1043		永川区	永川区中医院	三级	综合	公立
1044		万州区	万州区第一人民医院	二级	综合	公立
1045		巴南区	重庆市巴南区妇幼保健计划生育服务中心	二级	专科	公立
1046		巴南区	巴南区第二人民医院	二级	综合	公立
1047		黔江区	重庆市黔江区妇幼保健计划生育服务中心	二级	专科	公立
1048		沙坪坝区	重庆市公共卫生医疗救治中心	三级	综合	公立
1049		九龙坡区	重庆市第十三人民医院	二级	综合	公立

续表

序号	省（直辖市、自治区）	市（区、自治州、地区、盟）	医院名称	级别	专科／综合	公立／民营
1050		九龙坡区	重庆市九龙坡区人民医院	二级	综合	公立
1051		云阳县	云阳县人民医院	二级	综合	公立
1052		沙坪坝区	重庆市沙坪坝区人民医院	二级	综合	公立
1053		江津区	重庆市江津区妇幼保健院	二级	专科	公立
1054		万州区	万州区上海医院	二级	综合	公立
1055		丰都县	丰都县中医院	二级	综合	公立
1056		九龙坡区	九龙坡区第二人民医院	二级	综合	公立
1057		涪陵区	重庆市涪陵区中医院	三级	综合	公立
1058		万州区	重庆市万州区妇幼保健院	三级	专科	公立
1059		万州区	重庆三峡医药高等专科学校附属人民医院	二级	综合	公立
1060		云阳县	重庆市云阳县中医院	三级	专科	公立
1061		涪陵区	重庆郭昌毕中医骨伤医院	二级	专科	民营
1062		开州区	开州区妇幼保健院	二级	专科	公立
1063		南川区	南川区妇幼保健院	二级	专科	公立
1064		南川区	南川区中医医院	二级	综合	公立
1065		黔江区	重庆市黔江区中医院	二级	综合	公立
1066		涪陵区	重庆市涪陵区人民医院（儿童医院）	二级	综合	公立
1067		成都市	简阳市人民医院	三级	综合	公立
1068		泸州市	西南医科大学附属医院	三级	综合	公立
1069		泸州市	泸州市人民医院	三级	综合	公立
1070		泸州市	泸县人民医院	三级	综合	公立
1071		泸州市	纳溪区人民医院	三级	综合	公立
1072		泸州市	合江县人民医院	三级	综合	公立
1073		泸州市	古蔺县人民医院	三级	综合	公立
1074		泸州市	合江健欣兴康医院	二级	综合	民营
1075		成都市	成都市妇女儿童中心医院	三级	专科	公立
1076		雅安市	名山区人民医院	二级	综合	公立
1077		成都市	成都市第三人民医院	三级	综合	公立
1078		甘孜藏族自治州	甘孜藏族自治州人民医院	三级	综合	公立
1079		甘孜藏族自治州	康定市人民医院	二级	综合	公立
1080		甘孜藏族自治州	丹巴县人民医院	二级	综合	公立
1081		甘孜藏族自治州	甘孜县人民医院	二级	综合	公立
1082		南充市	南充市中心医院	三级	综合	公立
1083		自贡市	自贡市第一人民医院	三级	综合	公立
1084		自贡市	自贡市第三人民医院	三级	综合	公立
1085		自贡市	自贡市第四人民医院	三级	综合	公立
1086	四川省	自贡市	自贡市妇幼保健院	三级	专科	公立
1087		自贡市	自贡市大安区妇幼保健院	二级	专科	公立
1088		自贡市	自贡市富顺西区医院	二级	综合	民营
1089		资阳市	资阳市第一人民医院	三级	综合	公立
1090		资阳市	资阳市人民医院	三级	综合	公立
1091		资阳市	安岳县人民医院	三级	综合	公立
1092		资阳市	资阳市乐至县人民医院	三级	综合	公立
1093		资阳市	资阳市雁江区人民医院	二级	综合	公立
1094		雅安市	雅安市雨城区人民医院	三级	综合	公立
1095		雅安市	名山区人民医院	二级	综合	公立
1096		雅安市	雅安市人民医院	三级	综合	公立
1097		雅安市	石棉县人民医院	三级	综合	公立
1098		遂宁市	遂宁市中心医院	三级	综合	公立
1099		遂宁市	第一人民医院	三级	综合	公立
1100		遂宁市	遂宁市第三人民医院	二级	综合	公立
1101		遂宁市	射洪县妇幼保健院	二级	专科	公立
1102		遂宁市	大英县中医医院	二级	综合	公立
1103		遂宁市	大英县人民医院	二级	综合	公立
1104		攀枝花市	攀枝花市中心医院	三级	综合	公立
1105		攀枝花市	攀枝花市第二人民医院	三级	综合	公立
1106		攀枝花市	四川省攀枝花市妇幼保健院	三级	专科	公立

序号	省(直辖市、自治区)	市(区、自治州、地区、盟)	医院名称	级别	专科/综合	公立/民营
1107		攀枝花市	攀钢集团总医院	三级	综合	公立
1108		攀枝花市	盐边县人民医院	二级	综合	公立
1109		攀枝花市	仁和区人民医院	二级	综合	公立
1110		内江市	隆昌市人民医院	三级	综合	公立
1111		内江市	内江市妇幼保健院	二级	专科	公立
1112		内江市	资中县人民医院	三级	综合	公立
1113		南充市	南充市中心医院	三级	综合	公立
1114		南充市	高坪区妇幼保健院	二级	专科	公立
1115		绵阳市	绵阳市中心医院	三级	综合	公立
1116		绵阳市	绵阳市第三人民医院	三级	综合	公立
1117		绵阳市	江油市人民医院	三级	综合	公立
1118		绵阳市	三台县人民医院	三级	综合	公立
1119		眉山市	眉山市人民医院	三级	综合	公立
1120		眉山市	眉山心脑血管病医院	二级	专科	民营
1121		眉山市	彭山区人民医院	二级	综合	公立
1122		眉山市	丹棱县人民医院	二级	综合	公立
1123		眉山市	东坡区妇幼保健计划生育服务中心	二级	专科	公立
1124		眉山市	四川大学华西第二医院眉山市妇女儿童医院 眉山市妇保健院	三级	专科	公立
1125		泸州市	西南医科大学附属医院	三级	综合	公立
1126		泸州市	泸州市人民医院	三级	综合	公立
1127		泸州市	泸县人民医院	三级	综合	公立
1128		泸州市	纳溪区人民医院	三级	综合	公立
1129		泸州市	合江县人民医院	三级	综合	公立
1130		泸州市	古蔺县人民医院	三级	综合	公立
1131		泸州市	合江健欣兴康医院	二级	综合	民营
1132		凉山彝族自治州	布拖县人民医院	二级	综合	公立
1133		凉山彝族自治州	凉山彝族自治州第二人民医院	三级	综合	公立
1134		凉山彝族自治州	凉山彝族自治州第一人民医院	三级	综合	公立
1135		乐山市	乐山市人民医院	三级	综合	公立
1136		乐山市	乐山市中医医院	三级	综合	公立
1137		乐山市	乐山市妇幼保健院	三级	专科	公立
1138		广元市	第一人民医院	三级	综合	公立
1139		广元市	市人民医院	三级	综合	公立
1140		广安市	广安区人民医院	三级	综合	公立
1141		广安市	岳池县人民医院	三级	综合	公立
1142		广安市	广安市人民医院	三级	综合	公立
1143		广安市	邻水县人民医院	三级	综合	公立
1144		甘孜藏族自治州	甘孜藏族自治州人民医院	三级	综合	公立
1145		甘孜藏族自治州	康定市人民医院	二级	综合	公立
1146		甘孜藏族自治州	丹巴县人民医院	二级	综合	公立
1147		甘孜藏族自治州	甘孜县人民医院	二级	综合	公立
1148		德阳市	德阳市人民医院	三级	综合	公立
1149		德阳市	德阳市第二人民医院	三级	综合	公立
1150		德阳市	广汉市人民医院	三级	综合	公立
1151		德阳市	绵竹市人民医院	三级	综合	公立
1152		德阳市	德阳市旌阳区妇幼保健计划生育服务中心	三级	专科	公立
1153		德阳市	德阳市罗江区人民医院	二级	综合	公立
1154		德阳市	德阳第五医院	二级	综合	民营
1155		德阳市	什邡市人民医院	三级	综合	公立
1156		德阳市	中江县人民医院	三级	综合	公立
1157		达州市	达川区人民医院	三级	综合	公立
1158		达州市	达州市妇女儿童医院	三级	专科	公立
1159		达州市	达州市中心医院	三级	综合	公立
1160		达州市	开江县人民医院	二级	综合	公立
1161		达州市	宣汉县人民医院	三级	综合	公立

序号	省(直辖市、自治区)	市(区、自治州、地区、盟)	医院名称	级别	专科/综合	公立/民营
1162		成都市	都江堰人民医院	三级	综合	公立
1163		成都市	双流区第一人民医院(四川大学华西空港医院)	三级	综合	公立
1164		成都市	简阳市人民医院	三级	综合	公立
1165		成都市	四川大学华西第二医院	三级	专科	公立
1166		成都市	四川现代医院	三级	综合	民营
1167		成都市	四川天府新区人民医院	三级	综合	公立
1168		成都市	龙泉驿第一人民医院	三级	综合	公立
1169		成都市	成都市第一人民医院	三级	综合	公立
1170		成都市	核工业四一六医院	三级	综合	公立
1171		成都市	第二人民医院	三级	综合	公立
1172		成都市	西藏自治区人民政府驻成都办事处医院	三级	综合	公立
1173		成都市	四川天府新区人民医院	三级	综合	公立
1174		成都市	成都市第三人民医院	三级	综合	公立
1175		成都市	青白江区人民医院	三级	综合	公立
1176		巴中市	巴中市中心医院	三级	综合	公立
1177		巴中市	南江县人民医院	三级	综合	公立
1178		巴中市	南江县中医医院	三级	专科	公立
1179		巴中市	南江县妇幼保健院	三级	专科	公立
1180		巴中市	巴中市妇幼保健院	二级	专科	公立
1181		巴中市	通江县中医院	三级	专科	公立
1182		巴中市	恩阳区人民医院	二级	综合	公立
1183		宜宾市	宜宾市第一人民医院	三级	综合	公立
1184		宜宾市	江安县中医院	三级	专科	公立
1185		铜仁市	铜仁市妇幼保健院	三级	专科	公立
1186		贵阳市	清镇市第一人民医院	三级	综合	公立
1187		贵阳市	贵州医科大学附属医院	三级	综合	公立
1188		贵阳市	贵州省人民医院	三级	综合	公立
1189		贵阳市	贵州省妇幼保健院	三级	专科	公立
1190		贵阳市	贵阳市第一人民医院	三级	综合	公立
1191		贵阳市	贵阳市第二人民医院	三级	综合	公立
1192		贵阳市	清镇市第一人民医院	三级	综合	公立
1193		遵义市	遵义医科大学附属医院	三级	综合	公立
1194		遵义市	遵义市第一人民医院	三级	综合	公立
1195		安顺市	安顺市人民医院	三级	综合	公立
1196		安顺市	贵航集团三零二医院	三级	综合	公立
1197		黔东南苗族侗族自治州	黔东南州人民医院	三级	综合	公立
1198		黔东南苗族侗族自治州	贵州医科大学第二附属医院	三级	综合	公立
1199		黔南布依族苗族自治州	贵州医科大学第三附属医院	三级	综合	公立
1200		黔南布依族苗族自治州	都匀市人民医院	二级	综合	公立
1201	贵州省	黔南布依族苗族自治州	长顺县人民医院	二级	综合	公立
1202		铜仁市	铜仁市人民医院	三级	综合	公立
1203		铜仁市	铜仁市中医院	二级	综合	公立
1204		铜仁市	铜仁市妇幼保健院	三级	专科	公立
1205		铜仁市	思南县人民医院	二级	综合	公立
1206		黔西南布依族苗族自治州	黔西南州人民医院	三级	综合	公立
1207		黔西南布依族苗族自治州	兴义市人民医院	三级	综合	公立
1208		六盘水市	六盘水市人民医院	三级	综合	公立
1209		六盘水市	六盘水市妇幼保健院	三级	专科	公立
1210		毕节市	毕节市第一人民医院	三级	综合	公立
1211		毕节市	大方县人民医院	二级	综合	公立
1212		毕节市	纳雍县人民医院	二级	综合	公立
1213		黔东南苗族侗族自治州	麻江县人民医院	二级	综合	公立
1214		贵阳市	息烽县人民医院	二级	综合	公立
1215		黔南布依族苗族自治州	罗甸县人民医院	二级	综合	公立
1216		安顺市	平坝县人民医院	二级	综合	公立
1217		黔东南苗族侗族自治州	天柱县人民医院	二级	综合	公立

序号	省(直辖市、自治区)	市(区、自治州、地区、盟)	医院名称	级别	专科/综合	公立/民营
1218		黔南布依族苗族自治州	福泉市第一人民医院	二级	综合	公立
1219		毕节市	金沙县中医院	二级	专科	公立
1220		黔南布依族苗族自治州	瓮安县人民医院	二级	综合	公立
1221		贵阳市	修文县人民医院	二级	综合	公立
1222		安顺市	镇宁县人民医院	二级	综合	公立
1223		昆明市	昆明医科大学第一附属医院	三级	综合	公立
1224		昆明市	昆明市第一人民医院	三级	综合	公立
1225		昆明市	云南省肿瘤医院	三级	专科	公立
1226		昆明市	昆明市妇幼保健院	三级	专科	公立
1227		昆明市	昆明市延安医院	三级	综合	公立
1228		临沧市	临沧市人民医院	三级	综合	公立
1229		临沧市	临沧市第二人民医院	二级	综合	公立
1230		临沧市	临沧市凤庆县人民医院	二级	综合	公立
1231		临沧市	临沧市沧源佤族自治县人民医院	二级	综合	公立
1232		红河州	个旧市人民医院	三级	综合	公立
1233		红河州	红河州第一人民医院	三级	综合	公立
1234		红河州	蒙自市人民医院	三级	综合	公立
1235		红河州	开远人民医院	三级	综合	公立
1236		红河州	弥勒第一人民医院	三级	综合	民营
1237		红河州	开远市人民医院	二级	综合	公立
1238		迪庆州	迪庆藏族自治州人民医院	三级	综合	公立
1239		怒江州	怒江州人民医院	三级	综合	公立
1240		怒江州	怒江州兰坪县人民医院	二级	综合	公立
1241		曲靖市	曲靖市第一人民医院	三级	综合	公立
1242		曲靖市	曲靖市妇幼保健院	三级	专科	公立
1243		曲靖市	曲靖市麒麟区人民医院	二级	综合	公立
1244		普洱市	普洱市人民医院	三级	综合	公立
1245		普洱市	思茅区人民医院	二级	综合	公立
1246		普洱市	景东彝族自治县人民医院	二级	综合	公立
1247		普洱市	宁洱县人民医院	二级	综合	公立
1248	云南省	普洱市	孟连傣族拉祜族佤族自治县人民医院	二级	综合	公立
1249		普洱市	澜沧县第一人民医院	二级	综合	公立
1250		大理市	大理州人民医院	三级	综合	公立
1251		大理市	大理市第一人民医院	二级	综合	公立
1252		大理市	大理大学第一附属医院	三级	综合	公立
1253		大理市	宾川县人民医院	二级	综合	公立
1254		大理市	大理市第二人民医院	二级	综合	公立
1255		大理市	鹤庆县人民医院	二级	综合	公立
1256		昭通市	昭通市第一人民医院	三级	综合	公立
1257		昭通市	彝良县人民医院	二级	综合	公立
1258		昭通市	昭通市第二人民医院	二级	综合	公立
1259		昭通市	昭通市妇幼保健院	二级	专科	公立
1260		丽江市	丽江市人民医院	三级	综合	公立
1261		丽江市	华坪县人民医院	二级	综合	公立
1262		丽江市	永胜县医院	二级	综合	公立
1263		玉溪市	玉溪市人民医院	三级	综合	公立
1264		玉溪市	通海县人民医院	二级	综合	公立
1265		玉溪市	峨山彝族自治县人民医院	二级	综合	公立
1266		玉溪市	元江县人民医院	二级	综合	公立
1267		保山市	保山市人民医院	三级	综合	公立
1268		保山市	腾冲市中医院	二级	综合	公立
1269		保山市	保山市第二人民医院	二级	综合	公立
1270		保山市	保山市施甸县人民医院	二级	综合	公立
1271		文山州	文山壮族苗族自治州人民医院	三级	综合	公立
1272		文山州	丘北县人民医院	二级	综合	公立
1273		文山州	文山州马关县人民医院	二级	综合	公立

续表

序号	省(直辖市、自治区)	市(区、自治州、地区、盟)	医院名称	级别	专科/综合	公立/民营
1274		楚雄州	楚雄州人民医院	三级	综合	公立
1275		德宏州	德宏州人民医院	三级	综合	公立
1276		西双版纳州	西双版纳州人民医院	三级	综合	公立
1277		西双版纳州	西双版纳州勐海县人民医院	二级	综合	公立
1278		拉萨市	西藏自治区人民医院	三级	综合	公立
1279		拉萨市	拉萨市人民医院	三级	综合	公立
1280		拉萨市	拉萨市妇幼保健院	二级	专科	公立
1281		日喀则市	日喀则市人民医院	三级	综合	公立
1282		日喀则市	江孜县人民医院	二级	综合	公立
1283		日喀则市	桑珠孜区人民医院	二级	综合	公立
1284		日喀则市	日喀则市藏南医院	二级	综合	公立
1285	西藏自治区	阿里市	阿里地区人民医院	二级	综合	公立
1286		阿里市	阿里地区普兰县人民医院	二级	综合	公立
1287		那曲市	那曲地区人民医院	二级	综合	公立
1288		那曲市	那曲市尼玛县人民医院	二级	综合	公立
1289		那曲市	那曲地区妇幼保健院	二级	专科	公立
1290		林芝市	林芝市人民医院	二级	综合	公立
1291		山南市	山南市妇幼保健	二级	专科	公立
1292		山南市	山南市人民医院	二级	综合	公立
1293		昌都市	昌都市人民医院	二级	综合	公立
1294		西安市	陕西省肿瘤医院	三级	专科	公立
1295		安康市	安康市中心医院	三级	综合	公立
1296		安康市	安康汉滨区第一医院	二级	综合	公立
1297		安康市	安康汉滨区第二医院	二级	综合	公立
1298		安康市	安康汉滨区第三医院	二级	综合	公立
1299		安康市	白河县人民医院	二级	综合	公立
1300		宝鸡市	宝鸡市中心医院	三级	综合	公立
1301		汉中市	汉中市中心医院	三级	综合	公立
1302		汉中市	汉阴县人民医院	二级	综合	公立
1303		西安市	陕西省人民医院	三级	综合	公立
1304		西安市	西安交通大学第一附属医院	三级	综合	公立
1305		西安市	西安交通大学第二附属医院	三级	综合	公立
1306		西安市	西安市第四医院	三级	综合	公立
1307		西安市	西安市中心医院	三级	综合	公立
1308		西安市	西安市红会医院	三级	专科	公立
1309		西安市	陕西省第二人民医院	三级	综合	公立
1310		西安市	西北妇女儿童医院	三级	专科	公立
1311		咸阳市	咸阳市中心医院	三级	综合	公立
1312	陕西省	咸阳市	咸阳市第一人民医院	三级	综合	公立
1313		咸阳市	延安大学咸阳医院	三级	综合	公立
1314		咸阳市	陕西省核工业二一五医院	三级	综合	公立
1315		渭南市	渭南市中心医院	三级	综合	公立
1316		渭南市	蒲城高新医院	二级	综合	民营
1317		渭南市	蒲城县医院	二级	综合	公立
1318		延安市	延安大学附属医院	三级	综合	公立
1319		延安市	延安市人民医院	三级	综合	公立
1320		延安市	延安市中医院	三级	综合	公立
1321		榆林市	榆林市第一医院	三级	综合	公立
1322		商洛市	商洛市中心医院	三级	综合	公立
1323		商洛市	商洛市妇幼保健院	三级	专科	公立
1324		商洛市	商洛市商州区人民医院	二级	综合	公立
1325		铜川市	铜川市人民医院	三级	综合	公立
1326		铜川市	铜川矿务局中心医院	三级	综合	公立
1327		铜川市	铜川市妇幼保健院	三级	专科	公立
1328		铜川市	耀州区人民医院	二级	综合	公立
1329		铜川市	耀州区孙思邈中医医院	二级	综合	公立
1330		铜川市	宜君县人民医院	二级	综合	公立

续表

序号	省（直辖市、自治区）	市（区、自治州、地区、盟）	医院名称	级别	专科/综合	公立/民营
1331		天水市	天水市第一人民医院	三级	综合	公立
1332		庆阳市	庆阳市人民医院	三级	综合	公立
1333		平凉市	平凉市人民医院	三级	综合	公立
1334		酒泉市	酒泉市人民医院	三级	综合	公立
1335		临夏州	临夏州人民医院	三级	综合	公立
1336		武威市	武威市人民医院	三级	综合	公立
1337		定西市	定西市人民医院	三级	综合	公立
1338		酒泉市	酒钢医院	三级	综合	公立
1339	甘肃省	天水市	天水市第四人民医院	二级	综合	公立
1340		陇南市	成县人民医院	二级	综合	公立
1341		武威市	武威肿瘤医院	三级	专科	公立
1342		张掖市	河西学院附属张掖人民医院	三级	综合	公立
1343		张掖市	甘州区妇幼保健院	二级	专科	公立
1344		陇南市	陇南市第一人民医院	三级	综合	公立
1345		天水市	天水市中西医结合医院	三级	综合	公立
1346		定西市	临洮县人民医院	二级	综合	公立
1347		平凉市	庄浪县人民医院	二级	综合	公立
1348		定西市	岷县人民医院	二级	综合	公立
1349		西宁市	青海省人民医院	三级	综合	公立
1350		西宁市	青海大学附属医院	三级	综合	公立
1351		西宁市	青海省第五人民医院	三级	综合	公立
1352		西宁市	青海省妇女儿童医院	三级	专科	公立
1353		西宁市	青海省交通医院	三级	综合	公立
1354		西宁市	青海省心脑血管病专科医院	三级	专科	公立
1355		西宁市	青海红十字医院	三级	综合	公立
1356		西宁市	青海省妇幼保健院	三级	专科	公立
1357		西宁市	青海省仁济医院	三级	综合	民营
1358		西宁市	青海省康乐医院	三级	综合	民营
1359		西宁市	西宁市第一人民医院	三级	综合	公立
1360		西宁市	西宁市第二人民医院	三级	综合	公立
1361		西宁市	湟中县第一人民医院	二级	综合	公立
1362	青海省	西宁市	湟中县第二人民医院	二级	综合	公立
1363		西宁市	湟源县人民医院	二级	综合	公立
1364		海西蒙古族藏族自治州	乌兰县人民医院	二级	综合	公立
1365		海西蒙古族藏族自治州	格尔木市人民医院	三级	综合	公立
1366		海东市	海东市第一人民医院	二级	专科	公立
1367		海东市	互助县人民医院	二级	综合	公立
1368		海东市	循化县人民医院	二级	综合	公立
1369		海北藏族自治州	青海省海北藏族自治州第一人民医院	二级	综合	公立
1370		海北藏族自治州	青海省海北藏族自治州第二人民医院	二级	综合	公立
1371		海北藏族自治州	海晏县人民医院	二级	综合	公立
1372		果洛藏族自治州	玛沁县人民医院	二级	综合	公立
1373		果洛藏族自治州	班玛县人民医院	二级	综合	公立
1374		黄南藏族自治州	黄南藏族自治州人民医院	三级	综合	公立
1375		黄南藏族自治州	尖扎县人民医院	二级	综合	公立
1376		海南藏族自治州	海南藏族自治州人民医院	三级	综合	公立
1377		固原市	固原市原州区人民医院	二级	综合	公立
1378		固原市	固原市人民医院	三级	综合	公立
1379		固原市	隆德县人民医院	二级	综合	公立
1380	宁夏回族自治区	固原市	西吉县人民医院	二级	综合	公立
1381		银川市	宁夏回族自治区第三人民医院	二级	综合	公立
1382		银川市	宁夏回族自治区人民医院	三级	综合	公立
1383		银川市	银川市第二人民医院	二级	综合	公立
1384		银川市	银川市第一人民医院	三级	综合	公立
1385		银川市	宁夏医科大学总医院心脑血管病医院	三级	综合	公立
1386		银川市	宁夏医科大学总医院	三级	综合	公立

序号	省(直辖市、自治区)	市(区、自治州、地区、盟)	医院名称	级别	专科/综合	公立/民营
1387		石嘴山市	宁夏回族自治区第五人民医院	三级	综合	公立
1388		银川市	灵武市人民医院	二级	综合	公立
1389		银川市	银川市妇幼保健院	三级	专科	公立
1390		石嘴山市	石嘴山市第一人民医院	三级	综合	公立
1391		吴忠市	同心县人民医院	二级	综合	公立
1392		吴忠市	吴忠市人民医院	三级	综合	公立
1393		中卫市	中宁县人民医院	二级	综合	公立
1394		中卫市	中卫市人民医院	三级	综合	公立
1395		石嘴山市	平罗县人民医院	二级	综合	公立
1396		乌鲁木齐市	新疆医科大学第一附属医院	三级	综合	公立
1397		乌鲁木齐市	新疆医科大学第二附属医院	三级	综合	公立
1398		乌鲁木齐市	新疆医科大学附属肿瘤医院	三级	专科	公立
1399		乌鲁木齐市	新疆医科大学第五附属医院	三级	综合	公立
1400		乌鲁木齐市	新疆医科大学第六附属医院	三级	综合	公立
1401		乌鲁木齐市	新疆维吾尔自治区人民医院	三级	综合	公立
1402		乌鲁木齐市	乌鲁木齐市友谊医院	三级	综合	公立
1403		乌鲁木齐市	新疆维吾尔自治区维吾尔医医院	三级	综合	公立
1404		乌鲁木齐市	新疆乌鲁木齐市第一人民医院	三级	专科	公立
1405		乌鲁木齐市	乌鲁木齐市中医医院	三级	专科	公立
1406		乌鲁木齐市	新疆佳音医院	三级	专科	民营
1407		博尔塔拉蒙古自治州	博尔塔拉州人民医院	三级	综合	公立
1408		博尔塔拉蒙古自治州	博尔塔拉州蒙医院	二级	综合	公立
1409		博尔塔拉蒙古自治州	博尔塔拉州妇幼保健与计划生育服务中心	二级	专科	公立
1410		博尔塔拉蒙古自治州	博尔塔拉州精河县人民医院	二级	综合	公立
1411		博尔塔拉蒙古自治州	博尔塔拉州温泉县人民医院	二级	综合	公立
1412		博尔塔拉蒙古自治州	博尔塔拉州阿拉山口市人民医院	二级	综合	公立
1413		塔城地区	塔城地区人民医院	三级	综合	公立
1414		塔城地区	裕民县人民医院	二级	综合	公立
1415		塔城地区	托里县人民医院	二级	综合	公立
1416		塔城地区	和布克赛尔县人民医院	二级	综合	公立
1417		塔城地区	塔城市人民医院	二级	综合	公立
1418	新疆维吾尔	塔城地区	乌苏市中医医院	二级	综合	公立
1419	自治区	塔城地区	沙湾市人民医院	二级	综合	公立
1420		克孜勒苏柯尔克孜族自治州	克州人民医院	三级	综合	公立
1421		克孜勒苏柯尔克孜族自治州	克州维吾尔医医院	二级	综合	公立
1422		克孜勒苏柯尔克孜族自治州	阿图什市人民医院	二级	综合	公立
1423		克孜勒苏柯尔克孜族自治州	阿克陶县人民医院	二级	综合	公立
1424		克孜勒苏柯尔克孜族自治州	乌恰县人民医院	二级	综合	公立
1425		昌吉回族自治州	昌吉回族自治州人民医院	三级	综合	公立
1426		昌吉回族自治州	新疆医科大学第一附属医院昌吉分院	二级	综合	公立
1427		昌吉回族自治州	昌吉市人民医院	二级	综合	公立
1428		昌吉回族自治州	呼图壁县人民医院	二级	综合	公立
1429		昌吉回族自治州	吉木萨尔县人民医院	二级	综合	公立
1430		昌吉回族自治州	玛纳斯人民医院	二级	综合	公立
1431		昌吉回族自治州	木垒哈萨克自治县人民医院	二级	综合	公立
1432		昌吉回族自治州	奇台县人民医院	二甲	综合	公立
1433		阿勒泰地区	阿勒泰地区人民医院	三级	综合	公立
1434		阿勒泰地区	富蕴县人民医院	二级	综合	公立
1435		阿勒泰地区	哈巴河县人民医院	二级	综合	公立
1436		阿勒泰地区	福海县人民医院	二级	综合	公立
1437		阿勒泰地区	吉木乃县人民医院	二级	综合	公立
1438		伊犁哈萨克自治州	伊犁州友谊医院	三级	综合	公立
1439		伊犁哈萨克自治州	伊犁州新华医院	三级	综合	公立
1440		伊犁哈萨克自治州	伊犁州妇幼保健院	三级	专科	公立
1441		伊犁哈萨克自治州	伊犁州中医医院	三级	综合	公立
1442		伊犁哈萨克自治州	伊犁州奎屯医院	三级	综合	公立

续表

序号	省(直辖市、自治区)	市(区、自治州、地区、盟)	医院名称	级别	专科/综合	公立/民营
1443	伊犁哈萨克自治州	伊宁市人民医院	二级	综合	公立
1444	伊犁哈萨克自治州	伊宁县人民医院	二级	综合	公立
1445	伊犁哈萨克自治州	新源县人民医院	二级	综合	公立
1446	伊犁哈萨克自治州	霍城县人民医院	二级	综合	公立
1447	伊犁哈萨克自治州	尼勒克县人民医院	二级	综合	公立
1448	伊犁哈萨克自治州	昭苏县中医院	二级	综合	公立
1449	伊犁哈萨克自治州	特克斯县人民医院	二级	综合	公立
1450	伊犁哈萨克自治州	察布查尔县人民医院	二级	综合	公立
1451	伊犁哈萨克自治州	巩留县人民医院	二级	综合	公立
1452	喀什地区	喀什市人民医院	二级	综合	公立
1453	喀什地区	疏勒县人民医院	二级	综合	公立
1454	喀什地区	疏附县人民医院	二级	综合	公立
1455	喀什地区	英吉沙县人民医院	二级	综合	公立
1456	喀什地区	麦盖提县人民医院	二级	综合	公立
1457	喀什地区	莎车县人民医院	二级	综合	公立
1458	喀什地区	伽师县人民医院	二级	综合	公立
1459	喀什地区	叶城县人民医院	二级	综合	公立
1460	喀什地区	岳普湖县人民医院	二级	综合	公立
1461	喀什地区	泽普县人民医院	二级	综合	公立
1462	喀什地区	巴楚县人民医院	二级	综合	公立
1463	喀什地区	塔什库尔干县人民医院	二级	综合	公立
1464	巴音郭楞蒙古自治州	库尔勒市第一人民医院	二级	综合	公立
1465	巴音郭楞蒙古自治州	库尔勒市第二人民医院	二级	综合	公立
1466	巴音郭楞蒙古自治州	和硕县人民医院	二级	综合	公立
1467	巴音郭楞蒙古自治州	和静县人民医院	二级	综合	公立
1468	巴音郭楞蒙古自治州	焉耆县人民医院	二级	综合	公立
1469	巴音郭楞蒙古自治州	尉犁县人民医院	二级	综合	公立
1470	巴音郭楞蒙古自治州	库尔勒市妇幼保健院	二级	专科	公立
1471	巴音郭楞蒙古自治州	博湖县蒙医医院	二级	综合	公立
1472	巴音郭楞蒙古自治州	焉耆县妇幼保健院	二级	专科	公立
1473	巴音郭楞蒙古自治州	若羌县人民医院	二级	综合	公立
1474	巴音郭楞蒙古自治州	轮台县人民医院	二级	综合	公立
1475	石河子市	石河子大学医学院第一附属医院	三级	综合	公立
1476	石河子市	石河子市医院	三级	综合	公立
1477	哈密市	哈密市中心医院	三级	综合	公立
1478	哈密市	哈密市第二人民医院	二级	专科	公立
1479	哈密市	巴里坤县人民医院	二级	综合	公立
1480	哈密市	伊州区人民医院	二级	综合	公立
1481	阿克苏地区	阿克苏地区第一人民医院	三级	综合	公立
1482	阿克苏地区	库车市人民医院	二级	综合	公立
1483	阿克苏地区	阿克苏地区妇幼保健院	三级	专科	公立
1484	阿克苏地区	阿克苏地区第二人民医院	三级	综合	公立
1485	阿克苏地区	阿瓦提县人民医院	二级	综合	公立
1486	阿克苏地区	新和县人民医院	二级	综合	公立
1487	阿克苏地区	温宿县人民医院	二级	综合	公立
1488	阿克苏地区	乌什县人民医院	二级	综合	公立
1489	阿克苏地区	沙雅县人民医院	二级	综合	公立
1490	阿克苏地区	拜城县人民医院	二级	综合	公立
1491	阿克苏地区	阿克苏市人民医院	二级	综合	公立
1492	阿克苏地区	柯坪县人民医院	二级	综合	公立
1493	克拉玛依市	克拉玛依市中心医院	三级	综合	公立
1494	和田地区	和田地区人民医院	三级	综合	公立
1495	和田地区	和田地区维吾尔医医院	三级	综合	公立
1496	和田地区	策勒县人民医院	二级	综合	公立
1497	和田地区	洛浦县人民医院	二级	综合	公立

*：按正文报告顺序排序

06